Lippert-Burmester ▪ Lippert

# Medizinische Fachsprache *leicht gemacht*

3. Auflage

# Medizinische Fachsprache *leicht gemacht*

## Lehr- und Arbeitsbuch

**Wunna Lippert-Burmester**
**Herbert Lippert**

3., erweiterte Auflage
mit 87 Abbildungen und
50 fachsprachlichen Kreuzworträtseln

Schattauer Stuttgart New York

**Dr. med. Wunna Lippert-Burmester**
Im Klingenkampe 28f
30659 Hannover

**Prof. Dr. med. Dr. phil. Dipl.-Psych. Herbert Lippert**
Schneeren, Am großen Horn 1
31535 Neustadt

**Die Deutsche Bibliothek - CIP-Einheitsaufnahme**
Ein Titeldatensatz für diese Publikation ist bei Der Deutschen Bibliothek erhältlich

**Besonderer Hinweis**
Die Medizin unterliegt einem fortwährenden Entwicklungsprozess, sodass alle Angaben, insbesondere zu diagnostischen und therapeutischen Verfahren, immer nur dem Wissensstand zum Zeitpunkt der Drucklegung des Buches entsprechen können. Hinsichtlich der angegebenen Empfehlungen zur Therapie und der Auswahl sowie Dosierung von Medikamenten wurde die größtmögliche Sorgfalt beachtet. Gleichwohl werden die Benutzer aufgefordert, die Beipackzettel und Fachinformationen der Hersteller zur Kontrolle heranzuziehen und im Zweifelsfall einen Spezialisten zu konsultieren. Fragliche Unstimmigkeiten sollten bitte im allgemeinen Interesse dem Verlag mitgeteilt werden. Der Benutzer selbst bleibt verantwortlich für jede diagnostische oder therapeutische Applikation, Medikation und Dosierung.
In diesem Buch sind eingetragene Warenzeichen (geschützte Warennamen) nicht besonders kenntlich gemacht. Es kann also aus dem Fehlen eines entsprechenden Hinweises nicht geschlossen werden, dass es sich um einen freien Warennamen handelt.

E-Mail: info@schattauer.de
Internet: http://www.schattauer.de
Printed in Germany

Lektorat: Lektorat und redaktionelle Bearbeitung durch die Autoren
Umschlagabbildung: Bernd Burkart
Satz: Reproduktionsfertige Vorlagen von den Autoren
Druck und Einband: Gulde Druck GmbH, Tübingen
Gedruckt auf chlor- und säurefrei gebleichtem Papier.

ISBN 3-7945-2198-6

# Vorwort zur 3. Auflage

Die Fachsprache der Medizin nimmt unter den Fachsprachen eine Sonderstellung ein, weil sich ihr im Grunde niemand entziehen kann. Auch der gesündeste Mensch kann nicht umhin, sich mit Fragen der Erhaltung seiner Gesundheit zu befassen. Eine zweite Sonderstellung der medizinischen Fachsprache besteht in der riesigen Zahl von Fachwörtern. Die gängigen einbändigen medizinischen Lexika enthalten etwa 60 000 Stichwörter, mehrbändige Lexika kommen auf über 200 000 Eintragungen. Auch der klügste Arzt kennt nur einen kleinen Teil davon. Ein Lehrbuch der medizinischen Fachsprache kann daher immer nur eine Auswahl aus diesem Wortschatz vermitteln. Die Güte des Lehrbuchs kann man daran messen, wie zweckmäßig die Auswahl ist und wie klar die Vorstellungen werden, die sich mit den Begriffen verbinden. Die Auswahl muss sich nach der Zielgruppe richten. Dieses Buch vermittelt den medizinischen Basiswortschatz, den

- Studierende der Medizin schon während des Terminologiekurses in der Vorklinik erwerben sollten, um vom Beginn des klinischen Studiums an Lehrbücher der klinischen Fächer erfolgreich studieren zu können,
- Angehörige der Pflegeberufe im Gespräch mit den Ärzten kennen sollten,
- medizinische Schreibkräfte benötigen, um nach Diktat sinnvolle Texte schreiben zu können,
- Patienten für das Verständnis ärztlicher Befunde benötigen.

Die Verfasser haben den nötigen Wortschatz empirisch ermittelt: Sie konnten z.B. auf frühere eigene Untersuchungen über die Häufigkeit des Vorkommens der einzelnen anatomischen Begriffe in klinischen Lehrbüchern zurückgreifen. Ferner wurden die Sachverzeichnisse der gängigen Lehrbücher für Krankenpflege ausgewertet und alle Begriffe aufgenommen, die in mehreren Lehrbüchern verwendet wurden.

Die Mehrzahl der medizinischen Fachwörter geht wie bei fast allen „westlichen" Fachsprachen auf die Sprachen der Antike zurück. Deshalb werden in diesem Buch die altgriechischen und lateinischen Ursprungswörter angegeben. Dies soll dem besseren Verständnis der Begriffe dienen, keinesfalls sind sie zum Auswendiglernen gedacht. Viel wichtiger erscheint es den Verfassern, dass man sich nicht nur Fremdwörter, sondern auch die zugehörigen deutschen Entsprechungen einprägt. Dem Patienten kommen Erläuterungen von Ärzten und Pflegepersonen häufig „chinesisch" vor, weil sie mit für den Laien unverständlichen Fachwörtern gespickt sind. Dabei ließe sich fast alles auch in Deutsch sagen.

Besonderer Wert wurde auf das Verständnis der Wortbildung gelegt, weil es den Leser in die Lage versetzt, später auch viele neue oder sehr spezielle Begriffe der medizinischen Teilgebiete zu verstehen, die in diesem Buch noch nicht erläutert werden.

Fremdsprachen lernt man kaum sprechen, indem man Wörterbücher auswendig lernt. Auch die medizinische Fachsprache ist eine Sprache, die sich nur über sinnvolle Sätze erschließt. Deshalb wurden die Fachbegriffe in Lerntexte eingebunden.

Die Neubearbeitung für die zweite Auflage orientierte sich an den am häufigsten geäußerten Leserwünschen:

- Die Texte der Kapitel 1 bis 18 wurden gestrafft und dabei die in der ersten Auflage zum Teil sehr kleinen Lernschritte zu größeren Einheiten zusammengefasst.
- Es wurden zahlreiche Abbildungen aufgenommen, um die Fachbegriffe zu veranschaulichen.
- Neu hinzugekommen ist das Kapitel 19, das der Vertiefung der Fachsprachenkenntnisse gewidmet ist. Dabei wird auch gezeigt, wie man mit Hilfe der in den Kapiteln 1 bis 18 gelernten Wortstämme, Vorsilben und Endungen neue Begriffe bilden und verstehen kann.
- Um nach dem Durcharbeiten der Kapitel 1 bis 19 eher in Freizeitlaune gelegentlich die Fachwörter zu wiederholen, wurden im Anhang medizinische Kreuzworträtsel ausschließlich mit dem in diesem Buch vermittelten Fachwortschatz zusammengestellt.
- Es wurde die neue deutsche Rechtschreibung verwendet.

Die Neugestaltung entsprach offenbar den Leserwünschen so sehr, dass der Absatz des Buches erfreulich anstieg und die 2. Auflage bereits nach einem Jahr zur Neige ging. Für die damit mögliche 3. Auflage wurden wieder die reichlich eingegangenen Zuschriften ausgewertet. Sie zeigen große Zustimmung zum Gesamtkonzept. Besonders gelobt werden die Kreuzworträtsel. Deshalb wurden für die 3. Auflage die Kapitel 1 bis 19 nur durchgesehen, die Zahl der Kreuzworträtsel aber von 36 auf 50 erhöht.

Besonderen Dank schulden die Verfasser Herrn Dipl.-Psych. Dr. med. Wulf Bertram, Geschäftsführer und wissenschaftlicher Leiter der Schattauer GmbH. Er gab den entscheidenden Anstoß, dieses Buch zu schreiben. Er schuf die Vertrauensbasis, die den Verfassern die Freiheit gab, in dem Buch ihre Gedanken über die Didaktik der medizinischen Fachsprache zu verwirklichen. Er vermittelte, wie schon bei früheren Projekten, ein Gefühl der Partnerschaft von Verleger und Autor, das wohl für beide Teile die Arbeit zur Freude macht.

Ein Lehrbuch kann nur im Zwiegespräch von Schülern und Lehrern weiterentwickelt werden. Deshalb bitten wir alle Leser dieses Buches recht herzlich: Schreiben Sie, was Ihnen nicht gefällt oder was man besser machen könnte. Wir werden für jede Zuschrift dankbar sein und die Anregung bei einer eventuellen Neuauflage berücksichtigen!

Wunna Lippert-Burmester
Hannover, im Frühjahr 2002 — Herbert Lippert

# Inhalt

# Bitte machen Sie sich mit diesem Buch vertraut!

1. Dieses Buch ist eine **Kombination von Lehr- und Arbeitsbuch** und vor allem für das Selbststudium gedacht. Es ist in viele kurze Lernschritte gegliedert, von denen jeder mindestens eine Frage zur Rückkoppelung enthält, in der sich der Leser vergewissern kann, dass er den Text verstanden hat. In die Lerntexte sind freie Felder eingearbeitet, in die der Leser erfragte Fachbegriffe oder Wortteile eintragen kann. Zur Selbstkontrolle sind die Antworten in einer gesonderten Antwortspalte neben dem Lerntext aufgeführt. Man sollte diese Spalte beim Durcharbeiten des Textes zunächst abdecken und erst nach vollständigem Ausfüllen der Leerfelder aufdecken. Die Antwortspalte liegt einheitlich links, weil dies für den Rechtshänder praktischer ist. Die Minderheit der Linkshänder wird um Verständnis gebeten.

2. Besonderer Wert wurde auf das Verständnis der **Wortbildung** gelegt, weil es den Leser in die Lage versetzt, später auch viele neue oder sehr spezielle Begriffe zu verstehen, die in diesem Buch noch nicht erläutert werden. Zu jeder medizinischen Fachbezeichnung werden (in Klammern gerückt) die einzelnen Wortteile aufgeführt, aus denen sich diese zusammensetzt:

- Einfache Begriffe bestehen lediglich aus Wortstamm und Endung (Suffix). Die Endung macht einen Wortstamm zum Hauptwort (Substantiv), Eigenschaftswort (Adjektiv) oder Zeitwort (Verb) und verändert seine Bedeutung. Aus dem Wortstamm für Magen *gastr* und der Hauptwortendung *-itis* entsteht beispielsweise das Fachwort für Magenentzündung *Gastritis (gastr/itis)*.
- In zusammengesetzten Fachbegriffen werden häufig mehrere Wortstämme durch Bindevokale (meist durch ein Binde-o) miteinander verknüpft. Der Wortstamm wird durch Anhängen des Binde-o zur Bindeform. Aus dem Wortstamm *gastr* wird die Bindeform *gastr/o*. Das Fachwort *Gastroenteritis (gastr/o/enter/itis)* für Magen-Darm-Entzündung besteht aus der Bindeform für Magen *gastr/o*, dem Wortstamm für Darm *enter* und der Endung *-itis*.
- Eine Vorsilbe (Präfix) wird einem Wort(stamm) vorangestellt und verleiht ihm eine charakteristische Bedeutung. Aus dem Wortstamm für Atmung *pnoe* und der Vorsilbe *dys-* entsteht das Fachwort für Atemstörung *Dyspnoe (dys/pnoe)*. Stellt man dem Wortstamm *pnoe* hingegen die Vorsilbe *tachy-* voran, bildet man die Fachbezeichnung für beschleunigte Atmung *Tachypnoe (tachy/pnoe)*.

3. Jeder Leser schreite in seinem eigenen Tempo voran. Die Lerntexte sollten unbedingt in der vorgegebenen Reihenfolge durchgearbeitet werden, da bereits eingeführte Fachwörter in den nachfolgenden Texten nicht mehr näher erläutert werden. Nur durch ständige Wiederholung prägen sich Begriffe und Redewendungen ein. Deshalb werden in diesem Buch wichtige Begriffe in immer neuen Zusammenhängen angeboten. Auch werden am Ende jedes Kapitels alle neu eingeführten Wortteile nochmals zusammengefasst und wiederholt. Ein ausführliches Sachverzeichnis erleichtert dem Leser das schnelle Auffinden der Lerntexte, in denen ein Fachbegriff erstmals vorgestellt oder näher erläutert wird.

4. Die Lerntexte werden 18 Kapiteln zugeordnet. In den ersten beiden Kapiteln werden einige Grundbegriffe eingeführt, die Kapitel 3 bis 18 sind einzelnen Organen bzw. Organsystemen gewidmet. Das Kapitel 19 unterscheidet sich im Aufbau von den vorhergehenden. Es dient vor allem der zusammenfassenden Wiederholung und der Erweiterung des Wortschatzes aufgrund der in den Kapiteln 1 bis 18 erlernten Wortstämme, Vorsilben und Endungen. Die Kreuzworträtsel im Anhang ermöglichen die mehr spielerische Wiederholung. Sie enthalten ausschließlich Fachwörter, die in diesem Buch erläutert wurden.

# 1 Medizinische Fachgebiete

| Antworten | Lerntext |
|---|---|
| **1.1** | Der Wortstamm **kardi** bedeutet Herz. Liest man kardi..., so denke man an das Herz. In zusammengesetzten Fachbegriffen über das Herz steht die Bindeform kardi/o. |
| kardi | Der Wortstamm für Herz lautet .............................................................. , die |
| kardi/o | Bindeform ................................................................................................ . |
| **1.2** | Die Kardiologie (kardi/o/logie) ist die Lehre von den Herzkrankheiten. Eine Kardiologin (kardi/o/login) und ein Kardiologe (kardi/o/loge) sind eine Fachärztin und ein Facharzt für Erkrankungen des Herzens. -logie und -login/-loge leiten sich vom griechischen Wort lógos = Lehre, Wort, Geist ab. -**logie** ist die Lehre von einer Wissenschaft, -**login** ist die Fachfrau, -**loge** ist der Fachmann auf einem bestimmten Wissensgebiet. In der kardiologischen Praxis werden Patienten behandelt, die an Erkrankungen des Herzens leiden. Kardiologisch (kardi/o/logisch) ist ein Eigenschaftswort (Adjektiv) , das sich von Kardiologie ableitet. Die Lehre von den Erkrankungen |
| Kardiologie (kardi/o/logie) | des Herzens nennt man ........................................................................ . |
| Kardiologin (kardi/o/login) Kardiologe (kardi/o/loge) | Eine Fachärztin/ ein Facharzt für Erkrankungen des Herzens heißen ............................................................ . |
| kardiologisch (kardi/o/logisch) | Das zugehörige Eigenschaftswort (Adjektiv) lautet ........................................................................ . |
| **1.3** | Die Neurologie (neur/o/logie) ist die Lehre von den Erkrankungen der Nerven (Nervenheilkunde). **neur/o** verweist auf die Nerven (griechisch neúron). Ein Neurologe (neur/o/loge) diagnostiziert Nervenerkrankungen. Die Prüfung von Reflexen gehört zur neurologischen Untersuchung. Die Lehre von den |
| Neurologie (neur/o/logie) | Erkrankungen der Nerven nennt man ................................................ . |
| Neurologin (neur/o/login) | Eine Fachärztin für Erkrankungen der Nerven (Nervenärztin) heißt .............................................. . |
| neurologisch (neur/o/logisch) | Das zugehörige Eigenschaftswort (Adjektiv) lautet ........................................................................ . |
| **1.4** | **gastr/o** bezieht sich auf den Magen (griechisch gastér). Ein Spezialist für Magenerkrankungen |
| Gastrologe (gastr/o/loge) | heißt ........................................................................................................ . |
| **1.5** | Das griechische Wort énteron bedeutet Darm. In Gastroenterologie (gastr/o/enter/o/logie) verweist die Bindeform **enter/o** auf den Darm. Die Gastroenterologie (gastr/o/enter/o/logie) befasst sich mit dem Magen-Darm-Trakt. Ein Gastroenterologe (gastr/o/enter/o/loge) beschäftigt sich mit Erkrankungen des Magens und des Darms. Der Wortstamm für |
| gastr | Magen lautet .............................................................................................. , die |
| gastr/o | Bindeform ................................................................................................ . |

| | |
|---|---|
| **1.5 ff**<br>enter<br><br>enter/o | In medizinischen Fachbegriffen über den Darm steht der Wortstamm ..................., oder die Bindeform ................... |
| **1.6**<br><br>Pneumonologe (pneumon/o/loge) oder Pulmonologe (pulmon/o/loge | **pneumon/o** und **pulmon/o** sind die Wortstämme/die Bindeformen für Lunge (griechisch pneúmon, lateinisch pulmo, pulmonis). Die Pneumonologie (pneumon/o/logie) oder Pulmonologie (pulmon/o/logie) ist die Lehre von den Lungenkrankheiten. Ein Facharzt für Erkrankungen der Lungen (Lungenarzt) heißt ................... . |
| **1.7**<br><br>Gynäkologie (gynäk/o/logie)<br>gynäkologisch (gynäk/o/logisch)<br>Gynäkologin (gynäk/o/login) | **gynäk/o** bedeutet Weib, Frau (griechisch gyné, gynaikós). Die Gynäkologie (gynäk/o/logie) ist die Lehre von den Frauenkrankheiten (Frauenheilkunde). Gynäkologisch ist ein Eigenschaftswort (Adjektiv) und leitet sich von Gynäkologie ab. Die Fachärztin für Frauenkrankheiten ist eine Gynäkologin (gynäk/o/login). Zu ihren Aufgaben gehört auch die Geburtshilfe. Bilden Sie Fachbegriffe mit der Bedeutung:<br>a) Frauenheilkunde ...................,<br>b) die Frauenheilkunde betreffend ...................,<br>c) Frauenärztin ................... . |
| **1.8**<br><br>Lehre, Wissenschaft<br><br>Urologen (ur/o/logen) | **ur/o** meint Harn (griechisch úron). Die Urologie (ur/o/logie) ist die Lehre von Bau und Funktion der Harnorgane. In der urologischen Praxis trifft man z.B. Patienten mit Harnsteinen.<br>Der Wortteil -logie bedeutet ................... .<br>Die Entfernung von Steinen aus dem Harnleiter gehört zu den Aufgaben des ................... . |
| **1.9**<br><br>Nephrologie (nephr/o/logie)<br>Nephrologe (nephr/o/loge) | **nephr/o** ist der Wortstamm/die Bindeform für Niere (griechisch nephrós). Das Fachgebiet, das sich mit Funktion und Erkrankungen der Niere beschäftigt, heißt ................... .<br>Ein Fachmann für Nierenerkrankungen ist ein ................... . |
| **1.10**<br><br>Lehre von den Hautkrankheiten<br>Dermatologin (dermat/o/login) | **dermat/o** bezieht sich auf die Haut (griechisch dérma, dérmatos). Ein Dermatologe (dermat/o/loge) führt u.a. Hauttestungen durch, beispielsweise um Überempfindlichkeitsreaktionen der Haut festzustellen.<br>Dermatologie (dermat/o/logie) ist die ................... .<br>Die Fachbezeichnung für Hautärztin heißt ................... . |
| **1.11**<br><br>Allergologe (allerg/o/loge) | Überempfindlichkeitsreaktionen (**Allergien**) spielen sich oft an der Haut ab. Die Allergologie (allerg/o/logie) ist die Lehre von den Allergien. Allergische Reaktionen können auch Blutgefäße betreffen. Der Arzt, der sich speziell mit Allergien beschäftigt, ist ein ................... . |

**1.12**

**angi/o** bedeutet Gefäß (griechisch angeíon), besonders Blutgefäß. Die Angiologie (angi/o/logie) ist die Lehre von den Blutgefäßen. Die angiologische Untersuchung dient der Erkennung von Gefäßleiden; angiologisch (angi/o/logisch) ist ein ............ und betrifft die ............ . Die Behandlung von Blutgefäßerkrankungen obliegt dem ............ .

Eigenschaftswort (Adjektiv)
Gefäßlehre
Angiologen (angi/o/logen)

**1.13**

Blutgefäße, die Blut aus dem Körper zum Herzen zurückführen, nennt man Venen (lateinisch vena). Klinische Bezeichnungen werden jedoch meist vom griechischen phlébs = Vene abgeleitet. **phleb/o** und **ven/o** beziehen sich auf die Venen.
Die Lehre von den Venen heißt ............ .
Der Wortstamm/die Bindeform für Blutgefäße im allgemeinen lautet ............ .

Phlebologie (phleb/o/logie)
angi/o

**1.14**

Bei einer Augenspiegelung lassen sich die Blutgefäße der Netzhaut direkt beobachten. Die Spiegelung des Augenhintergrundes wird gewöhnlich vom Augenarzt durchgeführt. **ophthalm/o** bedeutet Auge (griechisch ophthalmós). Die Lehre vom Auge oder Augenheilkunde ist die ............ .
Die Fachbezeichnung für Augenärztin lautet ............ .
Ophthalmologisch (ophthalm/o/logisch) bezieht sich auf die ............ .

Ophthalmologie (ophthalm/o/logie)
Ophthalmologin ophthalm/o/login)
Augenheilkunde

**1.15**

**pharmak/o** bedeutet Arzneimittel (griechisch phármakon). Das Fachgebiet der Medizin, das sich speziell mit der Wirkungsweise von Arzneimitteln befasst, ist die ............ .
Die Pharmakotherapie ist die Krankenbehandlung mit ............ .
Ein Forscher, der neue Arzneimittel entwickelt und testet, heißt ............ .

Pharmakologie (pharmak/o/logie)
Arzneimitteln
Pharmakologe (pharmak/o/loge)

**1.16**

Das lateinische Wort tumor ist in die deutsche Sprache übernommen worden. In seiner ursprünglichen Bedeutung bezeichnet **Tumor** die Schwellung von Körpergeweben („Geschwulst"). Die Begriffe Tumor bzw. Geschwulst werden jedoch in der Medizin meist im Sinne von **Neoplasma** (unregulierte, enthemmte Neubildung von Gewebe) verwandt. Eine Neubildung in der Leber nennt man Lebertumor oder Lebergeschwulst. **onk/o** leitet sich von ónkos ab, dem griechischen Wort für Schwellung. Die Onkologie (onk/o/logie) ist die Lehre von den Geschwülsten/Tumoren. Einen Arzt, der sich speziell mit der Erkennung und Behandlung von Geschwülsten befasst, nennt man ............ .

Onkologen (onk/o/logen)

**1.17**

In der Behandlung von Geschwülsten oder Tumoren haben operative Eingriffe eine herausragende Bedeutung. **chir/o** bezeichnet die Hand (griechisch cheír). Chirurgie bedeutet eigentlich Handarbeit. Die Chirurgie (chir/urgie) behandelt Krankheiten „von Hand" durch direkten Eingriff in

| | |
|---|---|
| **1.17 ff** | den Körper. Ein Chirurg (chir/urg) ist ein Facharzt, der Erkrankungen durch operative Eingriffe heilt oder lindert. Innerhalb des großen Fachgebiets der Chirurgie unterscheidet man zahlreiche Teilgebiete. Die Kardiochirurgie (kardi/o/chir/urgie) befasst sich mit operativen Eingriffen am Herzen. |
| Herz | kardi/o bedeutet ........................................................ , |
| | chir/o |
| Hand | meint die ........................................................ . |
| | Die Neurochirurgie (neur/o/chir/urgie) |
| Nervensystem | ist spezialisiert auf das ........................................................ . |
| | neur/o verweist |
| Nerven | auf die ........................................................ . |
| Geschwülsten oder Tumoren | Die chirurgische Onkologie lehrt die operative Behandlung von ........................................................ . |
| **1.18** | Das Ausschalten der Schmerzempfindung spielt in der Chirurgie eine wichtige Rolle. **ästhes(i)** leitet sich von aísthesis, dem griechischen Wort für Empfindung, Gefühl, Wahrnehmung, ab. In vielen medizinischen Fachbegriffen benennt ästhes jedoch speziell die Schmerzempfindung. Liest man in einem medizinischen |
| Schmerz, Empfindung | Fachwort ästhes, so denke man an ........................................................ . |
| **1.19** | Die Vorsilben **a-** und **an-** bedeuten, daß etwas fehlt. Anästhesie (an/ästhes/ie) ist das Fehlen von Empfindung oder Schmerzen. Eine Anästhesie kann als Erkrankungsfolge auftreten, sie kann jedoch auch gezielt durch einen Arzt herbeigeführt werden. Medizinische Anästhesieverfahren dienen der |
| Schmerz und Empfindungen | Ausschaltung von ........................................................ . |
| | Die Anästhesiologie (an/ästhes(i)/o/logie) ist die Wissenschaft von den Anästhesieverfahren. |
| Lehre, Wissenschaft | -logie bedeutet ........................................................ . |
| **1.20** | Die Krankenbehandlung durch Bestrahlung hat in der Medizin einen festen Platz. **radi/o** bedeutet Strahl (lateinisch radius). Das Erkennen krankhafter Veränderungen im Röntgenbild gehört in den Aufgabenbereich eines Radiologen. |
| Radiologie (radi/o/logie) | Die Strahlenheilkunde heißt ........................................................ . |
| | radiologisch |
| Strahlenheilkunde | (radi/o/logisch) betrifft die ........................................................ . |
| | Ein Facharzt im Bereich |
| Radiologe (radi/o/loge) | der Strahlenheilkunde ist ein ........................................................ . |
| **1.21** | Sie haben verschiedene Behandlungsformen von Erkrankungen kennengelernt: |
| | a) Die pharmakologische |
| Arzneimittel | Behandlung erfolgt durch ........................................................ . |
| | b) Die chirurgische |
| Operationen | Behandlung erfolgt durch ........................................................ . |
| | c) Die radiologische |
| Strahlen | Behandlung erfolgt durch ........................................................ . |

**1.22**

Hämatologie (hämat/o/logie)
Hämatologe (hämat/o/loge)
Lehre vom Blut und den Bluterkrankungen

Viele Erkrankungen führen zu Veränderungen im Blut. **hämat/o** bedeutet Blut (griechisch haíma, haímatos).
Die Lehre vom Blut heißt ................................................ .
Ein Arzt mit Spezialkenntnissen auf dem Gebiet der Bluterkrankungen ist ein ........................................ .
Mikroskopische Blutuntersuchungen spielen in der hämatologischen Diagnostik eine wesentliche Rolle; hämatologisch (hämat/o/logisch) betrifft die ................................................ .

**1.23**

Endokrinologe (endo/krin/o/loge)

Die Endokrinologie (endo/krin/o/logie) befasst sich mit den Erkrankungen der Hormondrüsen. **krin/o** bedeutet ausscheiden (griechisch krínein), **endo**- meint innen, innerhalb (griechisch éndon). Drüsen, die Botenstoffe (Hormone) in das Blut ausscheiden, heißen endokrine Drüsen. Ein Spezialist für Hormondrüsen heißt ........................................ .

**1.24**

krankhafte Veränderungen

Sie haben verschiedene Fachgebiete der Medizin kennengelernt, die sich mit einzelnen Organsystemen und deren Erkrankungen beschäftigen. **path/o** bedeutet Erkrankung, Leiden (griechisch páthos). Die Pathologie (path/o/logie) ist die Lehre von den Krankheiten. Ein Pathologe (path/o/loge) studiert Veränderungen an Organen im Rahmen verschiedener Erkrankungen. Pathologisch (path/o/logisch) betrifft die Krankheitslehre. In der medizinischen Fachsprache wird pathologisch jedoch meist mit krankhaft übersetzt. Spricht ein Arzt von pathologischen Veränderungen, so meint er ........................................ .

**1.25**

1 Zellkern (Nucleus)
2 Zellleib (Cytoplasma)
3 Kernkörperchen (Nucleolus)
4 Kernmembran (Nucleolemma)
5 Zellorganellen verschiedener Art (Mitochondrien, endoplasmatisches Retikulum, Ribosomen, Golgi-Apparat, Lysosomen usw.)
6 Bläschen, z.B. mit Drüsensekret
7 Zellmembran (Plasmalemma) mit Ausstülpungen und Einstülpungen
8 Nachbarzelle (hier in einem Verband von Deckzellen)

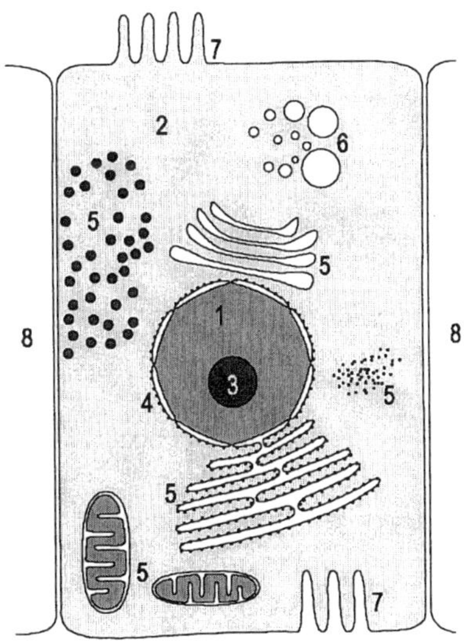


*Schema vom Bau einer menschlichen Zelle nach einem elektronenmikroskopischen Bild. Die Zelle ist die kleinste prinzipiell selbständig lebensfähige Einheit des Körpers. Jede einzelne Zelle enthält im Zellkern die gesamten Erbanlagen (Gene) eines Menschen. Die meisten Zellen haben einen Durchmesser von etwa 10-20 µm (Mikrometer) = 0,01-0,02 mm. Der menschliche Körper enthält etwa $10^{13}$-$10^{14}$ (10-100 Billionen) Zellen.*

| | |
|---|---|
| **1.26** | In der Pathologie kommt der Untersuchung erkrankter Zellen große Bedeutung zu. **zyt/o** ist der Wortstamm/die Bindeform für Zelle (griechisch kýtos = Höhlung). |
| Zytologie (zyt/o/logie) | Die Zellenlehre heißt .......................................... . |
| | In Zytopathologie (zyt/o/path/o/logie) |
| Zelle | verweist zyt/o auf die .......................................... , |
| | path/o |
| Erkrankung, Leiden | bedeutet .......................................... . |
| **1.27** | Die Körpergewebe setzen sich aus gleichartig entwickelten Zellen zusammen. So besteht Muskelgewebe aus vielen gleichartigen Muskelzellen. **hist/o** bedeutet Gewebe (griechisch histós). Die Histologie (hist/o/logie) |
| Gewebelehre | ist die .......................................... . |
| | Die Histopathologie (hist/o/path/o/logie) |
| Gewebe | befasst sich mit krankhaften Veränderungen der .......................................... . |
| **1.28** | Pathologische Veränderungen betreffen nicht nur den Körper, sie können ebenso die Seele in Mitleidenschaft ziehen. **psych/o** bedeutet Seele, Gemüt (griechisch psyché). Psychologie |
| Seelenkunde | (psych/o/logie) ist demnach die .......................................... . |
| | Die Psychologie (psych/o/logie) befasst sich mit seelischen Vorgängen im allgemeinen. Ein Fachgebiet, das speziell krankhafte seelische Vorgänge |
| Psychopathologie | betrachtet, |
| (psych/o/path/o/logie) | heißt .......................................... . |
| **1.29** | In der medizinischen Behandlung psychischer Erkrankungen werden Arzneimittel eingesetzt. Der Wortstamm/ |
| pharmak/o | die Bindeform für Arzneimittel lautet .......................................... . |
| | Die Pharmakologie |
| Arzneimittellehre | (pharmak/o/logie) ist die .......................................... . |
| | Die Psychopharmakologie (psych/o/pharmak/o/logie) befasst sich speziell mit Arzneimitteln, die eine Wirkung auf die Seele oder das Gemüt entfalten. Psychopharmaka sind |
| die Seele/das Gemüt | Arzneimittel mit Wirkung auf .......................................... . |
| **1.30** | **-iatrie** leitet sich vom griechischen Wort iatreía für Heilen, Heilung ab. In medizinischen Fachbegriffen bedeutet -iatrie Heilkunde. Die Psychiatrie (psych/iatrie) |
| Seelenheilkunde | ist die .......................................... . |
| | Psychiatrische Erkrankungen können bereits im Kindesalter auftreten; |
| Eigenschaftswort | psychiatrisch |
| (Adjektiv) | (psych/iatrisch) ist ein .......................................... |
| | und |
| Seelenheilkunde | betrifft die .......................................... . |
| | Merke: Das Binde-O fällt bei psych/o weg, weil -iatrie mit einem Selbstlaut (Vokal) beginnt. |
| **1.31** | Ein Psychiater (psych/iater) ist ein Arzt mit speziellen Kenntnissen in der Seelenheilkunde. Der Wortteil **-iater** hat seinen Ursprung im griechischen Wort iatrós für Arzt. Der Wortstamm/ |
| psych/o | die Bindeform für Seele lautet .......................................... , |

| | |
|---|---|
| **1.31 ff** -iater | der Wortteil mit der Bedeutung Arzt heißt .................................. . |
| **1.32** | **päd/o** bedeutet Kind (griechisch país, paidós). Der Wortteil -iatrie benennt die Heilkunde. Die |
| Pädiatrie (päd/iatrie) | Kinderheilkunde heißt demnach .................................. . |
| | Eine Kinderärztin |
| Pädiaterin (päd/iaterin) | ist eine .................................. . |
| **1.33** | Infolge der wachsenden Lebenserwartung der Menschen gewinnen Erkrankungen des Alters in der Medizin zunehmend an Bedeutung. **ger/o** und **geront/o** beziehen sich auf das Alter bzw. die Alternsvorgänge (griechisch géron, gérontos = Greis). Die Gerontologie beschäftigt sich mit den Alternsvorgängen. Die |
| Altersheilkunde | Geriatrie (ger/iatrie) ist die .................................. . |
| | Weitere Fachgebietsbezeichnungen werden in den einzelnen Organkapiteln erläutert. |

## Zusammenfassung und Wiederholung

| **Antworten** | **Fragen** |
|---|---|
| **1.34** | Geben Sie bitte die Bedeutung an von: |
| Herz | kardi/o .................................. , |
| Nerven | neur/o .................................. , |
| Magen | gastr/o .................................. , |
| Darm | enter/o .................................. , |
| Lunge | pneumon/o oder pulmon/o .................................. , |
| Frau | gynäk/o .................................. , |
| Harn | ur/o .................................. , |
| Niere | nephr/o .................................. , |
| Haut | dermat/o .................................. , |
| Blutgefäß | angi/o .................................. , |
| Vene | phleb/o oder ven/o .................................. , |
| Auge | ophthalm/o .................................. , |
| Arzneimittel | pharmak/o .................................. , |
| Schwellung, Geschwulst, Neubildung | onk/o .................................. , |
| Hand | chir/o .................................. , |

| | |
|---|---|
| **1.34 ff** | |
| Empfindung | ästhes(i)/o ......................................... , |
| Strahl | radi/o ......................................... , |
| Blut | hämat/o ......................................... , |
| Ausscheiden | krin/o ......................................... , |
| Erkrankung, Leiden | path/o ......................................... , |
| Zelle | zyt/o ......................................... , |
| Gewebe | hist/o ......................................... , |
| Seele, Gemüt | psych/o ......................................... , |
| Kind | päd/o ......................................... , |
| Alter, Alterung | ger/o oder geront/o ......................................... , |
| innen, innerhalb | endo- ......................................... , |
| Lehre | -logie ......................................... , |
| eine(r), die (der) lehrt | -login/-loge ......................................... , |
| Heilkunde | -iatrie ......................................... , |
| Ärztin/Arzt | -iaterin/-iater ......................................... . |

# 2 Grundbegriffe der Krankheitslehre

| Antworten | Lerntext |
|---|---|
| **2.1** | Viele einfache medizinische Fachbegriffe bestehen aus Wortstamm und Endung. Dermatitis (dermat/itis) bedeutet Hautentzündung: dermat ist der Wortstamm für Haut, **-itis** ist die Endung für Entzündung. Das Binde-O fällt weg, weil –itis mit einem Selbstlaut (Vokal) beginnt. Erklären Sie anhand der bereits gelernten Wortstämme folgende Fachbegriffe: |
| Nervenentzündung | Neuritis (neur/itis)........................................ . |
| Magenentzündung | Gastritis (gastr/itis)........................................ . |
| Darmentzündung | Enteritis (enter/itis)........................................ . |
| Nierenentzündung | Nephritis (nephr/itis)........................................ . |
| Gefäßentzündung | Angiitis (angi/itis)........................................ . |
| Venenentzündung | Phlebitis (phleb/itis)........................................ . Das Fachwort für Venenentzündung = Phlebitis wird üblicherweise mit dem griechischen Wortstamm phleb gebildet; die Bezeichnung „Venitis", abgeleitet von ven/o ist ungebräuchlich. Hängt man an den Wortstamm kardi die Endung -itis an, so werden die beiden i zu einem zusammengezogen. Die Karditis |
| Herzentzündung | (kard/itis) ist die ........................................ . |
| **2.2** | pneumon/o |
| Lunge | meint ........................................ . Das Fachwort für Lungenentzündung wird ausnahmsweise meist nicht durch Anhängen der Endung -itis gebildet. Man greift auf die altgriechische Bezeichnung pneumonía |
| Lungenentzündung | zurück. **Pneumonie** bedeutet ........................................ . |
| **2.3** | **-ose** (**-osis**) ist eine Endung und bedeutet Zustand. Dermatose (dermat/ose) beschreibt einen Zustand der Haut. Dermatose meint zunächst jeden Zustand der Haut. Gewöhnlich wird jedoch mit diesem Wort ein abnormer Zustand der Haut bezeichnet. So werden Hautveränderungen verschiedener Art unter dem Begriff Dermatosen zusammengefasst. Erklären Sie folgende Fachbegriffe: |
| abnormer Zustand der Niere | Nephrose (nephr/ose) ........................................ . |
| abnormer Zustand des Gemüts | Psychose (pysych/ose)........................................ . Unter diesen Begriffen werden jedoch nicht alle abnormen Zustände, sondern nur ganz bestimmte verstanden. |
| **2.4** | **-ie** ist eine Endung und macht ein Wort zu einem Hauptwort (Substantiv). Hepatopathie (hepat/o/path/ie) = Leberleiden |
| hepat/o | setzt sich zusammen aus der Bindeform für Leber ........................................ , dem Wortstamm |
| path | für Erkrankung ........................................ |

| | |
|---|---|
| **2.4 ff** | und der |
| -ie | Endung ............................................. . |
| | Eine Kardiopathie |
| Herzleiden | (kardi/o/path/ie) ist ein ....Herzleiden.................... . |
| Blutgefäßen und dem Herzen | Eine Angiokardiopathie ist eine Erkrankung von ............................. . |
| Venopathie oder Phlebopathie (phleb/o/path/ie) | Erkrankungen der Venen heißen ............................................. . |
| **2.5** | dermat/o wird in manchen Begriffen zu **derm/o** verkürzt; path/o ist der Wortstamm/die Bindeform für Erkrankung, Leiden. Dermopathie (derm/o/path/ie) bezeichnet |
| Haut | eine Erkrankung der ............................................. . |
| | Die Begriffe Dermatose (dermat/ose) und Dermopathie (derm/o/path/ie) haben eine sehr ähnliche Bedeutung. |
| **2.6** | -**al** ist eine Endung für ein Eigenschaftswort (Adjektiv) und bedeutet „etwas betreffend", „bezogen auf", „zugeordnet zu"; |
| die Haut betreffend, bezogen auf die Haut | dermal (derm/al) heißt also ............................................. . |
| das Herz betreffend, bezogen auf das Herz | kardial (kardi/al) bedeutet ............................................. . |
| | pulmonal (pulmon/al) |
| Lunge | betrifft die ............................................. . |
| **2.7** | **Insuffizienz** bezeichnet die Schwäche bzw. ungenügende Funktion von Organen. Die kardiale |
| Herzens | Insuffizienz ist die Schwäche des ............................................. . |
| | Eine kardiopulmonale Insuffizienz ist |
| Herz und Lunge | eine ungenügende Funktion von ............................................. . |
| **2.8** | **my/o** bedeutet Muskel (griechisch mýs = Maus). Myokard (my/o/kard) heißt Herzmuskel. Eine Myokardiopathie (my/o/kardi/o/path/ie) oder Kardiomyopathie ist eine Erkrankung des Herzmuskels. Sie kann eine Herzschwäche zur Folge haben. Die |
| Myokarditis (my/o/kard/itis) | Entzündung des Herzmuskels heißt ............................................. . |
| Myokardose (my/o/kard/ose) | Ein veränderter Zustand des Herzmuskels ist eine ............................................. . |
| **2.9** | Die Endung -**om** bedeutet Geschwulst, Neubildung, Tumor. Myome (my/ome) sind gutartige Muskelgeschwülste. Myome in der Gebärmutter können verstärkte und verlängerte Regelblutungen verursachen. Myom (my/om) setzt sich zusammen aus dem Wortstamm |
| my/o | für Muskel ............................................. |
| | und der Endung für |
| -om | Geschwulst, Neubildung, Tumor ............................................. . |
| | Eine Gefäßneubildung |
| Angiom (angi/om) | (Gefäßgeschwulst) heißt ............................................. . |
| **2.10** | Eine Myomatose (my/om/at/ose) der Gebärmutter beschreibt einen Zustand der Gebärmutter, der durch das Vorliegen mehrerer Myome gekennzeichnet ist. Eine Angiomatose (angi/om/at/ose) ist gekennzeichnet |

| | |
|---|---|
| **2.10 ff**<br>Gefäßneubildungen | durch zahlreich<br>auftretende ............................................. . |
| **2.11**<br><br><br><br><br><br><br>Hämangiomatose<br>(häm/angi/om/at/ose)<br>Hämopathien<br>(häm/o/path/ien)<br>Angiopathien<br>(angi/o/path/ien) | Gefäßneubildungen können sowohl von Blut- als auch von Lymphgefäßen ausgehen. **lymph/o** bezieht sich auf das lymphatische System, das Abwehrsystem des Körpers (lateinisch lympha = Quellwasser). Ein Lymphangiom (lymph/angi/om) ist eine Neubildung der Lymphgefäße, ein Hämangiom (häm/angi/om) betrifft die Blutgefäße. **häm/o** ist neben hämat/o eine Bezeichnung für Blut. Treten bei einem Patienten zahlreiche Neubildungen der<br>Blutgefäße auf, spricht man von ............................................. .<br>Blutkrankheiten<br>nennt man ............................................. ,<br><br>Gefäßkrankheiten ............................................. . |
| **2.12**<br><br>Angiopathie<br>(angi/o/path/ie)<br><br><br><br><br>Nephropathie<br>(nephr/o/path/ie)<br><br>Neuropathie<br>(neur/o/path/ie) | Im Verlauf der Zuckerkrankheit (**Diabetes**) treten besonders häufig Gefäßerkrankungen auf. Eine Gefäßerkrankung, die durch eine bestehende Zuckerkrankheit verursacht ist,<br>bezeichnet der Arzt als diabetische ............................................. .<br>Neben der Arterienverkalkung sind Veränderungen feinster Blutgefäße für die Zuckerkrankheit typisch. Die Gefäßveränderungen führen zu Organschäden, beispielsweise der Nieren. Eine Nierenerkrankung, die durch Zuckerkrankheit<br>verursacht ist, heißt diabetische ............................................. .<br>Eine weitere typische Folgeerscheinung der Zuckerkrankheit ist eine Schädigung der Nerven,<br>die diabetische ............................................. . |
| **2.13**<br><br>Nervenentzündung<br><br><br>Eigenschaftswort<br>(Adjektiv)<br>Neuritis oder Nervenentzündung | Unter dem Begriff Neuropathie werden verschiedenartige Nervenerkrankungen zusammengefasst.<br>Eine Neuritis (neur/itis) ist eine ............................................. .<br>Fehlempfindungen, wie „Kribbeln" oder „Ameisenlaufen", zählen zu den neuritischen Krankheitszeichen (Symptomen).<br>neuritisch<br>(neur/itisch) ist ein .............................................<br>und<br>betrifft die ............................................. . |
| **2.14**<br><br><br><br>Nervengeschwulst | Auch Geschwülste aus Nervengewebe können mannigfaltige Krankheitszeichen hervorrufen. Neurome (neur/ome) sind meist gutartig, sie können jedoch durch ihr Größenwachstum umgebendes Gewebe verdrängen und dadurch Störungen verursachen.<br>Neurom (neur/om) heißt ............................................. . |
| **2.15**<br><br>(krankhafter) Zustand | Neurose (neur/ose) benennt ursprünglich jeden (krankhaften) Zustand von Nerven. Die<br>Endung -ose steht für ............................................. .<br>Seit Sigmund Freud werden seelische Gesundheitsstörungen unter dem Begriff Neurose zusammengefasst. Konflikte können Gesundheitsstörungen verursachen. Angstzustände oder Zwangshandlungen können neurotische Krankheitszeichen (Symptome) sein. Das Eigenschaftswort (Adjektiv) mit der Bedeutung „bezogen auf eine Neurose", „durch eine Neurose |

| | |
|---|---|
| **2.15 ff** | bedingt“ |
| neurotisch (neur/otisch) | heißt ................................................................ . |
| **2.16** | -isch und -al sind Adjektivendungen. Die folgenden Adjektive leiten sich von Fachbegriffen ab, die schon erläutert wurden: neural (neur/al) |
| Nerven | betrifft/bezieht sich auf ................................................................ , |
| Neuritis oder Nervenentzündung | neuritisch (neur/itisch) betrifft/bezieht sich auf ................................................................ |
| Neurose oder seelische Gesundheitsstörung | neurotisch (neur/otisch) betrifft/bezieht sich auf ................................................................ . |

**2.17**

Schmerzgebiete:
1 Herz (Cor)
2 Speiseröhre (Oesophagus)
3 Magen (Gaster)
4 Leber (Hepar)
5 Dünndarm (Intestinum tenue)
6 Dickdarm (Intestinum crassum)
7 Niere (Ren), Nierenbecken (Pelvis renalis), Harnleiter (Ureter)
8 Harnblase (Vesica urinaria)
9 Gallenblase (Vesica biliaris = Vesica fellea)

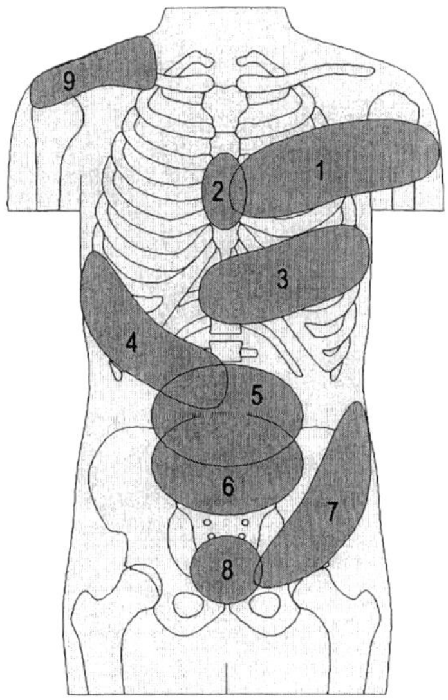


*Ausstrahlung von Schmerzen innerer Organe auf die Haut (so genannte Head-Zonen): Der Schmerz wird zum Teil weit entfernt vom Organ empfunden, z.B. bei Verkrampfungen der Herzkranzgefäße im linken Arm oder bei Gallenkoliken in der rechten Schulter.*

| | |
|---|---|
| **2.18** | **alg/o** und **-odyn/o** stehen für Schmerz (griechisch álgos und odýne). Zumeist werden medizinische Fachbegriffe für Organschmerzen mit -algie gebildet, -odynie wird relativ selten verwandt. Gastralgie (gastr/alg/ie) und Gastrodynie (gastr/odyn/ie) sind Fachausdrücke für Magenschmerz. Beginnt ein Wortteil mit einem Selbstlaut (Vokal), so entfällt bei einem vorangestellten Wortteil das o der Bindeform. Daher heißt es nicht Gastroalgie oder Gastroodynie. |
| Nervenschmerz | Neuralgie (neur/algie) bedeutet ................................................ . neuralgisch (neur/algisch) ist das zugeordnete |
| Nervenschmerzen | Adjektiv und meint „verbunden mit“ ................................................ . Bilden Sie bitte die folgenden Fachbezeichnungen mit -algie: |
| Kardialgie (kardi/algie) | a) Herzschmerz ................................................................ , |
| Nephralgie (nephr/algie) | b) Nierenschmerz ................................................................ , |

**2.18 ff**

Phlebalgie (phleb/algie) — c) Venenschmerz ............................................ .

**2.19**

**aden/o** wird in Fachbegriffen benutzt, die sich auf Drüsen (griechisch adén, adénos) beziehen. Das Fachwort

Adenitis (aden/itis) — für Drüsenentzündung heißt ............................................ .

Adenopathie (aden/o/path/ie) — Wird eine Drüsenerkrankung nicht genauer beschrieben, so spricht man von ............................................ .

Eine Drüsenerkrankung kann durch eine Geschwulst verursacht werden. Der Fachbegriff für

Adenom (aden/om) — Drüsengeschwulst lautet ............................................ .

Die Lymphknoten hat man früher, bevor man ihre Aufgaben kannte, Lymphdrüsen genannt. Damit hängt zusammen **lymphaden/o** für Lymphknoten. Eine Lymphadenopathie

Lymphknotenerkrankung — ist eine ............................................ .

Eine Lymphknotenentzündung

Lymphadenitis — ist eine ............................................ .

**2.20**

Ein Adenomyom ist eine Geschwulst aus Drüsen- und Muskelgewebe. In Adenomyom (aden/o/my/om)

Drüse — verweist aden/o auf ............................................ ,

my/o

Muskel — auf ............................................ .

Die Endung –om

Geschwulst — bedeutet ............................................ .

Adenomyome der Gebärmutter können Störungen der Regelblutung der Frau hervorrufen. Man bilde Fachbegriffe für

Myom (my/om) — a) Muskelgeschwulst ............................................ ,

Adenom (aden/om) — b) Drüsengeschwulst ............................................ ,

Adenomyom (aden/o/my/om) — c) Mischgeschwulst aus Drüsen- und Muskelgewebe ............................................ .

**2.21**

Adenome sind meist gutartig. Im Drüsengewebe können jedoch auch bösartige Geschwülste entstehen. **karzin/o** bezieht sich auf Krebs (griechisch karkínos). Ein Karzinom (karzin/om) ist eine Krebsgeschwulst. Eine Krebsgeschwulst im Drüsengewebe nennt man Adenokarzinom (aden/o/karzin/om). Adenokarzinom (aden/o/karzin/om) setzt sich zusammen aus:

aden/o — Bindeform für Drüse ............................................ ,

karzin — Wortstamm für Krebs ............................................ ,

-om — Endung für Geschwulst ............................................ .

**2.22**

Karzinome können Tochtergeschwülste absiedeln (metastasieren). Wird der gesamte Körper von zahlreichen Tochtergeschwülsten durchsetzt, spricht man von Karzinose (karzin/ose). Bestimmte Frühformen eines Krebses, die sich noch nicht auf das umgebende Gewebe ausgebreitet haben, heißen Carcinoma in situ. Bilden Sie bitte Fachbegriffe für folgende Geschwülste:

Angiom (angi/om) — a) Gefäßgeschwulst ............................................ ,

**2.22 ff**

| | |
|---|---|
| Myom (my/om) | b) Muskelgeschwulst ..........................., |
| Neurom (neur/om) | c) Nervengeschwulst ..........................., |
| Nephrom (nephr/om) | d) Nierengeschwulst ..........................., |
| Adenom (aden/om) | e) Drüsengeschwulst ..........................., |
| Karzinom (karzin/om) | f) Krebsgeschwulst ............................ . |

**2.23**

**-id** oder **-oid** ist eine Endung für „ähnlich wie“ (griechisch eidés); karzinoid (karzin/oid) heißt krebsähnlich. Im Dünndarm oder im Wurmfortsatz wachsen bisweilen Geschwülste heran, die ähnliche Eigenschaften wie Krebsgeschwülste aufweisen. Man nennt diese Tumoren Karzinoide. Karzinoide bilden bestimmte Botenstoffe (Hormone), die eine Reihe von Krankheitszeichen auslösen können. Die Patienten leiden u.a. unter Durchfällen und Atembeschwerden. Karzinoide können Tochtergeschwülste in der Leber absiedeln. Karzinoidose (karzin/oid/ ose) benennt einen krankhaften Zustand (Krankheitsbild), der durch ein Karzinoid und dessen Tochtergeschwülste verursacht wird.

Bilden Sie Fachbegriffe für:

| | |
|---|---|
| karzinoid (karzin/oid) | a) krebsähnlich ..........................., |
| adenoid (aden/oid) | b) drüsenähnlich ..........................., |
| lymphoid (lymph/oid) | c) lymphähnlich ............................ . |

**2.24**

**tonsill/o** steht in Fachbegriffen über die Mandeln (lateinisch tonsilla), besonders die Gaumenmandeln. Schluckbeschwerden können auf eine Entzündung der Gaumenmandeln hinweisen.

Tonsillitis (tonsill/itis)

Die Entzündung der Gaumenmandeln heißt ............................ .

**2.25**

Bei einer Tonsillitis können die Gaumenmandeln stark anschwellen. Sie engen dann den Übergang der Mundhöhle in den Rachen ein und führen so fast immer zu Schluckbeschwerden. **Angina** bedeutet wörtlich „Enge“, angin ist der Wortstamm für beengen, einengen (lateinisch angere). Liest man in einem medizinischen Text

beengen, einengen

Angina oder anginös, so denke man an ............................ .

**2.26**

Treten Mandelentzündungen wiederholt auf oder sind die Gaumenmandeln chronisch entzündet, so sollte man die Gaumenmandeln vollständig entfernen. **tom/o** ist der Wortstamm/die Bindeform für Schnitt (griechisch tomé). Davon leiten sich verschiedene Fachausdrücke ab:

a) -tomie (tom/ie): das Durchtrennen, der Schnitt,

b) -tom: das Schneideinstrument,

c) -ektomie (ek/tom/ie): das Entfernen, das Herausschneiden. -ektomie setzt sich zusammen aus: **ek** = hinaus, heraus, draußen (griechisch ektós), tom = schneiden, -ie = Endung.

Tonsillektomie (tonsill/ek/tom/ie)

Das Entfernen der Gaumenmandeln heißt ............................ .

| | |
|---|---|
| **2.27**<br><br>Tonsillotomie<br>(tonsill/o/tom/ie) | Statt der vollständigen Entfernung wurden die Gaumenmandeln früher nur durchtrennt (gekappt) und dadurch verkleinert. Der Fachausdruck für Durchtrennen der Gaumenmandeln lautet ................................................ .<br>Der Wortstamm tom ist auch in Anatomie enthalten, der Lehre vom Körperbau, weil früher das Aufschneiden der Leiche die wichtigsten Erkenntnisse über den Bau des Menschen vermittelte. Der Anatom ist, wörtlich genommen, ein „Aufschneider". |

## Zusammenfassung und Wiederholung

| **Antworten** | **Fragen** |
|---|---|
| **2.28** | Geben Sie bitte die Bedeutung an von: |
| Entzündung | -itis ................................................ , |
| Zustand, abnormer Zustand | -ose ................................................ , |
| bezogen auf, zugeordnet zu, etwas betreffend | -al ................................................ , |
| Geschwulst | -om ................................................ , |
| Schmerz | -algie , -odynie ................................................ , |
| ähnlich wie | -(o)id ................................................ , |
| Haut | derm/o ................................................ , |
| Herz | kardi/o ................................................ , |
| Muskel | my/o ................................................ , |
| Blut | häm/o ................................................ , |
| Drüse | aden/o ................................................ , |
| Lymphknoten | lymphaden/o ................................................ , |
| Krebs | karzin/o ................................................ , |
| schneiden | tom/o ................................................ , |
| Mandel, besonders Gaumenmandel | tonsill/o ................................................ , |
| beengen, einengen | angin/o ................................................ , |
| hinaus, heraus, draußen | ek ................................................ . |

# 3 Magen und Darm

| Antworten | Lerntext |
|---|---|
| **3.1** | Gaster ist der Magen. Der Wortstamm/ |
| gastr/o | die Bindeform für Magen lautet .......................................................... . |
| Gastropathien (gastr/o/path/ien) | Erkrankungen des Magens heißen ......................................................................... . |
| | Magenschleimhautentzündungen können durch eine Vielzahl von schädigenden Stoffen hervorgerufen werden. Nach starkem Alkoholgenuss kommt es häufig zu einer Reizung und Entzündung der Magenschleimhaut. |
| Gastritis (gastr/itis) | Der Arzt nennt dies .................................................................... . |
| | Übelkeit, Aufstoßen und Erbrechen weisen auf eine Gastritis (gastr/itis) hin. Die |
| Entzündung | Endung -itis meint ...................................................................... . |

**3.2**

1 Mageneingang (Cardia)
2 Magenkuppel (Fundus gastricus)
3 Magenkörper (Corpus gastricum)
4 Pförtnerabschnitt (Pars pylorica)
5 Magenpförtner (Pylorus)
6 Kleine Magenkrümmung (Curvatura minor)
7 Große Magenkrümmung (Curvatura major)

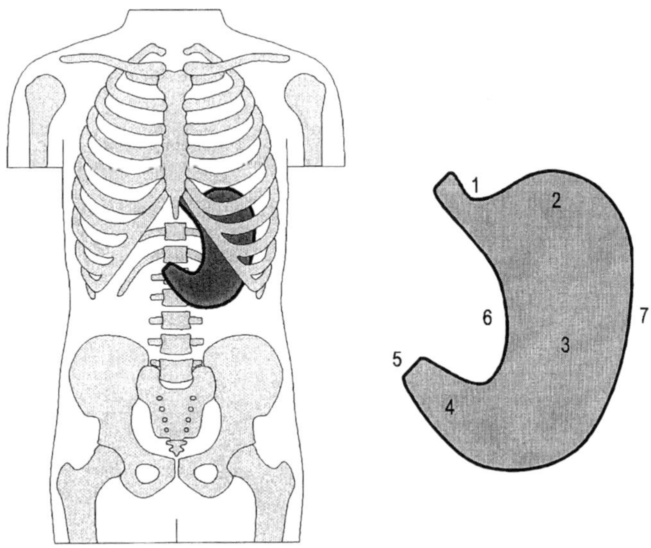


*Der Magen liegt im linken Oberbauch, der bis in den Brustkorb reicht. Je nach Füllung hängt der Magen unterschiedlich weit nach unten. Der Magen speichert die gegessene Nahrung, desinfiziert sie mit der Magensäure und gibt sie dann, versehen mit Verdauungsenzymen, in kleinen Portionen an den Dünndarm weiter.*

| | |
|---|---|
| **3.3** | Neben schädigenden Stoffen können auch Infektionen mit Bakterien oder Viren eine Magenschleimhautentzündung hervorrufen. Meist sind dann Magen und Darm betroffen. Die |
| Gastroenteritis (gastr/o/enter/itis) | Entzündung von Magen und Darm heißt .............................................. . |
| | In Gastroenteritis (gastr/o/enter/itis) |
| Magen | verweist gastr/o auf den ......................................................................... , |
| | enter/o |
| Darm | auf den ........................................................................................ . |

**3.3 ff**
Eigenschaftswörter (Adjektive)
Magen bzw. Darm

gastral (gastr/al) und
enteral (enter/al) sind ..........
und
betreffen .......... .

**3.4**

Entzündungen der Darmwand bzw. Darmschleimhaut können schwere Durchfälle auslösen. Die
Entzündung des Darmes ist eine .......... .

Enteritis (enter/itis)

Darmerkrankungen stören unter Umständen die Aufnahme von Nahrungsbestandteilen. Die Bezeichnung
für Erkrankung des Darmes lautet .......... .

Enteropathie (enter/o/path/ie)

**3.5**
Gastralgie (gastr/alg/ie) und Gastrodynie (gastr/odyn/ie)

Schmerz

Magenschmerzen, Übelkeit und Erbrechen sind Krankheitszeichen (Symptome) einer Magenschleimhautentzündung. Sie kennen bereits zwei Fachbegriffe
für Magenschmerz .......... .
-algie und -odynie
bedeuten .......... .

**3.6**

Magenschmerzen können auch durch Magengeschwüre oder Magenkrebs verursacht werden. Bei Magenkrebs besteht die Anzeige (Indikation) zur Magenentfernung.
Der Arzt nennt diesen Eingriff .......... .

Gastrektomie (gastr/ek/tom/ie)

Bei Magenoperationen muss zunächst der Magen eröffnet werden. Das Durchtrennen der
Magenwand nennt man .......... .

Gastrotomie (gastr/o/tom/ie)

**3.7**

1 Magen (Gaster)
2-4 Dünndarm (Intestinum tenue)
2 Zwölffingerdarm (Duodenum)
3 Leerdarm (Jejunum)
4 Krummdarm (Ileum)
5 Dickdarm (Intestinum crassum)

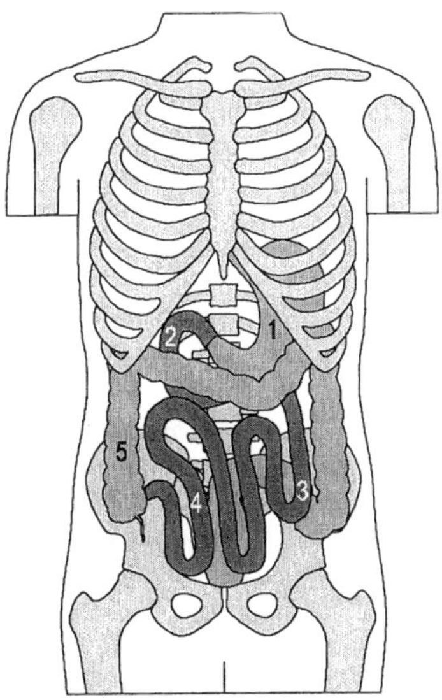


*Der Dünndarm füllt einen großen Teil des Bauchraums aus. Er ist beim Lebenden etwa 3 m lang und daher nur stark geschlängelt im Bauchraum unterzubringen (die Zeichnung deutet diese Schlängelung nur schematisch an). Im Dünndarm vollzieht sich der größte Teil der Verdauung und der Aufnahme (Resorption) der verdauten Nahrungsbestandteile.*

**3.8**

Duodenum oder Zwölffingerdarm

Der erste Abschnitt des Dünndarms heißt Zwölffingerdarm oder Duodenum (lateinisch duodeni = je zwölf). Er schließt direkt an den Magen an. **duoden/o** ist
die Bindeform für ........................................................................... .

**3.9**

Gastroduodenostomie (gastr/o/duoden/o/stom/ie)

Werden bei einer Operation Teile des Magens entfernt, muss eine neue Verbindung zwischen Restmagen und Dünndarm hergestellt werden. **stom** steht für Verbindung, Öffnung, Mündung (griechisch stóma, stómatos = Mund). Die Operation, bei der eine neue Verbindung zwischen Magen und Zwölffingerdarm
geschaffen wird, heißt ........................................................................ .
Man unterscheide:
a) stom = Wortstamm für Öffnung, Mündung, Verbindung,
b) tom = Wortstamm für Schneiden.

**3.10**

1 Magen (Gaster)
2 Zwölffingerdarm (Duodenum)
3 Leerdarm (Jejunum)
C Gastroduodenostomie
E Gastrojejunostomie

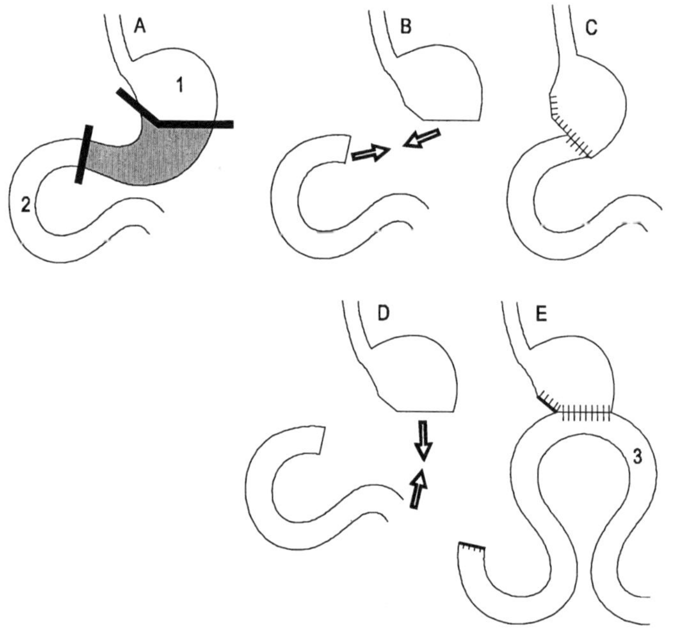


*Bei der Magenresektion wird ein Teil des Magenkörpers und der Pförtnerabschnitt entfernt (A). Dann muss der Restmagen mit dem Zwölffingerdarm (B, C) oder dem Leerdarm (D, E) verbunden werden (meist Billroth-I-Operation bzw. Billroth-II-Operation nach dem Chirurgen Billroth benannt).*

**3.11**
Duodenotomie (duoden/o/tom/ie)
tom

Die operative Eröffnung des
Zwölffingerdarms nennt man ................................................... .
Der Wortteil mit der Bedeutung
schneiden, eröffnen lautet ......................................................... .

**3.12**
zum Zwölffingerdarm gehörig, bezogen auf den Zwölffingerdarm

duodenal (duoden/al) ist ein Eigenschaftswort (Adjektiv). -al ist eine Endung für „bezogen auf", „zugeordnet zu", „gehörig zu". duodenal (duoden/al)
meint ........................................................................................ .

| | |
|---|---|
| **3.12 ff** Zwölffingerdarm (Duodenum) | Bei den Begriffen Duodenalgeschwür, Duodenalverletzung und Duodenalkarzinom bezeichnet Duodenal- den Sitz der Erkrankung im .................................................................. . |
| **3.13** | Der Dünndarm gliedert sich in drei Abschnitte. Auf den Zwölffingerdarm folgen Leerdarm (Jejunum) und Krummdarm (Ileum). **jejun/o** ist der Wortstamm/die Bindeform für Leerdarm (lateinisch ieiunus = leer), **ile/o** für Krummdarm (lateinisch ile = Unterleib). jejunal (jejun/al) bedeutet |
| zum Leerdarm gehörig, bezogen auf den Leerdarm | .................................................................. . |
| Ileitis (ile/itis) | Eine Entzündung des Krummdarms heißt .................................................................. . |
| **3.14** | Die Crohnsche Krankheit betrifft bevorzugt das Ende des Krummdarms. Man spricht daher von Ileitis terminalis. **termin/o** bedeutet Ende, Grenze (lateinisch terminus). Das zugeordnete |
| terminal (termin/al) | Eigenschaftswort (Adjektiv) heißt .................................................................. . |
| | Das in der deutschen Sprache gängige Fremdwort Termin bedeutet ursprünglich den festgesetzten Endzeitpunkt, z.B. für eine Zahlung. Auch in der Medizin kann terminal im zeitlichen Sinn verwendet werden: Das terminale Stadium |
| Endstadium (vor dem Tod) | einer Erkrankung ist das .................................................................. . |
| | In der Fachsprache ist ein Terminus ein festgelegter, genau definierter Begriff. Die Terminologie (termin/o/log/ie) ist die Gesamtheit der in einem Fachgebiet verwendeten Begriffe, z.B. enthält die anatomische Terminologie von 1998 alle international vereinbarten (rund 7000) Bezeichnungen für Körperteile. Das Buch, in dem Sie jetzt lesen, lehrt den Umgang mit den meist- |
| medizinischen Terminologie | gebrauchten Begriffen der .................................................................. . |
| **3.15** | Wird ein Teil des Dünndarms operativ entfernt, müssen die verbleibenden Dünndarmabschnitte neu miteinander verbunden werden. Der Wortstamm für Verbindung, |
| stom | Öffnung, Mündung ist .................................................................. . |
| | Bilden Sie Fachbegriffe für Operationen, bei denen eine neue Verbindung geschaffen wird zwischen: |
| Ileojejunostomie (ile/o/jejun/o/stom/ie) | a) Krummdarm und Leerdarm .................................................................. , |
| Jejunojejunostomie (jejun/o/jejun/o/stom/ie) | b) zwei Leerdarm- abschnitten .................................................................. , |
| Ileoileostomie (ile/o/ile/o/stom/ie) | c) zwei Krummdarm- abschnitten .................................................................. , |
| Duodenojejunostomie (duoden/o/jejun/o/stom/ie) | d) Zwölffingerdarm und Leerdarm .................................................................. , |
| Gastrojejunostomie (gastr/o/jejun/o/stom/ie) | e) Magen und Leerdarm .................................................................. . |
| **3.16** | Der Dickdarm besteht aus drei Abschnitten: Blinddarm (Caecum), Grimmdarm (Colon) und Mastdarm (Rektum). **caec/o** oder die eindeutschende Schreibweise **zäk/o** steht in Fachbegriffen über den Blinddarm (lateinisch caecus = blind). caecalis (caec/alis) bzw. zäkal (zäk/al) ist ein Eigenschaftswort |
| zum Blinddarm gehörig, bezogen auf den Blinddarm | (Adjektiv) für .................................................................. . |

**3.17**

Ileozäkal-
Krummdarm und Blind-
darm

Der Krummdarm mündet in den Blinddarm. An der Mündungsstelle befindet sich eine Art Klappe, die den Flüssigkeitsstrom bevorzugt in einer Richtung zulässt, die Ileozäkalklappe. In Ileozäkalklappe wird die Lage der Klappe zwischen Krummdarm
und Blinddarm ausgedrückt durch ............................................ .
Die Ileozäkaltuberkulose
betrifft ............................................................................ .

**3.18**

1 Wurmfortsatz (Appendix vermiformis)
2 Blinddarm (Caecum)
3-6 Grimmdarm (Colon)
3 Aufsteigender Dickdarm (Colon ascendens)
4 Querdickdarm (Colon transversum)
5 Absteigender Dickdarm (Colon descendens)
6 S-förmiger Dickdarm (Colon sigmoideum)
7 Mastdarm (Rectum)

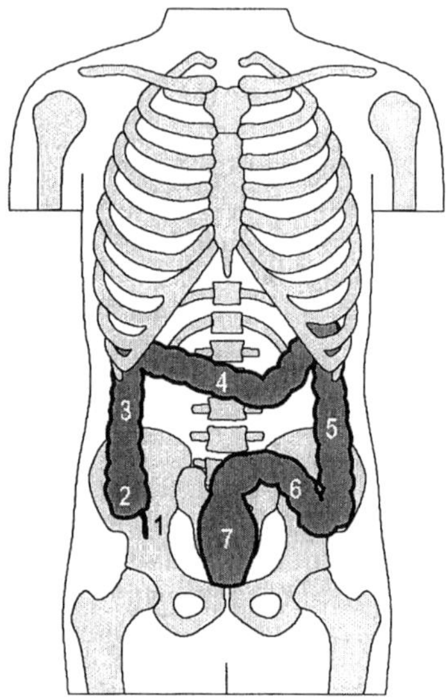


*Der Dickdarm umgibt wie ein Rahmen den Dünndarm. Er beendet die Verdauung und mischt den nicht resorbierbaren Nahrungsresten Schleim bei, damit sie als Stuhl ausgeschieden werden können. Der Dickdarm ist beim Lebenden etwa 1 m lang und wird in drei Hauptabschnitte gegliedert: Blinddarm , Grimmdarm und Mastdarm.*

**3.19**

Wurmfortsatzentzündung

Blinddarm

Wurmfortsatz

Der Blinddarm ist bei pflanzenfressenden Tieren ein weiter Sack. Beim Menschen ist ein Großteil des Blinddarms zum Wurmfortsatz zusammengeschrumpft. Appendix heißt im Lateinischen Anhängsel und wird in der Medizin oft verkürzend für Appendix vermiformis = Wurmfortsatz gebraucht. In Fachbegriffen über den Wurmfortsatz steht **append/o** oder **appendic/o**. Die Appendicitis (appendic/itis), eingedeutschte Schreibweise Appendizitis,
ist die ............................................................................ .
Die Appendizitis wird im Volksmund oft „Blinddarmentzündung" genannt. Diese Benennung ist irreführend, da nicht der gesamte Blinddarm, sondern nur der Wurmfortsatz entzündet ist.
caec/o (zäk/o)
verweist auf den ............................................................ ,
append/o oder
appendic/o auf den .......................................................... .

**3.20**
Appendizitis oder
Appendicitis

Schmerzen im Nabelbereich, die sich in den rechten Unterbauch verlagern, lenken den Verdacht auf eine
Entzündung des Wurmfortsatzes, eine ........................................ .

| | |
|---|---|
| **3.20 ff** | Die akute Appendizitis ist ein schweres Krankheitsbild. Hauptgefahr ist der Durchbruch. Dann droht die Bauchfellentzündung mit hoher Sterblichkeit. Die Behandlung der akuten Wurmfortsatzentzündung ist die Appendektomie (append/ |
| der Wurmfortsatz entfernt | ek/tom/ie), dabei wird ............ . |
| | In dem Fachwort Appendektomie (append/ek/tom/ie) bedeuten: |
| Wurmfortsatz | append ............ , |
| hinaus, heraus | ek- ............ , |
| schneiden | tom ............ , |
| Hauptwortendung | -ie ............ . |
| **3.21** | **col/o** (oder eingedeutscht **kol/o**) ist der Wortstamm/die Bindeform für Grimmdarm = Colon (griechisch kólon = Darm). Die Colitis (col/itis) |
| Entzündung des Grimmdarms | oder Kolitis (kol/itis) ist die ............ . |
| | Der Grimmdarm ist der weitaus längste Abschnitt des Dickdarms. Deswegen wird kol/o (col/o) in medizinischen Fachbegriffen häufig für den gesamten Dickdarm verwendet. Die Entfernung des Grimmdarms bzw. |
| Kolektomie (kol/ek/tom/ie) | Dickdarms heißt ............ . |
| | Als erster Schritt jeder Dickdarmoperation wird die Darmwand durchgetrennt und dadurch der Dickdarm |
| Kolotomie (kol/o/tom/ie) | eröffnet. Man nennt dies ............ . |
| **3.22** | Bei einer Ileokolostomie wird eine künstliche Verbindung zwischen Ileum und Kolon geschaffen. Ileokolostomie (ile/o/kol/o/stom/ie) setzt sich zusammen aus: |
| ile/o | Bindeform für Krummdarm ............ , |
| kol/o | Bindeform für Grimmdarm ............ , |
| stom | Wortstamm für Verbindung, Öffnung ............ , |
| -ie | Hauptwortendung ............ . |
| **3.23** | Das Kolon umgibt wie ein Rahmen die Dünndarmschlingen. Man unterscheidet entsprechend dem Verlauf vier Abschnitte:<br>1. aufsteigender Grimmdarm = Colon ascendens,<br>2. querverlaufender Grimmdarm = Colon transversum,<br>3. absteigender Grimmdarm = Colon descendens,<br>4. S-förmiger Grimmdarm = Colon sigmoideum.<br>Das lateinische Wort **transversus** bedeutet „quer zur Körperachse verlaufend". Colon |
| querverlaufender Grimmdarm | transversum bedeutet ............ |
| | (auch kurz Querkolon genannt). Eine Ileotransversostomie (ile/o/transvers/o/stom/ie) ist |
| Krummdarm und querverlaufendem Grimmdarm | eine Verbindung zwischen ............ . |
| | Werden wegen einer Geschwulst Blinddarm und aufsteigender Dickdarm entfernt, muss eine neue Verbindung zwischen Ileum und Colon transver- |

**3.23 ff**
Ileotransversostomie

sum geschaffen
werden. Man nennt dies ........................................................................ .

**3.24**

Sigma (Σ) ist der griechische Buchstabe „S“. **sigmoid** (sigm/oid) ist ein Eigenschaftswort (Adjektiv) und bedeutet „ähnlich wie ein S“, „s-förmig“. Der letzte Abschnitt des Grimmdarms ist s-förmig geschwungen. Das Colon sigmoideum, in der Klinik oft nur „Sigmoid“ oder „Sigma“ genannt,

s-förmige Grimmdarm

ist der ........................................................................................... .
Die Sigmoidektomie (sigm/oid/ek/tom/ie) ist die

Entfernung des s-förmigen Grimmdarms

........................................................................................................ .

**3.25**

1 Schleimhaut (Mukosa)
2 Muskelwand (Muskularis)
3 Hüllschicht (Adventitia) oder Bauchfellüberzug (Serosa)
4-6 Verschiedene Formen von Darmpolypen
4 Zottenpolyp
5 Kirschpolyp
6 Rasenpolyp

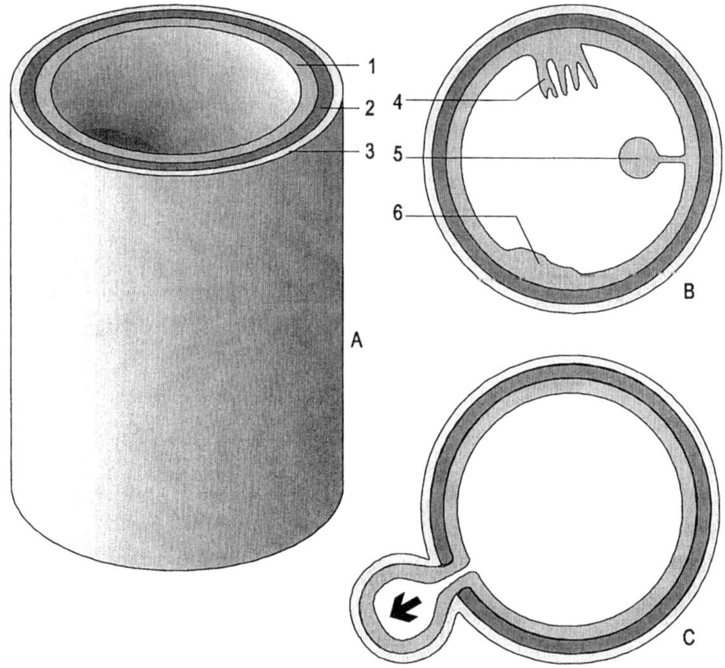


*Die Darmwand besteht aus drei Hauptschichten (A): Die Schleimhaut sondert Verdauungsenzyme ab und resorbiert die aufgespaltenen Nahrungsbestandteile. Die Muskelwand dient der Bewegung des Darminhalts (Durchmischen der Nahrung mit den Verdauungssäften und Weitertransport Richtung After). Der glatte Bauchfellüberzug ermöglicht die reibungsarme Bewegung der Darmschlingen gegeneinander. Häufige Erkrankungen der Darmwand sind Schleimhautwucherungen (Polypen, B) und Schleimhautausstülpungen (Divertikel, C).*

**3.26**

Der Mastdarm = das Rectum (eindeutschende Schreibweise Rektum) ist der an das Colon sigmoideum anschließende Teil des Dickdarms. **rect/o** oder **rekt/o** verweisen auf den Mastdarm (lateinisch rectus = gestreckt, gerade; anders als beim Menschen ist bei vielen Säugetieren der Mastdarm gestreckt). Krebsgeschwülste befallen besonders häufig den Mastdarm. Bei einer rektalen Untersuchung wird die Mastdarmlichtung mit dem Finger ausgetastet. Benachbarte Beckenorgane können durch die

**3.26 ff**

rekt/o oder rect/o

rektal (rekt/al)

Mastdarmwand hindurch getastet werden. Der Wortstamm/die Bindeform für Mastdarm ist ......................................... .
Das zugehörige Eigenschaftswort (Adjektiv) lautet ......................................................................... .

**3.27**

Rektoskop (rekt/o/skop)

Rektoskopie (rekt/o/skop/ie)

Koloskop (kol/o/skop)

Bei einer rektalen Tastuntersuchung kann sich der Arzt nur über das untere Drittel des Mastdarms orientieren. Der übrige Darm kann mit speziellen Geräten direkt besichtigt werden. Medizinische Geräte zum Betrachten von Körperhöhlen bezeichnet man mit dem Wortteil **–skop** (griechisch skopeín = betrachten). Ein Instrument zum Betrachten des Mastdarms heißt .................................. .
Die Rektoskopie (rekt/o/skop/ie) ist die Untersuchung des Mastdarms mit einem Rektoskop (rekt/o/skop). Im letzten Jahrhundert wurden erstmals direkte Untersuchungen des Körperinneren durchgeführt. Man benutzte zunächst Spiegel, um Licht ins Körperinnere zu werfen. Heute werden statt der Spiegel kleine Lämpchen als Lichtquelle benutzt. Die Bezeichnung „Spiegeluntersuchung“ für das Betrachten des Körperinneren hat sich erhalten, obwohl kein Spiegel mehr benutzt wird. Die „Spiegeluntersuchung“ des Mastdarms heißt ......................................................................... .
Die Mastdarmspiegelung wird meist mit einem starren Instrument durchgeführt. Für die übrigen, gekrümmten Teile des Dickdarms benötigt der Arzt biegsame Spiegelinstrumente. Ein Gerät zur Spiegelung des Grimmdarms heißt ......................................................................... .

**3.28**

Rektoskopie (rekt/o/skop/ie)
Koloskopie (kol/o/skop/ie)
Gastroskopie (gastr/o/skop/ie)
Gastroduodenoskopie (gastr/o/duoden/o/...)
Rektosigmoideoskopie (rekt/o/sigmoide/o/...)

Bilden Sie Fachbegriffe für:

a) Mastdarmspiegelung ......................................................... ,

b) Dickdarmspiegelung ......................................................... ,

c) Magenspiegelung ......................................................... ,

d) Spiegelung von Magen und Zwölffingerdarm ......................................................... ,

e) Spiegelung von Mastdarm und S-förmigem Dickdarm ......................................................... .

**3.29**

Proktitis (prokt/itis)

Schmerz

Proktalgie oder Proktodynie (prokt/alg(odyn)/ie)

Viele klinische Begriffe über den Mastdarm leiten sich nicht vom lateinischen rekt/o oder rect/o, sondern vom griechischen **prokt/o** (proktós = Mastdarm, After, Steiß) ab.
Die Mastdarmentzündung heißt ......................................................... .
Durchfälle können auf eine Entzündung des Mastdarms hinweisen. Eine Proktitis kann starke Schmerzen verursachen. -alg/o und -odyn/o bedeuten ......................................... .
Schmerzen im Mastdarm heißen ......................................................... .

**3.30**

Mastdarm und Grimmdarm bzw. Dickdarm

Die geschwürige Dickdarmentzündung (Colitis ulcerosa) befällt häufig den gesamten Dickdarm einschließlich Mastdarm. Proktokolitis (prokt/o/kol/itis) bezeichnet eine Entzündung von

......................................................................... .

Bei der geschwürigen Dickdarmentzündung müssen unter Umständen

**3.30 ff**
Proktokolektomie
(prokt/o/kol/ek/tom/ie)
Ileoproktostomie
(ile/o/prokt/o/stom/ie)

Bei der geschwürigen Dickdarmentzündung müssen unter Umständen Dickdarm und Mastdarm entfernt
werden. Dieser Eingriff heißt ............................................................ .
Nach einer Dickdarmentfernung müssen Krummdarm und Mastdarm wieder vereinigt werden.
Diese Operation heißt ............................................................ .

**3.31**
zum After gehörig, den After betreffend, dem After zugeordnet

Der Mastdarm mündet mit dem After (Anus) an die Körperoberfläche. **an/o** ist der Wortstamm/die Bindeform für After (lateinisch anus = Ring). anal (an/al) ist ein
Eigenschaftswort (Adjektiv) für ............................................................ .

**3.32**

1 Lichtung des Mastdarms (Rectum)
2 Schleimhaut (Mukosa)
3 Muskelwand (Muskularis)
4 Hüllschicht (Adventitia) oder Bauchfellüberzug (Serosa)
5 Schwellkörper der Schleimhaut (Columnae anales)
6 Innerer Afterschließmuskel (Musculus sphincter ani internus)
7 Afterhebermuskel (Musculus levator ani)
8 Äußerer Afterschließmuskel (Musculus sphincter ani externus)
9 Haut (Cutis)
10 Afterkanal (Canalis analis)

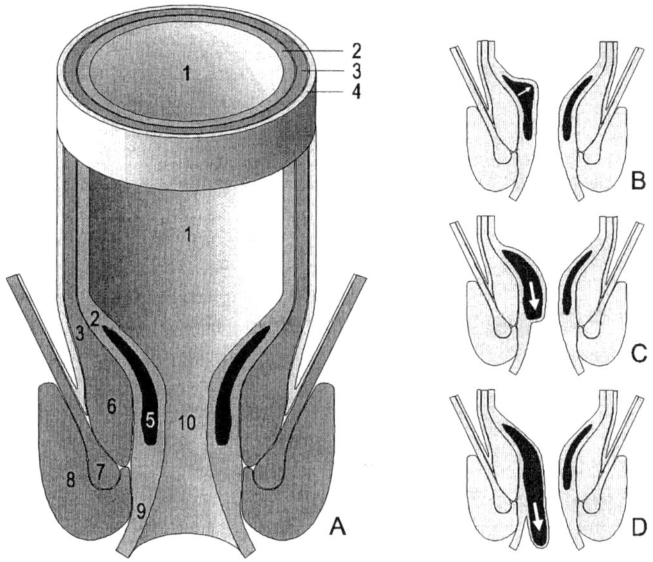


*Bau des Afters (A). Der Afterkanal wird durch zwei Schließmuskeln grob verschlossen. Die feinere Abdichtung erfolgt durch blutgefüllte Schwellkörper in der Schleimhaut. Diese Schwellkörper sind bei überwiegend sitzender Lebensweise der Schwachpunkt: Das Blut kann schlecht abfließen und staut sich. Die Schwellkörper vergrößern sich (B), stülpen die Haut vor (C) und ragen schließlich als leicht blutende Hämorrhoidenknoten aus dem After (D). In unserer Zivilisation werden fast alle Menschen im Laufe des Lebens von Hämorrhoiden befallen.*

**3.33**

Kann bei großen Darmoperationen der natürliche After nicht erhalten werden, muss ein künstlicher Darmausgang geschaffen werden. Der Fachbegriff für Kunstafter heißt Anus praeter naturalis. Das lateinische Wort **praeter** bedeutet außer, außerhalb, wider; naturalis meint natürlich; praeter naturalis bedeutet widernatürlich, unnatürlich. Bei Mastdarmkrebs muss unter Umständen der natürliche After entfernt werden. Das Darmende wird dann an einer anderen Stelle in die Haut eingepflanzt. Ein After an widernatürlicher Stelle (Kunstafter) heißt

Anus praeter naturalis

............................................................ .

**3.34**

Öffnung, Mündung, Verbindung

Der Wortstamm
stom bedeutet ............................................................ .
Schafft der Chirurg bei einer Operation eine künstliche Öffnung oder Mündung für ein Organ an die Körperoberfläche, so spricht er von **Stoma**. Bisweilen wird ein Kunstafter nur vorübergehend zur Entlastung des Darmes benötigt. Später kann die künstliche Darmöffnung wieder verschlossen werden. Bei endgültigem Verschluss des Afters wird das Ende des verbleibenden Darms in die Bauchwand eingenäht. Für den künstlichen Darmausgang können Dickdarm- oder Dünndarmschlingen verwendet werden. In Kolostoma
(kol/o/stom/a) verweist kol/o auf den .............................................. .

Grimmdarm bzw. Dickdarm

Wird bei der geschwürigen Dickdarmentzündung der gesamte Dickdarm entfernt, muss für den Krummdarm (Ileum) eine neue Öffnung für den Stuhlgang geschaffen
werden. Man nennt dies ............................................................ .

Ileostoma (ile/o/stom/a)

In medizinischen Texten werden Stoma und Anus praeter naturalis häufig gleichbedeutend für Kunstafter verwandt. An größeren Kliniken sind oft spezielle Stomaberatungsstellen eingerichtet. Stoma verweist hier auf

............................................................ .

künstliche Öffnung oder Mündung

**3.35**

Sie haben einzelne Abschnitte des Darms kennen gelernt. Betreffen Krankheiten den gesamten Darmtrakt,
benutze man den Wortstamm/die Bindeform ........................................ .

enter/o

Bei Erkrankungen des Darms werden Nährstoffe schlechter in den Körper aufgenommen. Es kann zu gefährlichen Eiweißverlusten kommen. Der Fachbegriff für
Erkrankungen des Darms ist ................................................. .

Enteropathie (enter/o/path/ie)

Durchfälle und Gewichtsverlust können auf eine Erkrankung der Darmwand hinweisen.
Eine Darmentzündung heißt ................................................. .

Enteritis (enter/itis)

**3.36**

Bakterien können Giftstoffe erzeugen, die im Darm Entzündungen hervorrufen. **tox/o** oder **toxik/o** verweisen in medizinischen Fachbegriffen auf Gift (griechisch toxikón).
toxisch (tox/isch) bedeutet ................................................. .

giftig

Toxin ist das Fachwort für Gift/Giftstoff. Toxin (tox/in) setzt sich zusammen aus dem
Wortstamm für Gift .................................................

tox

und der
Hauptwortendung ................................................. .

-in

Eine Vielzahl von Bakterien bildet Giftstoffe, die im Darmtrakt Entzündungen hervorrufen können. In Enterotoxin
(enter/o/tox/in) verweist enter/o auf den ........................................ ,

Darm

toxin (tox/in)
bedeutet ................................................. .

Gift, Giftstoff

Die Lehre von den
Giftstoffen nennt man ................................................. .

Toxikologie (toxik/o/log/ie)

**3.37**

Der Körper sucht krankheitserregende Bakterien und deren Toxine möglichst schnell aus dem Darm loszuwerden. Er beschleunigt den Durchfluss des Darminhalts. **-rhoe** und **-rhö** (bzw. -rrhoe und -rrhö nach Selbstlauten) sind Endungen für Fließen, Fluss (griechisch rhein = fließen). **dia-** ist

| | |
|---|---|
| **3.37 ff**<br>Durchfluss | eine Vorsilbe für hindurch, während (griechisch diá). Diarrhö bedeutet wörtlich ............................................. und meint meist den Durchfall. |
| **3.38** | Reizungen oder Entzündungen der Magenschleimhaut führen häufig zu Erbrechen. **emes/o** meint Erbrechen (griechisch émesis). **hyper**- ist eine Vorsilbe für übermäßig, oberhalb, über ... hinaus (griechisch hypér). Emesis |
| Erbrechen | heißt ............................................................................................ . |
| Hyperemesis<br>(hyper/emes/is) | Das Fachwort für übermäßiges Erbrechen ist ............................................................ . |
| **3.39** | Gallenblasenkoliken können starkes Erbrechen auslösen. Das griechische Wort kolikė bedeutet Darmleiden. Der medizinische Fachbegriff **Kolik** benennt schmerzhafte Krämpfe nicht ausschließlich des Darms, sondern auch anderer Bauchorgane. Gallensteine können Reizungen der Gallenblasenschleimhaut verursachen. Besonders nachts können dann plötzlich heftige Schmerzen im rechten Oberbauch einsetzen. Die schmerzhafte Verkrampfung der |
| Gallenkolik | Gallenblase oder der Gallenwege heißt ............................................. . Bleibt ein Harnstein im engen Harnleiter stecken, so versucht der Körper durch besonders kräftiges Zusammenziehen der Harnleiterwand den Stein aus dem Harnleiter herauszupressen. |
| Harnleiterkolik | Der Arzt spricht von ............................................................................ . Schmerzhafte Krämpfe der |
| Darmkolik | Darmmuskeln heißen ............................................................................ . |
| **3.40** | Kann der Speisebrei an einer bestimmten Stelle des Darms nicht weitertransportiert werden, staut er sich davor an. Man nennt diesen Stau des Speisebreis Darmverschluss. Das Fachwort für Darmverschluss heißt **Ileus** (nicht zu verwechseln mit Ileum = Krummdarm!). Ein Darmverschluss kann als Folge von Verwachsungen des Bauchfells nach früheren Operationen auftreten. Es bilden sich dann Taschen und Nischen, in denen sich Darmschlingen verfangen können. Wird die Darmlichtung durch eine Geschwulst verlegt, staut sich Speisebrei vor der Engstelle an. Ein Ileus kann auch durch Lähmung der Darmmuskulatur |
| Ileus | verursacht werden. Das Fachwort für Darmverschluss heißt .................. . |
| **3.41** | **sub**- ist eine Vorsilbe (Präfix) für unter, unterhalb, unvollständig (lateinisch sub). Einer vollständigen Darmlähmung gehen häufig Bewegungsstörungen der Darmmuskeln voraus, der Darminhalt wird jedoch noch weiterbefördert. Ein unvollständiger Darmverschluss ist ein Subileus (sub/ileus). In Subileus (sub/ileus) |
| Ileus | lautet der Wortteil für Darmverschluss ............................................... , die Vorsilbe für |
| sub- | unvollständig, unter, unterhalb ............................................................ . |
| **3.42** | Ein Darmverschluss kann auch entstehen, wenn Darm durch Schwachstellen in der Bauchwand nach außen gepresst wird und nicht mehr zurückgleiten kann. **herni/o** in medizinischen Fachbegriffen bedeutet Eingeweidebruch = Hernie (lateinisch hernia). Eingeweidebrüche heilen nicht von selbst. Bei der chirurgischen Bruchbehandlung wird zunächst der Bruchring, durch den sich die Bauchorgane nach außen gezwängt haben, mit |

**3.42 ff**

dem Messer eingeschnitten (gespalten).
In Herniotomie (herni/o/tom/ie) verweist herni/o auf .............................. ,
tomie (tom/ie)
bedeutet ..................................................................................... .

Eingeweidebruch

Schnitt, Schneiden

**3.43**

Eingeweidebrüche ereignen sich besonders oft in der Leistengegend. Eine tastbare Schwellung in der Leiste ist verdächtig auf einen Leistenbruch. **inguin/o** benennt in medizinischen Fachbegriffen die Leiste/ Leistengegend (lateinisch inguen).
inguinal (inguin/al) betrifft die ................................................................ .
Inguinalhernie
(inguin/al/herni/e) ist der ......................................................................... .

Leiste, Leistengegend

Leistenbruch

**3.44**

Ist der Bruchring bei einer Hernienoperation gespalten, können die vorgefallenen Eingeweide in die Bauchhöhle zurückverlagert werden. Anschließend muss die Schwachstelle in der Bauchwand abgedichtet werden. **plast/o** bedeutet formen, bilden, wiederherstellen (griechisch plássein). Der Chirurg nennt eine Operation, bei der Organe wiederhergestellt oder aufgebaut werden, Plastik (plast/ik). Das zugehörige Eigenschaftswort (Adjektiv) heißt plastisch (plast/isch). In Hernioplastik (herni/o/plast/ik)
verweist herni/o auf ..................................................................................... ,
plast/o
auf ............................................................................................................ .

Eingeweidebruch

Formen, Wiederherstellen

**3.45**

1 Obere mediane Laparotomie
2 Mittlere mediane Laparotomie
3 Untere mediane Laparotomie
4 Transrektalschnitt
5 Pararektalschnitt
6 Rippenbogenrandschnitt
7 Wechselschnitt
8 Pfannenstiel-Schnitt
9 Leistenschnitt

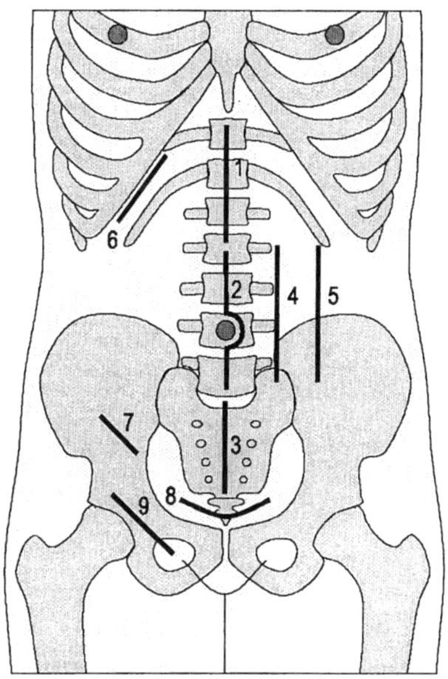


*Typische Operationsschnitte an der Bauchwand. Ziel dabei ist, die Funktion der Bauchwand möglichst wenig zu beeinträchtigen. Deshalb sind Muskeln und Nerven soweit nur möglich zu schonen.*

**3.46**

Bei Operationen an Bauchorganen musste früher in jedem Fall die Bauchhöhle durch einen Schnitt eröffnet werden. **lapar/o** bezieht sich auf die Bauchhöhle (griechisch lapára = Flanken).

| | |
|---|---|
| **3.46 ff** | Das operative Eröffnen |
| Laparotomie (lapar/o/tom/ie) | der Bauchhöhle heißt ......................................... . |
| Laparoskopie (lapar/o/skop/ie) | Bestimmte Operationen können heute bei Bauchhöhlenspiegelungen durchgeführt werden. Das Fachwort für Bauchhöhlenspiegelung lautet ......................................... . |
| Laparoskop (lapar/o/skop) | Ein Gerät, mit dessen Hilfe der Arzt die Bauchhöhle spiegeln (besichtigen) kann, heißt ......................................... . |

## Zusammenfassung und Wiederholung

| **Antworten** | **Fragen** |
|---|---|
| **3.47** | Geben Sie bitte die Bedeutung an von: |
| Zwölffingerdarm | duoden/o ......................................... , |
| Verbindung, Öffnung, Mündung | stom/o ......................................... , |
| Leerdarm | jejun/o ......................................... , |
| Krummdarm | ile/o ......................................... , |
| Ende, Grenze | termin/o ......................................... , |
| Blinddarm | caec/o, zäk/o ......................................... , |
| Wurmfortsatz | appendic/o, append/o ......................................... , |
| Grimmdarm bzw. Dickdarm | col/o, kol/o ......................................... , |
| Mastdarm | rect/o, rekt/o ......................................... , |
| betrachten, spiegeln | skop ......................................... , |
| Mastdarm, After, Steiß | proct/o, prokt/o ......................................... , |
| After | an/o ......................................... , |
| Gift, Giftstoff | tox/o, toxik/o ......................................... , |
| Fließen, Fluss | -rhoe, -rhö (-rrhoe, -rrhö) ......................................... , |
| hindurch, während | dia- ......................................... , |
| Erbrechen | emes/o ......................................... , |
| übermäßig, oberhalb, über hinaus | hyper- ......................................... , |
| schmerzhafte Verkrampfung | Kolik ......................................... , |
| Darmverschluss | Ileus ......................................... , |
| unter, unterhalb, unvollständig | sub- ......................................... , |
| Eingeweidebruch | herni/o ......................................... , |

**3.47 ff**

| | |
|---|---|
| Leiste, Leistengegend | inguin/o ........................................................................................ , |
| formen, bilden, wiederherstellen | plast/o ........................................................................................ , |
| Bauchhöhle | lapar/o ........................................................................................ . |

# 4 Leber und Gallenwege

**Antworten**

**Lerntext**

**4.1**

Cholezystopathie (chole/zyst/o/path/ie)

Cholezystitis (chol/e/zyst/itis)

**chol/e** oder **chol/o** bedeuten Galle (griechisch chólos), **zyst/o** oder **cyst/o** meinen die Blase (griechisch kýstis). **cholezyst/o** ist der Wortstamm/die Bindeform für Gallenblase.

Eine Erkrankung der Gallenblase heißt ........................................................................... .

Gallensteine können eine Entzündung der Gallenblase hervorrufen. In der medizinischen Fachsprache nennt man dies ........................................................................... .

**4.2**

1 Leber (Hepar)
2 Magen (Gaster)
3 Zwölffingerdarm (Duodenum)
4 Dickdarm (Intestinum crassum)
5 Rechter Lebergallengang (Ductus hepaticus dexter)
6 Linker Lebergallengang (Ductus hepaticus sinister)
7 Gemeinsamer Lebergallengang (Ductus hepaticus communis)
8 Gallenblasengang (Ductus cysticus)
9 Gallenblase (Vesica biliaris = Vesica fellea)
10 Hauptgallengang (Ductus biliaris = Ductus choledochus)
11 Große Zwölffingerdarmpapille (Papilla duodeni major)

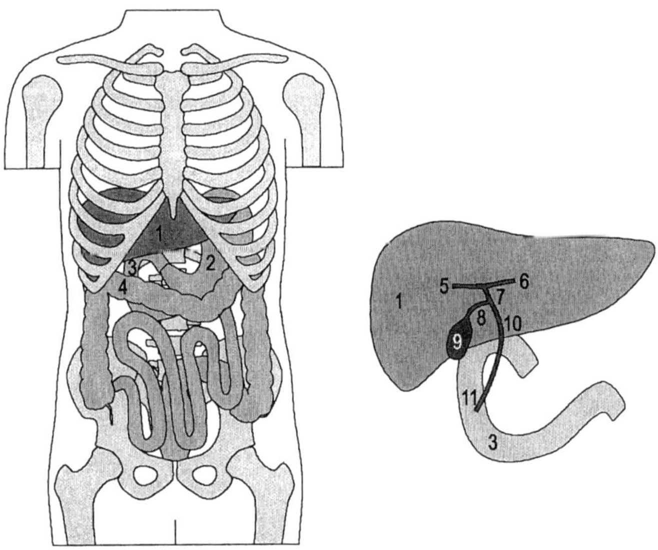


*Die Leber ist das zentrale Stoffwechselorgan des Körpers. Sie baut für die Funktionen des Körpers wichtige Stoffe auf, z.B. die Bluteiweiße, speichert Kohlenhydrate (Zucker) und Vitamine, entgiftet Stoffwechselschlacken und mit der Nahrung zugeführte Schadstoffe und sondert die für die Fettverdauung wichtige Galle ab. Die Leber liegt überwiegend rechts im Oberbauch, geschützt durch die Rippen. Die Galle wird von den Leberzellen in die Gallenkapillaren abgegeben, die zu immer größeren Gängen zusammenfließen, die schließlich als rechter und linker Lebergallengang aus der Leber austreten. Die beiden vereinigen sich zum gemeinsamen Lebergallengang, der sich in den Hauptgallengang fortsetzt. Dieser mündet an der großen Zwölffingerdarmpapille in den Zwölffingerdarm. Im Darm gerade nicht benötigte Galle wird über den Gallenblasengang der Gallenblase zugeführt, dort eingedickt und bei Bedarf wieder ausgeschüttet.*

**4.3**

**lith/o** ist der Wortstamm/die Bindeform für Stein (griechisch líthos). -iasis ist eine Endung und beschreibt einen krankhaften Zustand. Lithiasis (lith/iasis) bezeichnet einen krankhaften Zustand, bei dem Steine (Kon-

| | |
|---|---|
| **4.3 ff** | kremente) in einem Organ oder Gewebe auftreten. Gallensteine treten besonders häufig bei fettleibigen Frauen auf. Cholelithiasis (chol/e/lith/iasis) ist das Fachwort für Gallensteinleiden. |
| Galle | In Cholelithiasis verweist chol/e auf die ................................................ , |
| | lith |
| Stein | auf den .............................................................................................. , |
| | -iasis ist die Endung |
| krankhafter Zustand | mit der Bedeutung .......................................................................... . |

| | |
|---|---|
| **4.4** | Wird eine Cholezystitis durch eine Cholelithiasis verursacht, so besteht meist die Anzeige zur Operation. Die operative Eröffnung der Gallenblase |
| Cholezystotomie (chol/e/zyst/o/tom/ie) | heißt ..................................................................................................... , |
| | die |
| Cholezystektomie (chol/e/zyst/ek/tom/ie) | Gallenblasenentfernung ..................................................................... . |
| | Die Gallenblasenentfernung bei einer Bauchhöhlenspiegelung ist eine |
| laparoskopische Cholezystektomie | ............................................................................................................ . |

| | |
|---|---|
| **4.5** | Gallensteine bestimmter chemischer Zusammensetzung können mit Arzneimitteln aufgelöst werden. **lys/o** ist der Wortstamm/die Bindeform für auflösen, trennen (griechisch lýein). |
| Steinauflösung | Litholyse (lith/o/lys/e) ist das Fachwort für ........................................ . |
| | Die Auflösung von |
| Cholelitholyse (chol/e/lith/o/lys/e) | Gallensteinen heißt ............................................................................ . |

| | |
|---|---|
| **4.6** | Operation und Arzneimittel werden seit langem bei der Behandlung von Gallensteinen angewandt. Gallensteine können auch mit Stoß- oder Ultraschallwellen zertrümmert werden. Der Wortteil **-tripsie** bedeutet Zertrümmerung (griechisch tríbein = zerreiben). Lithotripsie (lith/o/trips/ie) meint |
| Steinzertrümmerung | die ......................................................................................................... . |
| | Die Zertrümmerung von |
| Cholelithotripsie (chol/e/lith/o/trips/ie) | Gallensteinen ist die ........................................................................... . |

| | |
|---|---|
| **4.7** | Bleiben Gallensteine in den abführenden Gallenwegen stecken, können sie den Abfluss der Galle in den Zwölffingerdarm behindern. Es entsteht ein Gallenstau. **Stase** bedeutet Stillstand (griechisch stásis), im weiteren Sinn auch Stauung. Die |
| Cholestase (chol/e/stase) | Gallenstauung heißt ........................................................................... . |
| | Cholestase (chol/e/stase) setzt sich |
| chol/e | zusammen aus der Bindeform für Galle ................................................ |
| | und dem |
| stase | Wortteil für Stauung ............................................................................ . |
| | Statt Cholestase liest man auch |
| Galle | Cholostase. chol/e oder chol/o bedeuten ............................................. . |

| | |
|---|---|
| **4.8** | In gestauten Gallenwegen entstehen leicht Entzündungen. Zunächst sind nur die großen ableitenden Gallenwege außerhalb der Leber betroffen, die Entzündung breitet sich jedoch im weiteren Verlauf auch auf kleinere Gallengänge in der Leber aus. **cholangi/o** bezieht sich auf Gallengang. Sie kennen bereits angi/o |
| Gefäß | als Wortstamm/Bindeform für ............................................................. . |

| | |
|---|---|
| **4.8 ff** | chol/angi/o bedeutet wörtlich Gallengefäß. Man spricht jedoch üblicherweise von Gallengang. Erkrankungen der Gallengänge werden zusammengefasst |
| Cholangiopathie (chol/angi/o/path/ie) | als ........................................ . |
| **4.9** | Cholangitis |
| Gallengangentzündung | (chol/ang/itis) ist die ........................................ . Fachbezeichnungen für Entzündungen setzen sich zusammen aus Wortstamm + Endung -itis. Aus cholangi und -itis entsteht Cholangiitis (chol/angi/itis). Statt Cholangiitis hat sich jedoch die vereinfachte Schreibweise Cholangitis eingebürgert. |
| Cholangitis (chol/ang/itis) | Die Entzündung von Gallengängen heißt ........................................ . |
| **4.10** | Zu den Erkrankungen der Gallenwege zählen auch die Gallenganggeschwülste. Der Arzt nennt eine solche Geschwulst Cholangiom. Cholangiom (chol/angi/om) setzt sich zusammen aus: Wortstamm |
| chol | für Galle ........................................ , Wortstamm |
| angi | für Gang ........................................ , Endung für |
| -om | Geschwulst ........................................ . |
| **4.11** | Bei der Erkennung von Erkrankungen der Gallenblase und der Gallenwege spielt die Ultraschalluntersuchung eine wichtige Rolle. **son/o** bedeutet Schall, Laut, Ton. **graph/o** meint schreiben (griechisch gráphein), im weiteren Sinne auch aufzeichnen, darstellen. Bei der Sonographie (son/o/graph/ie) werden Schallwellen aufgezeichnet. Die Sonographie ist ein Untersuchungsverfahren, bei dem Schallwellen dazu benutzt werden, das Körperinnere abzubilden. Sonographie (son/o/graph/ie) wird gebildet aus: |
| son/o | Bindeform für Schall ........................................ , Wortstamm für schreiben, |
| graph | aufzeichnen, darstellen ........................................ , |
| -ie | Hauptwortendung ........................................ . |
| **4.12** | Die Sonographie verdrängt zunehmend die Röntgenuntersuchung der Gallenblase und Gallenwege. Cholangiographie (chol/angi/o/graph/ie) ist die Darstellung der Gallengänge |
| Gallengang | im Röntgenbild. cholangi/o bedeutet ........................................ , Der Wortteil |
| schreiben, aufzeichnen, darstellen | -graphie........................................ . |
| Cholezystographie (chol/e/zyst/o/graph/ie) | Die Gallenblasendarstellung heißt ........................................ . |
| Cholezystocholangiographie (chol/e/zyst/o/ chol/ angi/o/graph/ie) | Werden bei einer Röntgenuntersuchung Gallenblase und Gallenwege dargestellt, so nennt der Arzt dies ........................................ . |
| Cholangioskopie (chol/angi/o/skop/ie) | Die Spiegelung der Gallenwege ist eine ........................................ . |
| **4.13** | **choledoch/o** bezieht sich auf den Hauptgallengang (Ductus choledochus), der die Galle dem Zwölffingerdarm zuleitet. Choledochoskopie (chol/e/ |

| | |
|---|---|
| **4.13 ff** | doch/o/skop/ie) |
| Spiegelung des Hauptgallengangs | ist die ......................................................... . |
| Choledochoskop (choledoch/o/skop) | Bei der Spiegelung des Hauptgallengangs wird ein Spiegelinstrument in den Hauptgallengang eingeführt. Dieses Instrument heißt ......................................................... . |
| Choledocholithiasis (choledoch/o/lith/iasis) | Es dient auch für kleinere Eingriffe an den Gallenwegen, z.B. für das Entfernen von Steinen aus dem Hauptgallengang. Einen Steinbefall des Hauptgallengangs nennt man ......................................................... . |
| **4.14** | Wird der Abfluss der Galle über den Hauptgallengang in den Zwölffingerdarm durch einen Stein verschlossen, so staut sich Galle zurück. Das |
| Cholestase (chol/e/stase) oder Cholostase (chol/o/stase) | Fachwort für Gallenstau lautet ......................................................... . |
| Gallenstau | Bei einem Gallenstau können Gallenfarbstoffe nicht mehr ausgeschieden werden. Sie reichern sich im Körper an und färben ihn gelb. **Ikterus** (griechisch íkteros) ist die Gelbsucht. Liest man in einem medizinischen Fachwort ikter/o, so denke man an Gelbsucht. Wird eine Gelbsucht durch einen Gallenstau verursacht, spricht man von cholestatischem Ikterus. cholestatisch (chole/stat/isch) ist ein Eigenschaftswort (Adjektiv) und betrifft den ......................................................... , |
| Gelbsucht | Ikterus ist die ......................................................... . |
| **4.15** | Gallenfarbstoffe entstehen beim Abbau des Blutfarbstoffs. Wird sehr viel Blut abgebaut, fallen mehr Gallenfarbstoffe an. Die Leber kann dann unter Umständen nicht genügend Gallenfarbstoff ausscheiden. Es kommt zum Ikterus. Der Wortstamm/ |
| häm/o | die Bindeform für Blut lautet ......................................................... . |
| auflösen | lys/o bedeutet ......................................................... . |
| Auflösung (Zerstörung) von Blut | Hämolyse (häm/o/lys/e) ist die ......................................................... . |
| hämolytischer Ikterus | hämolytisch (häm/o/lyt/isch) ist ein Eigenschaftswort (Adjektiv) und bedeutet „die Hämolyse betreffend“, „mit Hämolyse einhergehend“, „durch Hämolyse bedingt“. Eine Gelbsucht, die durch Hämolyse bedingt ist, heißt ......................................................... . |
| **4.16** | **hepat/o** steht in medizinischen Fachbegriffen für Leber (griechisch hépar, hépatos). Eine Leberentzündung geht oft mit Gelbsucht einher. Ein hepatischer Ikterus wird hervorgerufen |
| Leber | durch eine Störung der Funktion der ......................................................... . |
| hepat | hepatisch (hepat/isch) setzt sich zusammen aus dem Wortstamm für Leber ......................................................... |
| -isch | und der Adjektivendung ......................................................... . |
| Hepatitis (hepat/itis) | Das Fachwort für Leberentzündung heißt ......................................................... . |
| **4.17** | Bestimmte Formen der Leberentzündung können durch Übertragung virusverseuchten Blutes hervorgerufen werden. Nennen Sie bitte Fachwörter für: |
| Hepatitis (hepat/itis) | a) Leberentzündung ......................................................... , |

| | |
|---|---|
| **4.17 ff** | |
| Hepatopathie (hepat/o/path/ie) | b) Lebererkrankung ............................................................ , |
| Hepatose (hepat/ose) | c) krankhafter Zustand der Leber ............................................................ . |
| **4.18** | Eine Leberentzündung kann durch leberwirksame Gifte ausgelöst werden. Der Wortstamm/ |
| tox/o | die Bindeform für Gift ist ............................................................ , |
| toxische Hepatitis | eine giftbedingte Leberentzündung nennt man ............................................................ . |
| alkoholische Hepatitis | Alkohol kann schwere Leberschäden verursachen. Eine alkoholbedingte Leberentzündung heißt ............................................................ . |
| **4.19** | Als Folge regelmäßigen Alkoholkonsums kann Fett in Leberzellen eingelagert werden. Die Leber vergrößert sich. **megal/o** bedeutet groß oder vergrößert (griechisch mégas, megále). Hepatomegalie (hepat/o/megal/ie) ist die Lebervergrößerung. Hepatomegalie (hepat/o/megal/ie) setzt sich zusammen aus: |
| hepat/o | Bindeform für Leber ............................................................ , |
| megal | Wortstamm für groß, vergrößert ............................................................ , |
| -ie | Hauptwortendung ............................................................ . |
| Hepatomegalie (hepat/o/megal/ie) | Eine vergrößerte Leber kann bei einer Tastuntersuchung des Bauches festgestellt werden. Das Fachwort für Lebervergrößerung lautet ............................................................ . |
| **4.20** Hepatalgie (hepat/alg/ie), Hepatodynie (hepat/odyn/ie) | Schmerzen im rechten Oberbauch können auf eine Lebererkrankung hinweisen. Zwei Fachwörter für Leberschmerz heißen ............................................................ . |
| **4.21** | Als Folge von Entzündungen oder Vergiftungen gehen Leberzellen zugrunde. Sie werden durch Bindegewebe ersetzt, bis schließlich bei der Leberzirrhose gelblich-weißes Narbengewebe überwiegt. Liest man **zirrh/o**, so denke man an gelb (griechisch kirrhós) und narbige Schrumpfung. Die Endung |
| Zustand, krankhafter Zustand | -ose bedeutet ............................................................ . |
| Leberzirrhose | Leberzirrhose meint eigentlich einen krankhaften Zustand, bei dem die Leber ein gelbliches Aussehen annimmt. In medizinischen Fachbegriffen beschreibt Zirrhose den bindegewebigen Umbau von Organen. Wird funktionstüchtiges Lebergewebe zunehmend durch Bindegewebe ersetzt, nennt der Arzt dies ............................................................ . Bei der Entstehung einer Leberzirrhose spielt Alkoholmissbrauch eine wichtige Rolle. |
| **4.22** | Im Anfangsstadium der Leberzirrhose kann die Leber vergrößert sein. Im weiteren Verlauf der Erkrankung schrumpft das Narbengewebe, und die Leber wird kleiner. Bilden Sie Fachbegriffe für: |
| Hepatomegalie hepat/o/megal/ie | a) Lebervergrößerung ............................................................ , |

| | |
|---|---|
| **4.22 ff** | b) bindegewebiger |
| Leberzirrhose | Umbau der Leber ............................................................ . |
| **4.23** | Die Leber kann sich auch durch eine Geschwulst |
| Hepatom (hepat/om) | vergrößern. Eine Leberzellgeschwulst heißt .......................................... . Geschwülste in der Leber können aus entarteten Leberzellen bestehen. Häufig handelt es sich jedoch um Tochtergeschwülste (Metastasen), beispielsweise von Geschwülsten des Magens oder des Darms. |
| **4.24** | Von den Lebergeschwülsten müssen flüssigkeitsgefüllte Blasen unterschieden werden, die sich z.B. bei Befall der Leber mit bestimmten Parasiten bilden können. Finnen des Hundebandwurms können in der Leber zu kindskopfgroßen Blasen heranwachsen. Der Wortstamm/ die Bindeform |
| zyst/o | für Blase lautet ............................................................ . Eine Leberzyste |
| Blase in der Leber | ist eine ............................................................ . Bei der Zystenleber wird die gesamte Leber von Zysten durchsetzt. |
| **4.25** | Zysten in der Leber können vollständig entfernt oder nur eröffnet werden. Bei Geschwülsten werden unter Umständen größere Teile der Leber entfernt. Das Fachwort für |
| Hepatektomie (hepat/ek/tom/ie) | Leberentfernung ist ............................................................ . **hemi**- ist eine Vorsilbe für „halb“, „halbseitig“, „die Hälfte von“ (griechisch hémysis). Die Entfernung |
| Hemihepatektomie (hemi/hepat/ek/tom/ie) | einer Leberhälfte heißt ............................................................ . Die Leber verfügt über eine hohe Kraft zur Erneuerung (Regeneration). Nach einer Hemihepatektomie wächst der verbleibende Leberteil innerhalb einiger Monate zur ursprünglichen Größe der Leber heran. Hemihepatektomie (hemi/hepat/ek/tom/ie) |
| Vorsilbe für „halb“, „halbseitig“, „die Hälfte von“ | setzt sich zusammen aus: hemi ............................................................ , |
| Wortstamm für Leber | hepat ............................................................ , ektomie |
| Wortteil für Entfernung | (ek/tom/ie) ............................................................ . Bei jeder Leberoperation muss Lebergewebe durchgetrennt werden. Der Chirurg |
| Hepatotomie (hepat/o/tom/ie) | spricht von ............................................................ . |
| **4.26** | Galle wird in der Leber gebildet. Feinste Gallenkanälchen vereinigen sich zu immer größeren Kanälen, bis endlich aus jeder Leberhälfte ein Lebergang (Ductus hepaticus) austritt. Der rechte und der linke Lebergang vereinigen sich zum gemeinsamen Lebergang. **hepatik/o** bezieht sich meist auf den gemeinsamen Lebergang oder dessen Zuflüsse, den rechten bzw. linken Lebergang. Die Eröffnung |
| Hepatikotomie (hepatik/o/tom/ie) | des gemeinsamen Lebergangs heißt ............................................................ . In Hepatikolithotomie |
| Stein | (hepatik/o/lith/o/tom/ie) meint lith/o den ............................................................ . |
| Hepatikolithotomie (hepatik/o/lith/o/tom/ie) | Die Eröffnung des Lebergangs zur Steinentfernung ist eine ............................................................ . |
| **4.27** | Der gemeinsame Lebergang vereinigt sich mit dem Gallenblasengang, der zur Gallenblase führt, zum Hauptgallengang. Sie kennen bereits den |

| | |
|---|---|
| **4.27 ff** | Wortstamm/die Bindeform für Hauptgallengang ................ . |
| choledoch/o | Der Hauptgallengang mündet meist gemeinsam mit dem Bauchspeichelgang in den Zwölffingerdarm. Der Wortstamm/die Bindeform für Zwölffingerdarm lautet ................ . |
| duoden/o | Bei Krebs der Bauchspeicheldrüse werden häufig ausgedehnte Operationen im Bauchraum nötig, bei denen der Hauptgallengang, die Gallenblase und der Gallenblasengang entfernt werden. Anschließend wird der gemeinsame Lebergang mit dem Darm verbunden, um einen Abfluss der Galle zu gewährleisten. Eine Verbindung von Lebergang und Zwölffingerdarm heißt ................ . |
| Hepatikoduodenostomie (hepatik/o/duoden/o/stom/ie) | Eine der Galleableitung dienende Verbindung zwischen Darm und Lebergang ist eine ................ . |
| Hepatikoenterostomie (hepatik/o/enter/o/stom/ie) | |
| **4.28** | In medizinischen Fachbegriffen unterscheide man: |
| Wortstamm/Bindeform für Leber | hepat/o = ................ , |
| Wortstamm/Bindeform für Lebergang | hepatik/o = ................ . |

## Zusammenfassung und Wiederholung

| **Antworten** | **Fragen** |
|---|---|
| **4.29** | Geben Sie bitte die Bedeutung an von: |
| Galle | chol/e, chol/o ................ . |
| Blase | zyst/o, cyst/o ................ . |
| Gallenblase | cholezyst/o ................ . |
| Stein | lith/o ................ . |
| krankhafter Zustand | -iasis ................ . |
| Auflösen | lys/o ................ . |
| Zertrümmerung | -tripsie ................ . |
| Stillstand, Stauung | stase ................ . |
| Gallengang | cholangi/o ................ . |
| Schall, Laut, Ton | son/o ................ . |
| schreiben, aufzeichnen, darstellen | graph/o ................ . |
| Hauptgallengang | choledoch/o ................ . |
| Gelbsucht | ikter/o ................ . |

**4.29 ff**

| | |
|---|---|
| Leber | hepat/o ........................................................................ |
| groß, vergrößert | megal/o ........................................................................ |
| gelb, bindegewebig umgebaut | zirrh/o ........................................................................ |
| halb, halbseitig, die Hälfte von | hemi- ........................................................................ |
| Lebergang | hepatik/o ........................................................................ |

# 5 Bauchspeicheldrüse und Milz

| Antworten | Lerntext |
|---|---|
| **5.1** | Das Pankreas ist die Bauchspeicheldrüse (griechisch pánkreas, pankréatos). Pro Tag bildet diese Drüse etwa einen Liter Bauchspeichel, der über den Bauchspeichelgang in den Zwölffingerdarm gelangt. **pankreat/o** bedeutet Bauchspeicheldrüse. Die |
| Pankreatitis | Entzündung der Bauchspeicheldrüse heißt ............................................. . |

**5.2**

1-3 Bauchspeicheldrüse (Pancreas)
1 Kopf der Bauchspeicheldrüse (Caput pancreatis)
2 Körper der Bauchspeicheldrüse (Corpus pancreatis)
3 Schwanz der Bauchspeicheldrüse (Cauda pancreatis)
4 Bauchspeichelgang (Ductus pancreaticus)
5 Nebenbauchspeichelgang (Ductus pancreaticus accessorius)
6 Zwölffingerdarm (Duodenum)

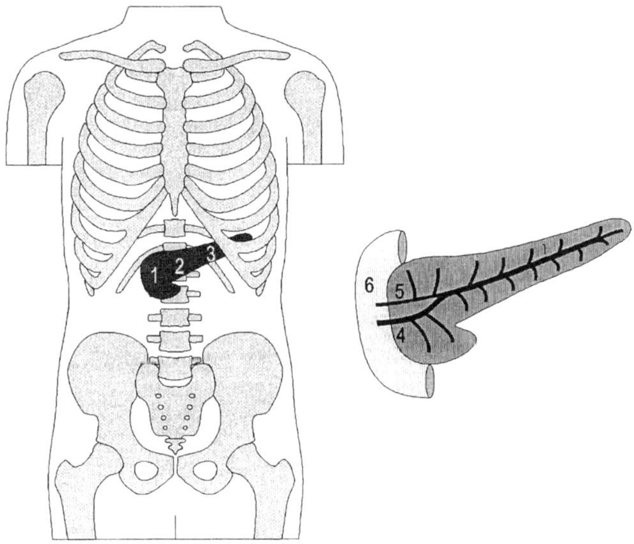


*Die Bauchspeicheldrüse liegt vor der Wirbelsäule an der Hinterwand des Bauchraums. Der Kopf der Bauchspeicheldrüse schmiegt sich eng an den Zwölffingerdarm an. Der Bauchspeichelgang mündet meist gemeinsam mit dem Hauptgallengang an der großen Zwölffingerdarmpapille aus.*

| Antworten | Lerntext |
|---|---|
| **5.3** | In medizinischen Fachbegriffen über den Bauchspeichelgang (Ductus pancreaticus) steht **pankreatik/o**. Man unterscheide daher: Wortstamm/Bindeform |
| pankreat/o | für Bauchspeicheldrüse ............................................................................ , Wortstamm/Bindeform |
| pankreatik/o | für Bauchspeichelgang ............................................................................ . |
| **5.4** | Die Bauchspeicheldrüse besteht aus zwei Teilen. Der Hauptteil der Drüse sondert den Bauchspeichel ab. Sie kennen bereits den Wortstamm/die Bindeform für |
| krin/o | ausscheiden, absondern ............................................................................ . **exo-** ist eine Vorsilbe für außen, heraus (griechisch éxo). Eine exokrine Drüse sondert ihr Sekret nach außen, das heißt, an eine innere oder äußere Oberfläche des Körpers, ab. exokrin (exo/krin) setzt |
| exo- | sich zusammen aus der Vorsilbe für außen, draußen ................................ und dem Wortstamm |
| krin | für ausscheiden, absondern ........................................................................ . |

| | |
|---|---|
| **5.5** | Es gibt auch Drüsen, die ihr Sekret (ein Hormon) nicht an eine Körperoberfläche, sondern in das Körperinnere (das Blut) abgeben. Sie benötigen daher keinen |
| innen, innerhalb | Ausführungsgang. endo- meint ........................................ . |
| | Drüsen, die Stoffe direkt in das |
| endokrine Drüsen | Blut ausscheiden, nennt man ........................................ . |
| | Endokrine Drüsen heißen auch Hormondrüsen. In das den Bauchspeichel bildende Drüsengewebe der Bauchspeicheldrüse sind kleine Zellinseln eingeschlossen. Diese Inseln geben u.a. das Hormon Insulin direkt in Blutgefäße ab, |
| endokrine Drüsen | sie sind also ........................................ . |
| **5.6** | Verdauungsbeschwerden, Abgeschlagenheit sowie Schmerzen im Mittelbauch lenken den Verdacht auf eine Erkrankung der Bauchspeicheldrüse, |
| Pankreatopathie (pankreat/o/path/ie) | eine ........................................ . |
| Schmerz der Bauchspeicheldrüse | Pankreatalgie (pankreat/alg/ie) ist der ........................................ . |
| **5.7** | Alkoholmissbrauch kann langwierige Entzündungen der Bauchspeicheldrüse verursachen. Die |
| chronische Pankreatitis | Diagnose lautet dann ........................................ . |
| | Eine akute Bauchspeicheldrüsenentzündung ist ein schweres Krankheitsbild. Die Patienten leiden unter heftigen Schmerzen. Erbrechen, und Fieber. Der |
| akuter Pankreatitis | Arzt spricht von ........................................ . |
| **5.8** | Bei der chronischen Pankreatitis sind die Krankheitszeichen weniger ausgeprägt. Zur Sicherung der Diagnose müssen dann unter Umständen aufwendige Röntgenverfahren eingesetzt werden. Die Röntgendarstellung des Bauchspeichelgangs |
| Pankreatikographie (pankreatik/o/graph/ie) | und seiner Äste heißt ........................................ . |
| endoskopischer Pankreatikographie (endo/skop/ischer pankreatik/o/graph/ie) | Die Röntgendarstellung des Bauchspeichelgangs erfolgt während einer Spiegeluntersuchung. Man spricht von ........................................ . |
| **5.9** | Da Bauchspeichelgang und Hauptgallengang meist gemeinsam in den Zwölffingerdarm münden, können beide gemeinsam röntgenologisch erfasst werden. Eine Darstellung der Gallenwege und des Bauchspeichelgangs bei einer Spiegeluntersuchung ist eine |
| endoskopische Cholangiopankreatikographie (endo/skop/ische chol/angi/o/pankreatik/o/graph/ie) | ........................................ . |
| **5.10** | **retro-** bedeutet rückwärts, zurück, nach hinten (lateinisch retro). Galle und Bauchspeichel werden über Gallenwege und Bauchspeichelgang in den Darm abgegeben. Bei der Darstellung der Gallenwege und des Bauchspeichelgangs wählt man den umgekehrten Weg und führt einen dünnen Katheter rückwärts vom Zwölffingerdarm aus ein. retrograd (retro/grad) meint „rückläufig“, „von hinten her“, „entgegen der natürlichen Flussrichtung“. Die rückläufige Gallen- und Bauchspeichelgangdarstellung bei einer Spiegeluntersuchung heißt |
| endoskopische retrograde Cholangiopankreatikographie (endo/skop/ische retro/grade chol/angi/o/pankreatik/o/graph/ie) | ........................................ . |

**5.10**
rückläufige Gallen- und Bauchspeichelgangdarstellung bei einer Spiegeluntersuchung

Statt endoskopische retrograde Cholangiopankreatikographie wird in der Klinik meist die Abkürzung ERCP benutzt. ERCP meint die

.............................................................................................................

............................................................................................................. .

**5.11**

Bauchspeichel enthält eiweißspaltende Enzyme, die bei Entzündungen die Bauchspeicheldrüse selbst auflösen können. **nekr/o** bedeutet tot, gestorben (griechisch nekrós = Leichnam). Das Fachwort für Gewebetod, Gewebeuntergang heißt Nekrose (nekr/ose).

(krankhafter) Zustand

Die Endung -ose meint ............................................................................ .

Nekrose (nekr/ose)

Ein krankhafter Zustand, der mit Absterben von Gewebe einhergeht, heißt ............................................ .

Bauchspeicheldrüse

Die Pankreasnekrose (pankreas/nekr/ose) ist ein Gewebeuntergang in der ...................................................

**5.12**

Als Folge eines Gewebeuntergangs bilden sich in der Bauchspeicheldrüse Hohlräume, die bei der Ultraschalluntersuchung wie Blasen aussehen.

zyst/o

Der Wortstamm/die Bindeform für Blase lautet .................................................. .

Die Vorsilbe **pseudo-** bedeutet falsch, irrig, täuschend (griechisch pseúdein = lügen, täuschen).

falsche Zyste

Eine Pseudozyste ist eine ........................................................................ .

Eine Blase (Zyste) ist ein Hohlraum mit einer festen Wand. Bei der Bauchspeicheldrüsenentzündung bilden sich durch Gewebeuntergang Hohlräume ohne feste Wand.

Pseudozysten

Diese falschen Blasen heißen .................................................................. .

**5.13**

Pseudozysten können sich infizieren und mit Eiter füllen. **Abszess** ist das Fachwort für Eiteransammlung (lateinisch abscessus). Eine begrenzte Ansammlung von Eiter in

Pankreasabszess

der Bauchspeicheldrüse nennt man ....................................................... .

**5.14**
Pankreaszirrhose (pankreas/zirrh/ose)

Nach langwierigen Entzündungen kommt es zu einem bindegewebigen Umbau der Bauchspeicheldrüse, zu einer ........................................................................ .

Statt Pankreaszirrhose liest man häufig Pankreasfibrose. **fibr/o** bedeutet Faser (lateinisch fibra). Bei der Pankreasfibrose wird funktionstüchtiges Drüsengewebe durch faserreiches Bindegewebe ersetzt. Verdauungsstörungen und Zuckerkrankheit können Folgen eines bindegewebigen Umbaus der Bauchspeicheldrüse

Pankreasfibrose (pankreas/fibr/ose)

sein, einer ............................................................................................ .

**5.15**
Pankreaskarzinom (pankreas/karzin/om)

Etwa ein Viertel der Patienten mit chronischer Pankreatitis erkrankt später an Krebs der Bauchspeicheldrüse, an einem ............................................................................ .

Gelbsucht und Gewichtsabnahme können den Verdacht auf ein Pankreaskarzinom lenken.

**5.16**

Beim Pankreaskarzinom werden je nach Sitz der Geschwulst Teile der Bauchspeicheldrüse entfernt. Anschließend werden Pankreasrest und

**5.16 ff**

Pankreatoenterostomie (pankreat/o/enter/o/stom/ie) Pankreatektomie (pankreat/ek/tom/ie) Duodenopankreatektomie (duoden/o/pankreat/ek/tom/ie)

Darm neu verbunden. Der Chirurg nennt diese Verbindung ............ . Die vollständige Entfernung der Bauchspeicheldrüse ist eine ............ . Bei fortgeschrittenem Tumorleiden müssen Bauchspeicheldrüse und Zwölffingerdarm unter Umständen vollständig entfernt werden. Diese Operation heißt ............ .

**5.17**

unter, unterhalb, unvollständig
unvollständige Entfernung der Bauchspeicheldrüse

Nach der vollständigen Entfernung der Bauchspeicheldrüse wird im Körper kein Insulin mehr produziert. Die Patienten sind zuckerkrank und auf regelmäßige Insulingaben angewiesen. Bei der subtotalen Pankreatektomie wird daher etwas Pankreasgewebe belassen, um der Zuckerkrankheit vorzubeugen.
sub- ist die Vorsilbe für ............ .
Eine subtotale Pankreatektomie ist eine

............ .

**5.18**

Milzentfernung

Bei fortgeschrittenen Pankreastumoren wird neben Bauchspeicheldrüse und Zwölffingerdarm unter Umständen auch die Milz (Splen oder Lien) entfernt. **splen/o** bedeutet Milz.
Splenektomie (splen/ek/tom/ie) ist die ............ .

**5.19**

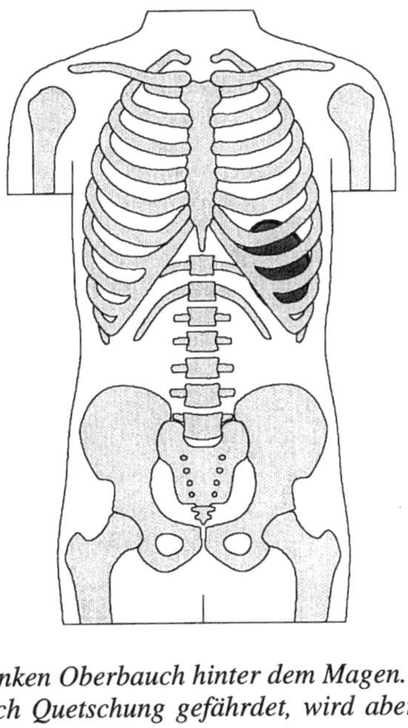

*Die Milz liegt im linken Oberbauch hinter dem Magen. Sie ist wegen ihrer zarten Kapsel durch Quetschung gefährdet, wird aber durch den Brustkorb geschützt.*

**5.20**

hyper-

Die Milz baut alte oder schadhafte rote Blutzellen ab. Bei einer Überaktivität der Milz kommt es zur Blutarmut, weil zu viele Blutzellen abgefangen werden. Eine Überaktivität der Milz nennt man Hypersplenismus (hyper/splen/ismus). Der Wortteil, der die übermäßige Aktivität der Milz ausdrückt, heißt ............ .

| | |
|---|---|
| **5.20 ff** | Man unterscheide |
| über, übermäßig | die Vorsilben: hyper- ......................................................, |
| unter, unterhalb, unvollständig | hypo- ...................................................... . |
| | Bei Hypersplenismus kann das Wohlbefinden des Patienten unter Umständen nur durch eine Entfernung der Milz wiederhergestellt werden. |
| Splenektomie (splen/ek/tom/ie) | Diese Operation heißt ...................................................... . |

| | |
|---|---|
| **5.21** | Die Milz ist ein wichtiges Abwehrorgan. Nach Milzentfernung sind besonders Kinder von Blutvergiftung = Sepsis (seps/is) bedroht. **seps/o** meint die Blutvergiftung (griechisch sépsis = Fäulnis). Überschwemmen Krankheitserreger aus einem Krankheitsherd |
| Sepsis (seps/is) | den Blutkreislauf, nennt der Arzt dies ...................................................... . |
| | Eine akute Sepsis geht mit wechselnd hohem Fieber und Schüttelfrost einher. Eine subakute Sepsis verläuft hingegen weniger dramatisch. Die Vorsilbe mit der Bedeutung |
| sub- | unterhalb, weniger, heißt ...................................................... . |

| | |
|---|---|
| **5.22** | Neben seps/o werden in medizinischen Fachbegriffen auch **sept/o** und **septik/o** verwandt. Der Arzt spricht von septischen Temperaturen, wenn hohes Fieber durch eine Blutvergiftung hervorgerufen wird. septisch (sept/isch) setzt sich zusammen |
| sept | aus dem Wortstamm für Blutvergiftung ...................................................... |
| | und der |
| -isch | Adjektivendung ...................................................... . |
| | Eine septische Operation ist ein Eingriff, bei dem das Operationsgebiet mit Krankheitserregern verunreinigt ist. septisch (sept/isch) |
| durch Krankheitserreger verunreinigt | meint hier ...................................................... . |

| | |
|---|---|
| **5.23** | a- ist wie an- eine Vorsilbe, die ausdrückt, dass etwas fehlt. septisch bedeutet „von Krankheitserregern verunreinigt". aseptisch (a/sept/isch) |
| frei von Krankheitserregern, keimfrei | heißt dann ...................................................... . |
| | Asepsis (a/seps/is) |
| Keimfreiheit | ist das Fachwort für ...................................................... . |
| | Bei Operationen ist es wichtig, dass möglichst wenig Krankheitserreger in die Operationswunde gelangen. Hände- und Gerätedesinfektion sollen keimfreies Arbeiten |
| Asepsis (a/seps/is) | ermöglichen. Keimfreiheit ist die ...................................................... . |

| | |
|---|---|
| **5.24** | Patienten mit schweren, konsumierenden Krankheiten sind stärker durch eine Blutvergiftung gefährdet als andere Menschen. Krebskranke, die mit zellteilungshemmenden Arzneimitteln behandelt werden, erleiden ebenfalls häufiger eine Sepsis. Sie kennen bereits |
| zyt/o | den Wortstamm/die Bindeform für Zelle ...................................................... . |
| | Stase |
| Stillstand, Stauung | bedeutet ...................................................... . |
| | Bei der Zytostase (zyt/o/stas/e) |
| Stillstand | kommt die Zellteilung zum ...................................................... . |

**5.25**

Zytostatika sind die Zellteilung hemmende Medikamente. Krebszellen teilen sich besonders schnell. Sie sind daher von einer zytostatischen Behandlung in besonderem Maße betroffen. Leider hemmen die Zytostatika nicht nur die Zellteilung entarteter, sondern auch gesunder Zellen im Körper. Auch die körpereigenen Abwehrzellen werden durch eine zytostatische Behandlung beeinträchtigt. Die Patienten sind dann stärker gefährdet durch

Sepsis (seps/is)

eine Blutvergiftung oder ........................................................................ .

**5.26**

Bei Infektions- und Blutkrankheiten kann die Milz stark anschwellen. Die Milz vergrößert sich auch bei Pfortaderhochdruck. Die Milzvene führt das Blut aus der Milz der Pfortader zu, die es zur Leber weiterleitet. Beim Pfortaderhochdruck staut sich Blut in der Pfortader. Aus der Milz kann dann kein Blut abfließen. Es kommt

Splenomegalie (splen/o/megal/ie)

zu einer Vergrößerung der Milz, einer ................................................... .

**5.27**

1 Herz (Cor)
2 Leber (Hepar)
3 Milz (Splen = Lien)
4 Magen (Gaster)
5 Dünndarm (Intestinum tenue)
6 Dickdarm (Intestinum crassum)
7 Milzvene (Vena splenica)
8 Untere Gekrösevene (Vena mesenterica inferior)
9 Obere Gekrösevene (Vena mesenterica superior)
10 Pfortader (Vena portae hepatis)
11 Lebervenen (Venae hepaticae)
12 Untere Hohlvene (Vena cava inferior)

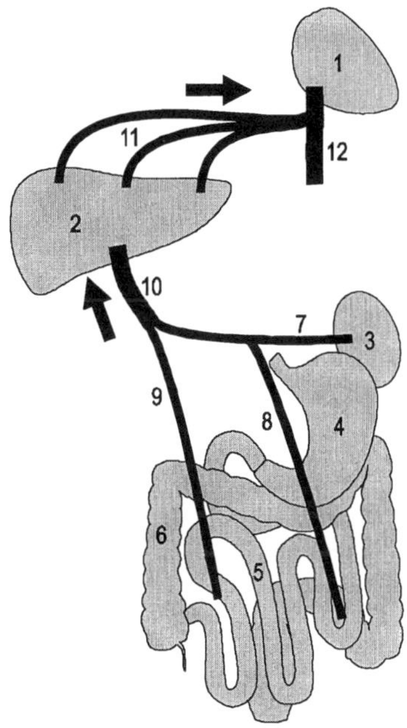


*Das Blut aus Magen, Darm und Milz fließt nicht wie das Blut aus den anderen Organen direkt zum Herzen zurück, sondern gelangt über die Pfortader zur Leber. Dort wird es von den Zellen überprüft:*
*a) Im Darm aufgenommene verdaute Nahrungsbestandteile werden für die Verwertung im Körper umgebaut oder gespeichert.*
*b) Mit der Nahrung aufgenommene Schadstoffe werden soweit möglich entgiftet.*
*c) Das aus der Milz kommende Bilirubin (ein Abbauprodukt des roten Blutfarbstoffs) wird in die Galle ausgeschieden.*
*Erst nach der „Reinigung" in der Leber strömt das Blut über die Lebervenen zum Herzen weiter.*

## Zusammenfassung und Wiederholung

| **Antworten** | **Fragen** |
|---|---|
| **5.28** | Geben Sie bitte die Bedeutung an von: |
| Bauchspeicheldrüse | pankreat/o ..........................................., |
| Bauchspeichelgang | pankreatik/o ..........................................., |
| außen, heraus | exo- ..........................................., |
| rückwärts, zurück, nach hinten | retro- ..........................................., |
| tot, gestorben | nekr/o ..........................................., |
| falsch, irrig, täuschend | pseudo- ..........................................., |
| Eiteransammlung | Abszess ..........................................., |
| Faser | fibr/o ..........................................., |
| Milz | splen/o ..........................................., |
| Blutvergiftung | seps/o, septik/o, sept/o ..........................................., |
| verneinende Vorsilbe | a- ........................................... . |

# 6 Herz

**Antworten**

**6.1**

Herz

Herzentzündung

innen, innerhalb

Herz

**6.2**

1-3 Herz (Cor)
1 Linke Herzkammer (Ventriculus sinister)
2 Rechte Herzkammer (Ventriculus dexter)
3 Kammerscheidewand (Septum interventriculare)
4 Herzbeutel (Pericardium)
5 Rechte Lunge (Pulmo dexter)
6 Linke Lunge (Pulmo sinister)
7 Untere Hohlvene (Vena cava inferior)
8 Speiseröhre (Oesophagus)
9 Hauptschlagader (Aorta)

**Lerntext**

kard ist der
Wortstamm für ............................................................ .
Karditis
(kard/itis) ist die ............................................................ .
Die Herzwand besteht aus drei Schichten. Die Innenauskleidung des Herzens heißt Endokard (endo/kard). Endokard
setzt sich zusammen aus der Vorsilbe endo- für ..........................................
und dem
Wortstamm kard für ............................................................ .

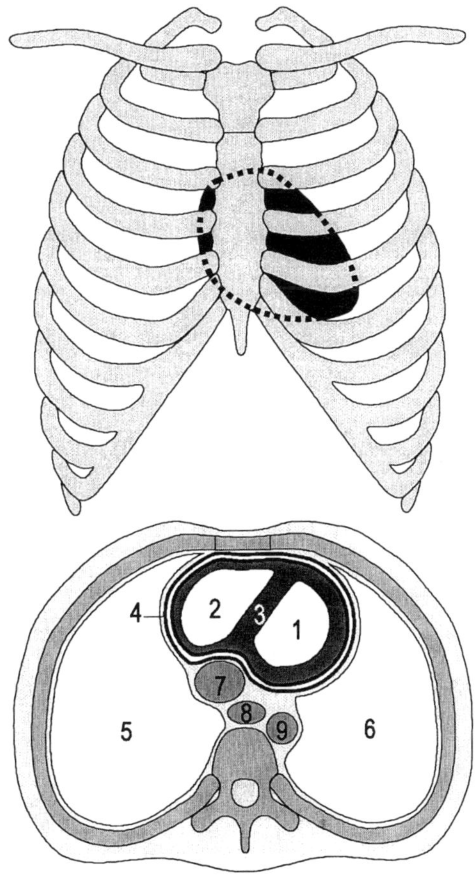


*Oben: Lage des Herzens im Brustkorb: Es liegt schräg und der überwiegende Teil links.*
*Unten: Querschnitt durch den Brustkorb auf Höhe der Herzkammern, von unten gesehen. Das Herz steckt im Herzbeutel wie in einem Sack. Die Herzbeutelhöhle zwischen Herzbeutel und Herz ermöglicht die ungehinderte Bewegung der Vorhöfe und Kammern beim Pumpen des Blutes.*

| | |
|---|---|
| **6.3** | Der Hauptteil der Herzwand besteht aus |
| Myokard (my/o/kard) | Muskelgewebe. Der Herzmuskel heißt ............................................... . |
| | Dem Herzmuskel liegt außen die Herzaußenhaut an. **epi-** ist eine Vorsilbe für auf, darauf, oberhalb (griechisch epí). |
| Epikard (epi/kard) | Der Fachbegriff für die Herzaußenhaut ist ............................................ . |
| **6.4** | Der Herzbeutel umgibt wie ein Sack das Herz. **peri-** ist eine Vorsilbe für „um herum“, „ringsum“ (griechisch |
| Perikard (peri/kard) | perí). Der Herzbeutel heißt ............................................................... . |
| **6.5** | Bilden Sie Fachbegriffe für: |
| Endokarditis | a) Entzündung |
| (endo/kard/itis) | der Herzinnenhaut ................................................................... , |
| Myokarditis | b) Entzündung |
| (my/o/kard/itis) | des Herzmuskels ..................................................................... , |
| | c) Entzündung |
| Epikarditis (epi/kard/itis) | der Herzaußenhaut ................................................................... , |
| | d) Entzündung |
| Perikarditis (peri/kard/itis) | des Herzbeutels ...................................................................... . |
| **6.6** | Entzündungen können auf einzelne Schichten der Herzwand beschränkt bleiben oder das gesamte Herz betreffen. **pan-** bedeutet gesamt, ganz, alles (griechisch pás, pán). Eine Herzentzündung, die alle Herzwandschichten in Mitleidenschaft |
| Pankarditis (pan/kard/itis) | zieht, heißt ................................................................................ . |
| **6.7** | Das menschliche Herz enthält vier Hohlräume: den rechten und den linken Vorhof (Atrium) und die rechte und die linke Herzkammer (Ventriculus). Das Herz ist die Pumpe, die den Blutkreislauf in Gang hält. Das Blut fließt von der rechten Herzkammer durch die Lunge zum linken Vorhof („kleiner Kreislauf“) und weiter von der linken Herzkammer durch den übrigen Körper zum rechten Vorhof („großer Kreislauf“). An den Ausgängen der vier Herzräume befinden sich Türen, die sich öffnen und schließen: die Herzklappen. Die Herzklappen sind Falten der Herzinnenhaut. Sie bestehen aus zwei bis drei Segeln oder Taschen. Bei einer Endokarditis (endo/kard/itis) können diese Segel bzw. Taschen miteinander verkleben. Dann verengt sich die Klappe. **sten/o** bedeutet eng, schmal (griechisch stenós). Bei einer |
| verengt | Herzklappenstenose ist die Herzklappe ................................................ . |
| | Stenose (sten/ose) setzt sich zusammen |
| eng, schmal | aus dem Wortstamm sten für ................................................................ |
| | und der |
| (krankhaften) Zustand | Endung -ose für ........................................................................... . |
| **6.8** | Die Aorta ist die Körperhauptschlagader. **aort/o** ist der Wortstamm/die Bindeform für Hauptschlagader (griechisch aorté). Die Aortenklappe verhindert, dass Blut aus der Hauptschlagader in die linke Herzkammer zurückfließt. Eine Verengung |
| Aortenklappenstenose | der Aortenklappe heißt ................................................................... . |
| **6.9** | Sie kennen bereits den Wortstamm/ |
| pulmon/o | die Bindeform für Lunge ................................................................. . |

**6.9 ff**
Lunge

pulmonal (pulmon/al)
bezieht sich auf die ............................................................................................ .
Das Fachwort für Lungenschlagader ist Pulmonalarterie. Eine Klappe in der Lungenschlagader verhindert einen Rückstrom von Blut in die rechte Herzkammer. Die Verengung

Pulmonalklappenstenose
der Pulmonalklappe heißt ........................................................................................ .

**6.10**

1 Rechte Herzkammer (Ventriculus dexter)
2 Linker Vorhof (Atrium sinistrum)
3 Linke Herzkammer (Ventriculus sinister)
4 Rechter Vorhof (Atrium dextrum)
5 Hauptschlagader (Aorta)
6 Stamm der Lungenschlagadern (Truncus pulmonalis)
7 Lungenvenen (Venae pulmonales)
8 Obere und untere Hohlvene (Vena cava superior und inferior)
9 Trikuspidalklappe (Valva atrioventricularis dextra = Valva tricuspidalis)
10 Pulmonalklappe (Valva trunci pulmonalis)
11 Mitralklappe (Valva atrioventricularis sinistra = Valva mitralis)
12 Aortenklappe (Valva aortae)

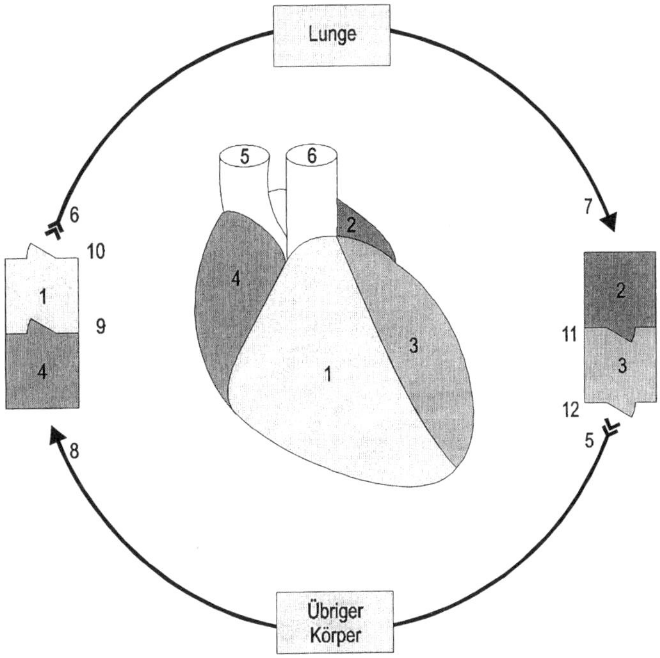


*Das menschliche Herz von vorn gesehen in der Stellung wie im Brustkorb. Im Umkreis Schema des Blutkreislaufs. Das Herz hält als Pumpe den Blutkreislauf in Gang: Die rechte Herzkammer pumpt das Blut durch die Lungenschlagadern zur Lunge. Dort wird aus der Atemluft Sauerstoff aufgenommen und dafür Kohlendioxid ($CO_2$) abgegeben. Über die Lungenvenen gelangt das Blut zurück zum Herzen. Aus dem linken Vorhof fließt es durch die Mitralklappe in die linke Herzkammer und wird von dieser über die Hauptschlagader = Aorta im ganzen Körper verteilt. Über die beiden Hohlvenen strömt es über den rechten Vorhof und die Trikuspidalklappe zur rechten Herzkammer zurück, und ein neuer Zyklus beginnt. Die Teilstrecke von der rechten Herzkammer durch die Lunge zum linken Vorhof nennt man Lungenkreislauf oder „kleiner“ Kreislauf, die Strecke von der linken Herzkammer durch den übrigen Körper zum rechten Vorhof Körperkreislauf oder „großer“ Kreislauf. Der Weg durch Lunge und übrigen Körper dauert etwa eine Minute. Ein Arzneimittel, das man in eine Vene (intravenös) einspritzt, ist innerhalb einer Minute im gesamten Körper verteilt.*

**6.11**

Die Herzklappe zwischen linkem Vorhof und linker Herzkammer heißt Mitralklappe, die zwischen rechtem Vorhof und rechter Herzkammer Trikuspidalklappe. Da die Wortteile **mitr/al** und **trikuspid/al** sich immer nur auf die Herzklappen beziehen, wird bei zusammengesetzten Begriffen

**6.11 ff**
rechtem Vorhof und rechter Herzkammer

Mitralstenose

meist –klappen- weggelassen. Demnach ist die Trikuspidalstenose die Verengung der
Herzklappe zwischen ........................................................................ .
Die Verengung der Herzklappe zwischen
linkem Vorhof und linker Herzkammer heißt........................................... .

**6.12**

A Aortenklappe (Valva aortae)
M Mitralklappe (Valva atrioventricularis sinistra = Valva mitralis)
P Pulmonalklappe (Valva trunci pulmonalis)
T Trikuspidalklappe (Valva atrioventricularis dextra = Valva tricuspidalis)

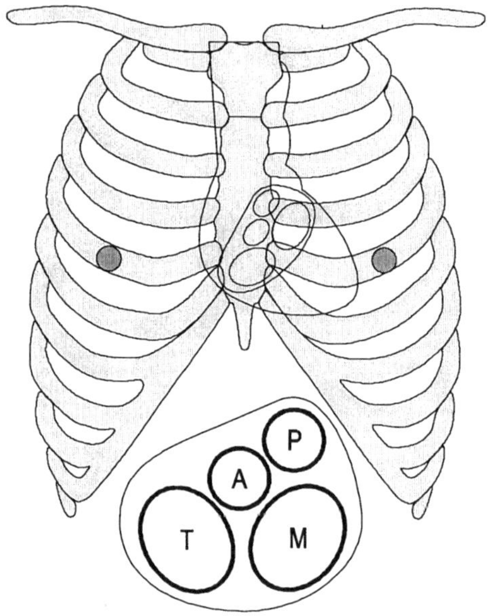


*Die vier großen Herzklappen liegen etwa in einer, im Körper schräg stehenden Ebene („Ventilebene") an der Grenze zwischen Vorhöfen und Herzkammern. Beim Öffnen und Schließen der Herzklappen entstehen Geräusche („Herztöne"). Besondere Geräusche kann man bei verengten oder undichten Klappen abhören (Auskultation des Herzens).*

**6.13**

Herzklappeninsuffizienz

Aortenklappeninsuffizienz → Trikuspidalinsuffizienz → Pulmonalklappeninsuffizienz → Mitralinsuffizienz

Die Herzklappen regeln den Blutstrom im Herzen. Bei schweren Entzündungen können Löcher in den Herzklappen entstehen, so dass diese nicht mehr dicht schließen. Undichte Herzklappen können ihre Funktion nicht mehr erfüllen. **Insuffizienz** benennt die ungenügende Funktion eines Organs (lateinisch sufficere = hinreichen, genügen). Versagen die Herzklappen, spricht
der Arzt von ........................................................................................ .
Benennen sie bitte die vier Krankheitsbilder, die bei der Undichtigkeit der einzelnen Herzklappen entstehen. Beginnen Sie dabei bei der linken Herzkammer und folgen Sie dem Blutstrom durch den Kreislauf:

.......................................................................................................... .

.......................................................................................................... .

**6.14**

Endokard

Eine bestimmte Gruppe von Herzerkrankungen führt zu einer faserigen Verdickung der Herzinnenhaut. Endokardfibrose (endo/kard/fibr/ose) setzt sich zusammen aus:
Fachwort für Herzinnenhaut ................................................................ ,

| | |
|---|---|
| **6.14 ff** | Wortstamm |
| fibr | für Faser ........................................ , |
| | Endung für |
| -ose | krankhaften Zustand ........................................ . |
| **6.15** | Eine krankhafte Bindegewebsvermehrung |
| Myokardfibrose | im Herzmuskel heißt ........................................ . |
| (my/o/kard/fibr/ose) | Eine Myokardfibrose (myo/kard/fibr/ose) kann als Folge einer Herzmuskelentzündung auftreten. Die |
| Myokarditis (my/o/kard/itis) | Entzündung des Herzmuskels ist eine ........................................ . |
| **6.16** | Ein **Infarkt** ist ein umschriebener Gewebeuntergang, der durch einen plötzlichen Durchblutungsstop verursacht wird (lateinisch infarcire = hineinstopfen). Bei einem Myokardinfarkt ist ein bestimmter Bezirk des Herzmuskels von der Durchblutung abgeschnitten. Das betroffene Herzmuskelgewebe geht dann zugrunde, weil es nicht mehr mit Sauerstoff und Nährstoffen versorgt wird. Sie kennen |
| Nekrose (nekr/ose) | bereits das Fachwort für Gewebeuntergang ........................................ . |
| Myokardnekrose | Ein Gewebeuntergang |
| (my/o/kard/nekr/ose) | im Herzmuskel heißt ........................................ . |
| Myokardinfarkt | Die Myokardnekrose wegen einer |
| (my/o/kard/infarkt) | Durchblutungsstörung nennt man ........................................ . |
| | Das abgestorbene Herzmuskelgewebe wird durch faseriges Bindegewebe |
| Myokardfibrose | ersetzt, |
| (my/o/kard/fibr/ose) | es kommt zur ........................................ . |
| **6.17** | **arteri/o** steht in medizinischen Begriffen für Schlagader (lateinisch arteria). Der Herzmuskel wird durch die Herzkranzschlagadern mit Blut versorgt. Sie führen ihren Namen wegen ihres Verlaufs in der Herzkranzfurche. Das lateinische Wort corona bedeutet Kranz, Krone. **Koronar**- verweist in medizinischen Fachbegriffen auf die Herzkranzschlagadern = |
| Herzkranzschlagadern | Koronararterien. Die Koronarchirurgie |
| | beschäftigt sich mit Operationen an den ........................................ . |
| | Vor operativen Eingriffen müssen die Herzkranzschlagadern röntgenologisch dargestellt werden. Eine Koronarographie (koronar/o/graph/ie) oder |
| Darstellung der Herzkranzschlagadern | Koronarangiographie (koronar/angi/o/graph/ie) ist eine |
| | ........................................ . |
| **6.18** | Bei der Koronarangiographie können Engstellen der Herzkranzgefäße |
| Koronarstenose | dargestellt werden. Eine Verengung |
| (koronar/sten/ose) | der Herzkranzgefäße heißt ........................................ . |
| | Die häufigste Ursache einer Koronarstenose ist die Schlagaderverkalkung (Arteriosklerose). Das griechische Wort sklerós bedeutet trocken, spröde, hart. **skler/o** steht für hart. Sklerose (skler/ose) ist die Verhärtung. Bei der Arteriosklerose kommt es durch Kalkeinlagerung zu einer Verhärtung der Schlagaderwände. Arteriosklerose |
| Schlagaderverhärtung | (arteri/o/skler/ose) meint wörtlich ........................................ . |
| **6.19** | Statt Schlagaderverhärtung spricht man gewöhnlich von Schlagaderverkalkung. Der Fachbegriff für Schlagaderverkalkung setzt sich zusammen aus: |
| arteri/o | Bindeform für Schlagader ........................................ , |

**6.19 ff**

skler — Wortstamm für Verhärtung, Verkalkung .................................................. ,
ose — Endung für (krankhafter) Zustand .................................................. .

**6.20**

1 Aufsteigende Aorta (Aorta ascendens)
2 Aortenbogen (Arcus aortae)
3 Gemeinsame Halsschlagader (Arteria carotis communis)
4 Schlüsselbeinschlagader (Arteria subclavia)
5 Achselschlagader (Arteria axillaris)
6 Armschlagader (Arteria brachialis)
7 Brustaorta (Aorta thoracica)
8 Bauchaorta (Aorta abdominalis)
9 Gemeinsame Beckenschlagader (Arteria iliaca communis)
10 Innere Beckenschlagader (Arteria iliaca interna)
11 Äußere Beckenschlagader (Arteria iliaca externa)
12 Oberschenkelschlagader (Arteria femoralis)

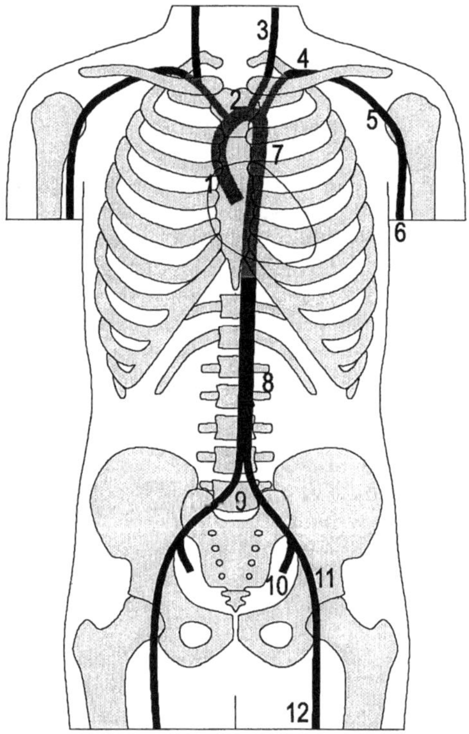


*Die großen Schlagadern = Arterien des Körperkreislaufs des Menschen entspringen alle aus der Hauptschlagader = Aorta.*

**6.21**

Koronarsklerose (koronar/skler/ose) — Eine Verkalkung der Herzkranzschlagadern heißt .................................................. .

Eine Koronarsklerose führt zu einer allmählichen Einengung der Gefäßlichtung. Dann kann immer weniger Blut die Engstelle passieren. Die Patienten klagen bei der „koronaren Herzkrankheit“ über Schmerzen und ein typisches Beengungsgefühl in der Brust. Sie kennen bereits den Wortstamm/

beengen, einengen — die Bindeform angin/o für .................................................. .

Enge, Beengtheitsgefühl — Angina (angin/a) meint .................................................. .

pectus ist das lateinische Wort für Brust. Angina pectoris beschreibt die „Brustenge“, ein Beengungsgefühl in der Brust.

**6.22**

Eine Verkalkung der Herzkranzschlagadern führt zu Engstellen in diesen Gefäßen. Durchblutungsstörungen sind die Folge. Sie können sich in heftigen Schmerzen und Beengtheitsgefühl in der Brust äußern. Bilden Sie Fachbegriffe für:

**6.22 ff**

Koronarsklerose
Koronarstenose
(koronar/sten/ose)
Angina pectoris

a) Verkalkung der Herzkranzschlagadern ............................ ,
b) Engstelle in einer Herzkranzschlagader ............................ ,
c) Beengungsgefühl in der Brust ............................ .

**6.23**

Koronarinsuffizienz
Mykardinfarkt

Eine unzureichende Funktion der Herzkranzgefäße heißt ............................ .
Eine Koronarinsuffizienz führt zu einer Mangeldurchblutung des Herzmuskels.
Dann droht der ............................ .

**6.24**

Koronarspasmus
(koronar/spasm/us)

Durchblutungsstörungen können auch durch Krämpfe der Herzkranzarterien ausgelöst werden. **spasm/o** bedeutet Krampf, Verkrampfung (griechisch spasmós). Ein Krampf der Herzkranzschlagadern ist ein ............................ .

**6.25**

Reinfarkt (re/infarkt)

Verengungen oder Krämpfe der Herzkranzschlagadern können einen Herzinfarkt auslösen. **prae**- (prä-) ist eine Vorsilbe für „vor" (lateinisch prae). Die Präinfarktangina (prä/infarkt/angin/a) benennt heftige Schmerzen und ein bedrohliches Beengungsgefühl, die vor einem Myokardinfarkt häufig auch in körperlicher Ruhe auftreten. Nach einem Herzinfarkt ist der Patient von weiteren Infarkten bedroht, da meist das gesamte Herzkranzgefäßsystem erkrankt ist. **re**- ist eine Vorsilbe für „wieder", „erneut", „zurück" (lateinisch re).
Ein erneuter Herzinfarkt ist ein ............................ .

**6.26**

-gramm
Elektrokardiographie
(elektr/o/kardi/o/graph/ie)
Elektrokardiograph
(elektr/o/kardi/o/graph)

Drohende sowie stattgefundene Infarkte lassen sich in der Herzstromkurve erfassen. Das Elektrokardiogramm (elektr/o/kardi/o/gramm) ist eine Aufzeichnung der elektrischen Herzströme.
Der Wortteil für Aufzeichnung ist ............................ .
Die Untersuchung, bei der ein Elektrokardiogramm (EKG) erstellt wird, heißt
............................ .
Ein Gerät zur Aufzeichnung des Elektrokardiogramms nennt man ............................ .

**6.27**

langsame Herzschlagfolge
Tachykardie
(tachy/kard/ie)

Im Elektrokardiogramm (EKG) lassen sich auch Störungen der Herzschlagfolge feststellen. **brady**- bedeutet langsam (griechisch bradýs), **tachy**- ist das Gegenteil von brady- und bedeutet schnell (griechisch tachýs). Bradykardie (brady/kard/ie) meint ............................ .
Die schnelle oder beschleunigte Herzschlagfolge heißt ............................ .

**6.28**

a-

**rhythm/o** bedeutet Takt, Rhythmus (griechisch rhythmós). Bei der Arrhythmie (Arhythmie) gerät die sonst regelmäßige Herzschlagfolge aus dem Takt. Die Vorsilbe, die das Fehlen eines regelmäßigen Rhythmus ausdrückt, heißt ............................ .
Folgt auf das a- ein rh, so wird das r gewöhnlich verdoppelt, also Arrhythmie statt Arhythmie.

**6.29**
Tachykardie
(tachy/kard/ie)
Bradykardie
(brady/kard/ie)
Arrhythmie
(a[r]/rhythm/ie)

Die Herzschlagfolge kann folgende Veränderungen aufweisen:
a) beschleunigte
Herzschlagfolge ........................................................................... ,
b) verlangsamte
Herzschlagfolge ........................................................................... ,
c) unregelmäßige
Herzschlagfolge ........................................................................... .

**6.30**
beschleunigte, unregelmäßige Herzschlagfolge
Bradyarrhythmie
(brady/a[r]/rhythm/ie)

Tachyarrhythmie (tachy/a[r]/rhythm/ie) benennt eine

........................................................................................................ .
Eine verlangsamte, unregelmäßige Herzschlagfolge heißt ........................................................ .

**6.31**

1 Obere Hohlvene (Vena cava superior)
2 Arm-Kopf-Vene (Vena brachiocephalica)
3 Innere Drosselvene (Vena jugularis interna)
4 Schlüsselbeinvene (Vena subclavia)
5 Achselvene (Vena axillaris)
6 Armvene (Vena brachialis)
7 Untere Hohlvene (Vena cava inferior)
8 Gemeinsame Beckenvene (Vena iliaca communis)
9 Innere Beckenvene (Vena iliaca interna)
10 Äußere Beckenvene (Vena iliaca externa)
11 Oberschenkelvene (Vena femoralis)

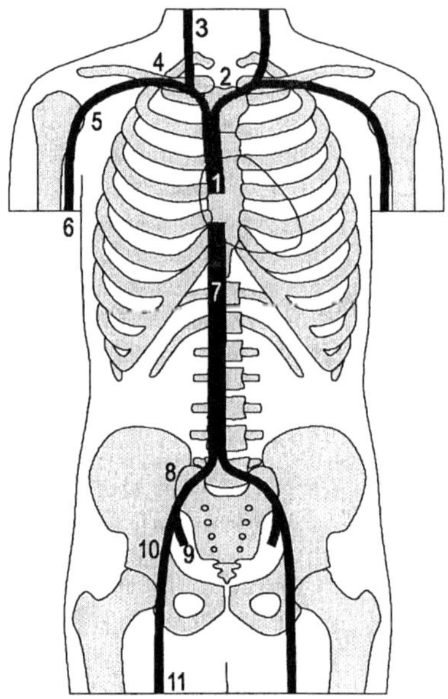


*Die großen Venen des Körperkreislaufs. Die Venen der oberen Körperhälfte münden über die obere Hohlvene, die der unteren Körperhälfte über die untere Hohlvene in den rechten Vorhof.*

**6.32**

Bestimmte Herzrhythmusstörungen treten nur bei körperlicher Belastung auf. Ein Elektrokardiogramm, das bei körperlicher Belastung erstellt wird, kann dann Aufschluss geben. **erg/o** meint Leistung, Arbeit (griechisch érgon). Der Wortteil **-metrie** bedeutet Messung (griechisch métron = Maß). Ergometrie (erg/o/metr/ie)

Leistung, Arbeit

ist die Messung der körperlichen ........................................................ .
**-meter** bezeichnet ein Gerät, mit dessen Hilfe Messungen durchgeführt werden. Ein Gerät zum Messen

Ergometer (erg/o/meter)

der körperlichen Leistung heißt ........................................................ .
Bei der Ergoelektrokardiographie (erg/o/elektr/o/kardi/o/graph/ie) wird die elektrische Herzstromkurve bei körperlicher Arbeit aufgezeichnet.

| | |
|---|---|
| **6.32 ff** | Bestimmte Herzrhythmusstörungen lassen sich nur unter körperlicher Belastung im EKG aufzeigen. |
| Ergoelektrokardiogramm | Ein Belastungs-EKG heißt auch ......................................... . |
| **6.33** | Herzrhythmusstörungen werden zunächst mit Arzneimitteln behandelt. Ist mit dieser Behandlungsform keine Milderung der Beschwerden zu erzielen, kann ein Herzschrittmacher eingepflanzt werden, der elektrische Impulse über Elektroden direkt an das Herz abgibt. kardial (kardi/al) |
| Eigenschaftswort (Adjektiv) | ist ein ......................................... und |
| Herz | meint das ......................................... . |
| | Herzschrittmacherelektroden können innerhalb oder außerhalb des Herzens verankert werden. **intra-** bedeutet im Lateinischen innerhalb, **extra-** außerhalb. Intrakardial |
| innerhalb des Herzens | (intra/kardi/al) meint ......................................... . |
| extrakardial (extra/kardi/al) | Außerhalb des Herzens heißt ......................................... . |
| | Eine Herzschrittmacherelektrode, die innerhalb des Herzens liegt, |
| intrakardiale Elektrode | heißt ......................................... . |
| außerhalb des Herzens | Extrakardiale Schrittmacherelektroden liegen ......................................... . |
| **6.34** | Jeder Herzschlag besteht aus zwei Abschnitten: Bei der Anspannung der Herzkammern = **Systole** (von griechisch systolé = das Zusammenziehen) wird das Blut in die großen Arterien gespritzt. Bei der folgenden Erschlaffung = **Diastole** (von griechisch diástole = das Auseinanderweichen) füllen sich die Herzkammern erneut mit Blut aus den großen Venen. Die zu Systole und Diastole gehörenden |
| systolisch und diastolisch | Eigenschaftswörter (Adjektive) lauten ......................................... . |
| | Wären die Arterien starre Rohre, würde das Blut in ihnen nur während der Systole fließen und in der Diastole stillstehen. Die Wand der herznahen Arterien enthält jedoch elastische Lamellen, die während der Systole gedehnt werden und sich während der Diastole wieder zusammenziehen. Dadurch kommt ein kontinuierlicher Blutstrom zustande. Trotzdem ist der Blutdruck während der Systole höher als während der Diastole. Der Blutdruck wird traditionell (wegen der früher verwendeten Quecksilbermanometer) in Millimeterquecksilbersäule (Abkürzung mmHg) angegeben. Der in der Armarterie gemessene Blutdruck beträgt normalerweise etwa 120/80 mmHg, |
| systolische | das heißt, der ......................................... Blutdruck liegt bei |
| diastolische | etwa 120 mmHg, der ......................................... Blutdruck bei etwa 80 mmHg. |
| **6.35** | Sammelt sich Flüssigkeit in einem Gewebe an, spricht der Arzt von **Ödem** (griechisch oídema = Geschwulst). Ödeme können vielfältige Ursachen haben. Kardiale Ödeme |
| Herzens | entstehen infolge einer Schwäche des ......................................... . |

## Zusammenfassung und Wiederholung

| **Antworten** | **Fragen** |
|---|---|
| **6.36** | Geben Sie bitte die Bedeutung an von: |
| auf, darauf, oberhalb | epi- ........................................ , |
| um herum, ringsum | peri- ........................................ , |
| gesamt, ganz, alles | pan- ........................................ , |
| eng, schmal | sten/o ........................................ , |
| Hauptschlagader | aort/o ........................................ , |
| ungenügende Funktion | Insuffizienz ........................................ , |
| Gewebeuntergang infolge einer Durchblutungsstörung | Infarkt ........................................ , |
| Schlagader | arteri/o ........................................ , |
| Herzkranzschlagader | koronar ........................................ , |
| hart | skler/o ........................................ , |
| Krampf, Verkrampfung | spasm/o ........................................ , |
| vor | prae- (prä-)........................................ , |
| wieder, erneut, zurück | re- ........................................ , |
| langsam | brady- ........................................ , |
| schnell, beschleunigt | tachy- ........................................ , |
| Takt, Rhythmus | rhythm/o ........................................ , |
| Leistung, Arbeit | erg/o ........................................ , |
| Messung | -metrie ........................................ , |
| Gerät zur Messung | -meter ........................................ , |
| innerhalb | intra- ........................................ , |
| außerhalb | extra- ........................................ , |
| Anspannung | Systole ........................................ , |
| Erschlaffung | Diastole ........................................ , |
| Flüssigkeitsansammlung im Gewebe | Ödem ........................................ . |

# 7 Lunge

| Antworten | Lerntext |
|---|---|
| **7.1** | Die Lunge heißt lateinisch pulmo und griechisch pneúmon. Die davon abgeleiteten Wortstämme/ |
| pulmon/o und pneumon/o | Bindeformen sind ……………………………………………… . |
| **7.2** | Ein Lungenödem ist eine |
| Flüssigkeitsansammlung in der Lunge | ……………………………………………………………… . |
| | Ein Lungenödem führt häufig zu schweren Störungen der Atmung. **dys-** ist eine Vorsilbe für gestört, übel-, miss- (griechisch dys-). Der Wortteil **pnoe** meint Atmung (griechisch pnoé |
| gestörte Atmung | = Atem). Dyspnoe (dys/pnoe) bedeutet……………………………… . |
| **7.3** | |
| 1-3 Rechte Lunge (Pulmo dexter)<br>1 Oberlappen (Lobus superior)<br>2 Mittellappen (Lobus medius pulmonis dextri)<br>3 Unterlappen (Lobus inferior)<br>4 + 5 Linke Lunge (Pulmo sinister)<br>4 Oberlappen (Lobus superior)<br>5 Unterlappen (Lobus inferior) | 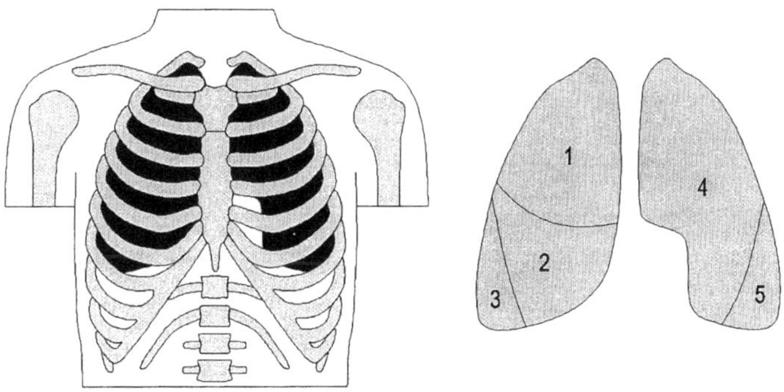 |
| | *In der Lunge wird Sauerstoff aus der Atemluft aufgenommen und Kohlendioxid ($CO_2$) an sie abgegeben. Die Lunge liegt in der Brusthöhle. Sie ist in 2 Lungenflügel und diese wieder in Lungenlappen gegliedert. Statt von rechtem und linkem Lungenflügel spricht man in der Medizin von der rechten und der linken Lunge. Die Atemluft strömt über die Luftröhre und deren Verzweigungen (die Bronchen) in die Lungen ein und aus.* |
| **7.4** | In Bradypnoe (brady/pnoe) |
| pnoe | lautet der Wortteil für Atmung ……………………………………… , brady- |
| langsam, verlangsamt | bedeutet ……………………………………………………… . |
| | Die verlangsamte Atemfolge |
| Bradypnoe (brady/pnoe) | im Schlaf nennt man auch ………………………………………… . |
| | Bei körperlicher Anstrengung steigt der Sauerstoffbedarf des Körpers. Der Körper reagiert darauf mit |
| Tachypnoe (tachy/pnoe) | einer beschleunigten Atmung oder …………………………………… . |
| | Das Fehlen der Atmung |
| Apnoe (a/pnoe) | (der Atemstillstand) heißt ……………………………………………… . |
| **7.5** | **ortho-** bedeutet aufgerichtet, gerade (griechisch orthós). Schwere Störungen der Atmung gehen mit starker Atemnot einher. Die Patienten sitzen aufgerichtet im Bett und stützen ihre Arme auf, um besser durchatmen zu können. Eine schwere Atmungsstörung, die nur in aufrechter Körperhaltung für den Patienten erträglich ist, nennt man Orthopnoe (ortho/pnoe). |

| | |
|---|---|
| **7.5 ff** | Orthopnoe setzt sich zusammen |
| ortho- | aus der Vorsilbe für aufgerichtet, gerade ........................................ |
| | und dem Wortteil |
| -pnoe | für Atmung ........................................................................ . |
| **7.6** | **spir/o** bedeutet atmen, hauchen, blasen (lateinisch spirare). Eine Messung der Atemmengen, z.B. bei |
| Spirometrie (spir/o/metr/ie) | tiefster Ein- und Ausatmung, heißt ........................................ . |
| | Erkrankungen der Atemwege können bei einer Spirometrie erfasst und in ihrem Verlauf beurteilt werden. Ein Gerät, das Atemmengen bei ruhiger oder vertiefter |
| Spirometer (spir/o/meter) | Atmung misst, ist ein ........................................................ . |
| **7.7** | Die Atmung (Respiration) gliedert sich in zwei gegenläufige Bewegungen: Bei der Einatmung wird Luft in die Lunge hineingesaugt. Die Vorsilbe **in**- steht für in, hinein. Das Fachwort für Einatmung lautet Inspiration. Bei der Ausatmung wird die Luft aus der Lunge herausgepumpt. **ex**- meint aus, heraus. |
| Exspiration | Das Fachwort für Ausatmung heißt ........................................ . |
| | Inspiratorisch und exspiratorisch sind Eigenschaftswörter (Adjektive) |
| auf die Einatmung bzw. | mit der |
| Ausatmung bezogen | Bedeutung ........................................................................ . |
| **7.8** | **bronch/o** oder **bronchi/o** verweisen in medizinischen Fachbegriffen auf die Bronchen, die Äste der Luftröhre (griechisch brónchos). Eine Verkrampfung der Bronchen führt zu heftiger Atemnot. Bronchospasmus |
| Verkrampfung der Bronchen | (bronch/o/spasm/us) ist eine........................................................ . |
| Eigenschaftswort | bronchial |
| (Adjektiv) | (bronchi/al) ist ein ........................................................ |
| | und |
| Bronchen | betrifft die ........................................................................ . |
| **7.9** | **asthm/o** bedeutet Atemnot (griechisch ásthma). Asthma (asthm/a) ist eine Krankheit, die gekennzeichnet |
| Atemnot | ist durch anfallsweise auftretende ........................................ . |
| | Patienten mit Bronchialasthma (Bronchi/al/asthm/a) leiden unter Krämpfen der Bronchialmuskulatur und Schwellungen der Bronchialschleimhaut. Der Sitz der Erkrankung in den |
| Bronchial- (bronchi/al) | Bronchen wird ausgedrückt durch den Wortteil .............................. . |
| | Im akuten Asthmaanfall sitzen die Kranken aufrecht im Bett, um die Atmung zu erleichtern. |
| Orthopnoe (orth/o/pnoe) | Der Arzt spricht dann von ........................................................ . |
| **7.10** | Im Mittelpunkt der Behandlung des Asthmaanfalls steht das Lösen der Bronchialkrämpfe. Bronchospasmolyse (bronch/o/spasm/o/lys/e) setzt sich zusammen aus den |
| bronch/o | Bindeformen für Bronchus ........................................................ |
| | und für |
| spasm/o | Krampf ........................................................................ |
| | sowie dem Wortstamm |
| lys | für lösen, auflösen ........................................................ |

| | |
|---|---|
| **7.10 ff** | und der |
| -e | Hauptwortendung ........................................ . |
| | Bronchospasmolytika (bronch/o/spasm/o/lytika) sind Arzneimittel, die |
| Krämpfe der Bronchialmuskulatur lösen | ........................................ . |
| **7.11** | Asthma ist die häufigste chronische Erkrankung der Atemwege bei Kindern. Bei Erwachsenen ist die |
| Bronchitis (bronch/itis) | Entzündung der Bronchen führend, die ........................................ . Jeder zweite Raucher im Alter über 40 leidet an einer chronischen Bronchitis. Husten und Auswurf sind die wichtigsten Krankheitszeichen. Eine Bronchitis kann auf kleinere, knorpellose Zweige der Bronchen übergreifen. Sie heißen Bronchiolen. **bronchiol/o** ist der Wortstamm/die Bindeform für Bronchiole. |
| Bronchiolitis (bronchiol/itis) | Die Entzündung der Bronchiolen ist eine ........................................ . Im Verlauf von Erkrankungen der Atemwege kann es zu Verengungen der Bronchen oder Bronchiolen kommen. Bronchostenose (bronch/o/sten/ose) |
| Verengung der Bronchen | ist die ........................................ , |
| Verengung der Bronchiolen | Bronchiolostenose (bronchiol/o/sten/ose) die ........................................ . |
| **7.12** | Umgekehrt kann es auch zu Erweiterungen der Bronchen kommen. Eine Ausweitung (griechisch éktasis) der Lichtung eines Organs nennt man in der medizinischen Fachsprache **Ektasie**. Eine Bronchiektasie (bronchi/ektas/ie) |
| Erweiterung/Ausweitung der Bronchen | ist eine ........................................ . Man unterscheide: |
| Ektasie (ektas/ie) | a) Ausweitung der Lichtung eines Organs ........................................ , b) Einengung der |
| Stenose (sten/ose) | Lichtung eines Organs ........................................ . |
| **7.13** | Kennzeichnend für die Bronchiektasie sind große Mengen Auswurf. Patienten mit Bronchiektasie sind durch Blutungen in die Atemwege gefährdet. Es kommt dann zum „Blutspucken“. |
| Blut | häm/o ist der Wortstamm/die Bindeform für ........................................ . -**ptoe** bedeutet spucken (griechisch |
| Blutspucken | ptýein). Hämoptoe (häm/o/ptoe) meint ........................................ . Blutspucken kann auch durch eine Geschwulst der Atemwege verursacht werden. Patienten mit Blutspucken sollten daher sofort den Arzt aufsuchen. Genau genommen wird das Blut aus den Atemwegen ausgehustet und nicht gespuckt. Trotzdem lautet der medizinische Fachbegriff für Bluthusten |
| Hämoptoe (häm/o/ptoe) | bzw. Blutspucken ........................................ . |
| **7.14** | Krankhafte Veränderungen der Bronchen sind bei einer Röntgendarstellung der Bronchen zu erfassen. |
| Bronchographie (bronch/o/graph/ie) | Diese Untersuchung heißt ........................................ . Eine Spiegeluntersuchung |
| Bronchoskopie (bronch/o/skop/ie) | der Bronchen ist eine ........................................ . Bei der Bronchoskopie können Geschwülste der Bronchen direkt besichtigt und Gewebeproben entnommen werden. Unter Umständen entdeckt der Arzt dann ein Bronchialkarzinom (bronchi/al/karzin/om), |

**7.14 ff**

Krebs der Bronchen — einen ............................................ .

Bronchialadenom (bronchi/al/aden/om) — Eine Drüsengeschwulst der Bronchen heißt ............................................ .

**7.15**

1 + 2 Brustfell (Pleura)
1 Rippenfell (Pleura parietalis)
2 Lungenfell (Pleura pulmonalis)
3 Rechte Lunge (Pulmo dexter)
4 Linke Lunge (Pulmo sinister)
5 Herz (Cor)
6 Untere Hohlvene (Vena cava inferior)
7 Speiseröhre (Oesophagus)
8 Hauptschlagader (Aorta)
9 Luftröhre (Trachea)
10 Verschieberaum der Lungen im Brustfellsack bei der Atmung

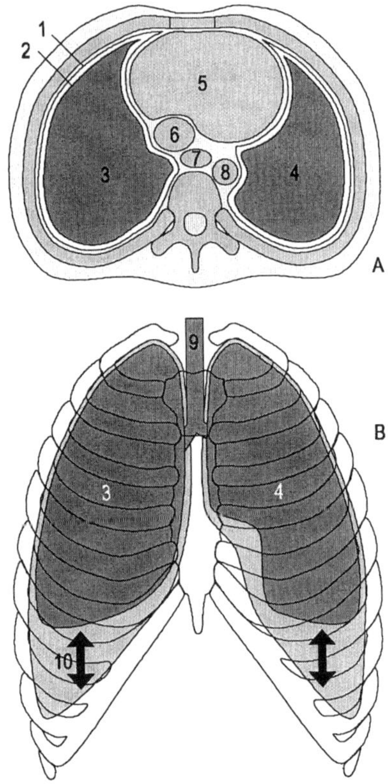


*A Querschnitt durch den Brustkorb auf Höhe des Herzens (Ansicht von unten). Die Innenseite des Brustkorbs ist mit einer glatten Haut ausgekleidet, dem Rippenfell. Die Lungenoberfläche ist ebenfalls mit einem glatten Überzug ausgestattet, dem Lungenfell. Lungenfell und Rippenfell bilden einen geschlossenen Sack, das Brustfell.*
*B Bei der Atmung bewegt sich die Lunge im Brustfellsack auf (Ausatmung) und ab (Einatmung).*

**7.16**

Bronchialgeschwülste können Entzündungen der Bronchen und der Lunge auslösen. Sie kennen bereits Fachbegriffe für:

Bronchitis (bronch/itis) — Entzündung der Bronchen ............................................ ,

Pneumonie — Entzündung der Lunge ............................................ .

Ausgehend von einer Bronchitis kann es zur Entzündung des die Bronchen umgebenden Lungengewebes kommen. In Bronchopneumonie (bronch/o/pneumonie)

Bronchen — verweist bronch/o auf die ............................................ ,

Lungenentzündung — Pneumonie ist die ............................................ .

**7.17**

| | |
|---|---|
| | Im Gefolge von Entzündungen kann es zu einer Erweichung der Wand der Bronchen kommen. **malaz/o** steht in medizinischen Fachbegriffen für weich, zart (griechisch malakós). eine Bronchomalazie (bronch/o/malaz/ie) ist eine Erweichung oder Schwäche der Wand der Bronchen. Bronchomalazie (bronch/o/malaz/ie) setzt sich |
| bronch/o | zusammen aus der Bindeform für Bronchus ........................................ , |
| | dem Wortstamm |
| malaz | für weich, zart ........................................................................ |
| | und der |
| -ie | Hauptwortendung ........................................................................ . |

**7.18**

| | |
|---|---|
| | Entzündungen der Atemwege werden überwiegend medikamentös behandelt, während Geschwülste meist chirurgisch |
| Lunge | angegangen werden. pneumon/o meint die ........................................ . |
| | Die menschliche Lunge besteht aus zwei Lungenflügeln, die rechts und links des Herzens liegen. In der Medizin spricht man meist von der rechten und der linken Lunge. Die Pneumonektomie |
| Entfernung einer Lunge (der rechten oder der linken) | (pneumon/ek/ tom/ie) ist die ........................................................................ . |
| | Die rechte Lunge ist in drei Lappen, die linke in zwei Lappen gegliedert. **lob/o** steht in medizinischen Fachbegriffen für Lappen (lateinisch lobus). Ist eine Krebsgeschwulst in ihrer Ausdehnung auf einen Lungenlappen beschränkt, so besteht die Behandlung in der |
| Lobektomie (lob/ek/tom/ie) | Entfernung des betroffenen Lungenlappens, einer ................................ . |

**7.19**

| | |
|---|---|
| Bronchotomie (bronch/o/tom/ie) | Bei einer Lobektomie wird der zu dem Lungenlappen führende Lappenbronchus durchgetrennt. Das Durchtrennen eines Bronchus heißt ........................................ . |
| | Bei allen Operationen an der Lunge muss zunächst der Brustkorb (griechisch thórax) eröffnet werden. Liest man in medizinischen Texten **thorak/o**, so denke man an Brustkorb. |
| Eröffnung des Brustkorbs | Thorakotomie (thorak/o/tom/ie) ist die ........................................ . |

**7.20**

| | |
|---|---|
| | **pleur/o** meint in medizinischen Fachbezeichnungen das Brustfell (griechisch pleurá). Eine Entzündung |
| Pleuritis (pleur/itis) | des Brustfells nennt man ........................................................ . |
| Pleuralgie (pleur/alg/ie) oder Pleurodynie (pleur/odyn/ie) | Stechende Schmerzen bei einer Brustfellentzündung heißen ........................................................................ . |
| | Finden Sie Fachbegriffe für: |
| Pleurotomie (pleur/o/tom/ie) | Durchtrennen des Brustfells ........................................................ , |
| Pleurektomie (pleur/ek/tom/ie) | Entfernen des Brustfells ........................................................ . |

**7.21**

| | |
|---|---|
| | Im Brustfellraum (Pleuraspalt) zwischen Lungen- und Rippenfell können sich Flüssigkeiten oder Luft ansammeln, was dem Patienten starke Beschwerden bereitet. Bei wiederholtem Auftreten muss man dann u.U. den Pleuraspalt operativ veröden. **-dese** bedeutet binden, verbinden (griechisch deín), weiter gefasst auch veröden. Eine Verödung des Brustfellraums bzw. des |
| Pleurodese (pleur/o/dese) | Pleuraspalts ist eine ........................................................ . |
| | Umgekehrt kann es nach einer Pleuritis zu Verklebungen von Lungen- und Rippenfell kommen. Solche Verklebungen behindern die Atmung |

**7.21 ff**

und müssen dann operativ gelöst werden. Der Wortstamm/die Bindeform für lösen,

lys/o

auflösen heißt ............ .

Die Fachbezeichnung für einen operativen Eingriff, bei dem Verwachsungen des Brustfells

Pleurolyse (pleur/o/lys/e)

gelöst werden, lautet ............ .

**7.22**

Bei Verletzungen des Bustkorbs kann Luft in den Pleuraspalt eindringen und dieser sich zu einem prallen Sack erweitern. Man nennt dieses Krankheitsbild „Gasbrust" oder Pneumothorax. **pneum/o** bedeutet Luft, Atem, Gas (griechisch pneúma). Man

pneum

unterscheide: Wortstamm für Luft, Atem, Gas ............ .

Wortstamm

pneumon

für Lunge ............ .

**7.23**

1 Kollabierte Lunge bei einem rechtsseitigen Pneumothorax
2 Beim Pneumothorax luftgefüllter Brustfellraum

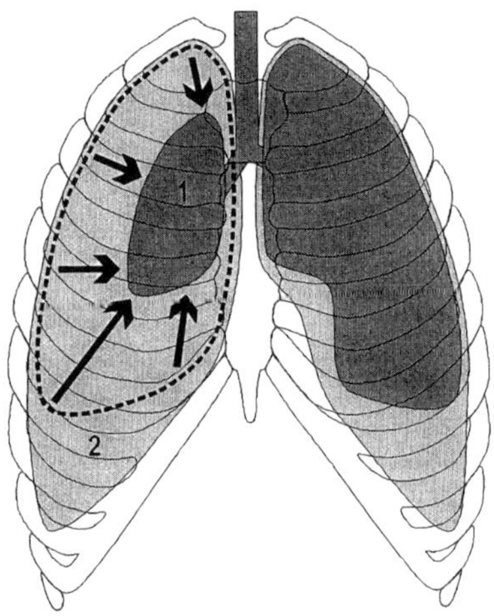


*Patienten mit einem ausgedehntem Pneumothorax leiden unter Atemnot, weil die betroffene Lunge zusammenfällt (kollabiert) und daher keine Atemleistung mehr erbringen kann.*

**7.24**

Füllt sich der Pleuraspalt nach einem

Hämatothorax (hämat/o/thorax)

Rippenbruch mit Blut, spricht man von ............ .

Blut- und Luftansammlungen im Pleuraspalt sind häufig miteinander verbunden. Hämatopneumothorax (hämat/o/pneum/o/thorax) bezeichnet eine

Ansammlung von Luft und Blut im Brustkorb (bzw. im Pleuraspalt)

............ .

Dringen Krankheitserreger in den Pleuraspalt ein, können sie dort zu schweren Entzündungen führen. **py/o** meint Eiter (griechisch pýon). Eine Eiteransammlung

Pyothorax (py/o/thorax)

im Pleuraspalt heißt ............ .

Ein Pneumothorax kann sich infizieren. Dann befinden sich Eiter und Luft im Pleuraspalt. Der Arzt

Pyopneumothorax (py/o/pneum/o/thorax)

nennt dieses Krankheitsbild ............ .

Pyohämatopneumothorax (py/o/hämat/o/pneum/o/thorax) ist eine ............

Ansammlung von Eiter, Blut und Luft im Brustkorb (bzw. im Pleuraspalt)

............ .

| | |
|---|---|
| **7.24 ff** | Pyohämatopneumothorax (py/o/hämat/o/pneum/o/thorax) setzt sich zusammen aus der: |
| py/o | Bindeform für Eiter ........................................ , |
| hämat/o | Bindeform für Blut ........................................ , |
| pneum/o | Bindeform für Luft, Gas ........................................ , |
| thorax | Fachbezeichnung für Brustkorb ........................................ . |
| **7.25** | **Empyem** leitet sich ab von dem griechischen Wort empýema und benennt eine Eiteransammlung in einer Körperhöhle. In Empyem verweist der Wortstamm py auf .................... . |
| Eiter | |
| Eiteransammlung im Pleuraspalt | Neben Pyothorax ist Pleuraempyem eine weitere Bezeichnung für eine ........................................ . |

## Zusammenfassung und Wiederholung

| Antworten | Fragen |
|---|---|
| **7.26** | Geben Sie bitte die Bedeutung an von: |
| gestört, übel-, miss- | dys- ........................................ , |
| Atmung | -pnoe ........................................ , |
| aufgerichtet, gerade | ortho- ........................................ , |
| atmen, hauchen | spir/o ........................................ , |
| in, hinein | in- ........................................ , |
| aus, heraus | ex- ........................................ , |
| Atemnot | asthm/o ........................................ , |
| Bronchus | bronch/o, bronchi/o ........................................ , |
| Bronchiolus | bronchiol/o ........................................ , |
| Erweiterung, Ausweitung | ektasie ........................................ , |
| spucken | -ptoe ........................................ , |
| weich, schwach | malaz/o ........................................ , |
| Lappen | lob/o ........................................ , |
| Brustkorb | thorak/o ........................................ , |
| Brustfell | pleur/o ........................................ , |

| | |
|---|---|
| **7.26 ff** | |
| binden, verbinden, veröden | -dese ........................................ , |
| Eiter | py/o ........................................ , |
| Eiteransammlung in einer Körperhöhle | empyem ........................................ . |

# 8 Niere und Harnwege

| Antworten | Lerntext |
|---|---|
| **8.1** | Sie kennen bereits den Wortstamm/ |
| ur/o | die Bindeform für Harn ............ . |
| | Der Facharzt, der sich mit Erkrankungen |
| Urologe (ur/o/loge) | der Harnwege befasst, nennt sich ............ . |

**8.2**

1 Erster Lendenwirbel (Vertebra lumbalis I)
2 Rechte Niere (Ren dexter)
3 Linke Niere (Ren sinister)
4 Harnleiter (Ureter)
5 Harnblase (Vesica urinaria)
6 Leber (Hepar)
7 Untere Hohlvene (Vena cava inferior)
8 Hauptschlagader (Aorta)
9 Magen (Gaster)
10 Milz (Splen = Lien)

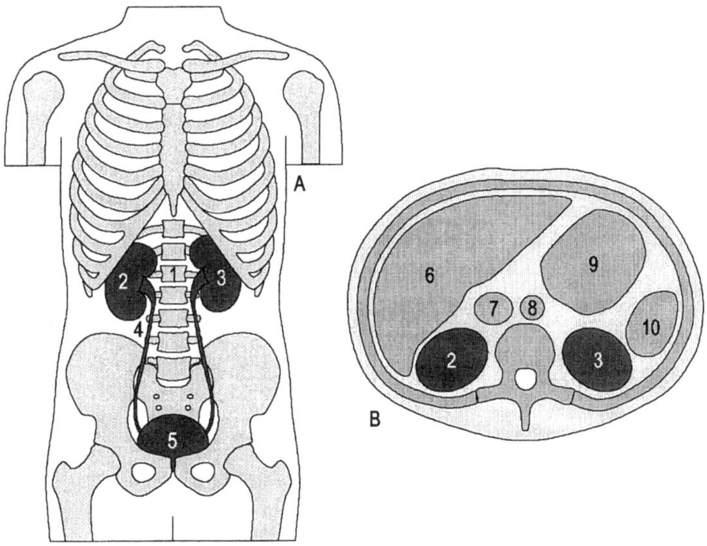


*A Der in den Nieren aus dem Blut abgeschiedene Harn fließt durch Nierenbecken und Harnleiter zur Harnblase, wird dort vorübergehend gespeichert und dann über die Harnröhre entleert. Die rechte Niere steht wegen der großen Leber etwas tiefer als die linke.*
*B Querschnitt durch den Bauchraum auf Höhe der Nieren (Ansicht von unten). Die Nieren liegen in der Hinterwand des Bauchraums beidseits der Wirbelkörper (12. Brustwirbel bis 3. Lendenwirbel).*

| Antworten | Lerntext |
|---|---|
| **8.3** | Der Wortteil -**urie** bezieht sich auf die Harnbildung sowie die Harnausscheidung, das Wasserlassen (griechisch |
| gestört | úron = Harn). Die Vorsilbe dys- bedeutet ............ . |
| | Störungen beim Wasserlassen |
| Dysurie (dys/urie) | bezeichnet der Urologe als ............ . |
| | Eine Dysurie kann z. B. bei Erkrankungen der Vorsteherdrüse des Mannes auftreten. Die Patienten klagen dann über erschwertes, zum Teil schmerzhaftes Wasserlassen. |
| **8.4** | Bei der Zuckerkrankheit ist die Harnmenge, die täglich ausgeschieden wird, meist erhöht. **poly**- ist eine Vorsilbe für viel, groß, zahlreich (griechisch polýs). Wird bei einer Erkrankung besonders viel Harn ausgeschieden, |
| Polyurie (poly/urie) | spricht der Arzt von ............ . |

| | |
|---|---|
| **8.5** | Bei Nierenversagen fällt die Harnmenge ab. **oligo**- (olig/o) bedeutet wenig, klein, vermindert (griechisch olígos). Oligurie (olig/urie) bezeichnet |
| verminderte Harnbildung, verminderte Harnausscheidung | eine ........................................ . |
| | Beginnt ein Wortteil mit einem Selbstlaut (Vokal), so entfällt meist bei einem vorangestellten Wortteil das o der |
| Oligurie (olig/urie) | Bindeform. Statt Oligourie heißt es daher ........................................ . |
| **8.6** | Im Schock versiegt die Harnausscheidung. an- ist wie a- eine verneinende Vorsilbe, die ausdrückt, dass etwas |
| Anurie (an/urie) | fehlt. Eine fehlende Harnausscheidung heißt ........................................ . |
| | Beginnt ein Wortteil mit einem Mitlaut (Konsonant), benutze man zur Verneinung die Vorsilbe a-. Beginnt der Wortteil hingegen mit einem Selbstlaut (Vokal), nehme man die verneinende Vorsilbe an-. In Anurie steht die Vorsilbe an-, |
| Selbstlaut (Vokal) beginnt | weil -urie mit einem ........................................ . |
| **8.7** | Sie kennen jetzt drei Fachbegriffe, die Veränderungen der Harnmenge benennen: |
| vermehrte Harnausscheidung | a) Polyurie (poly/urie) ........................................ , |
| verminderte Harnausscheidung | b) Oligurie (olig/urie) ........................................ , |
| fehlende Harnausscheidung | c) Anurie (an/urie) ........................................ . |
| **8.8** | Patienten mit Reizungen und Entzündungen der Harnblase leiden unter Drang zu häufigem Wasserlassen. **pollakis**- bedeutet häufig, oft (griechisch pollákis). Das Fachwort |
| Pollakisurie (pollakis/urie) | für häufiges Wasserlassen ist ........................................ . |
| | Der Wortstamm |
| Schmerz | alg- steht für ........................................ . |
| schmerzhafte Wasserlassen | Algurie (alg/urie) benennt das ........................................ . |
| **8.9** | Ein typisches Krankheitszeichen der Herzinsuffizienz ist das nächtliche Wasserlassen. **nykt**- meint die Nacht |
| nächtliche Wasserlassen | (griechisch nýx). Nykturie (nykt/urie) ist das ........................................ . |
| | Der Wortstamm |
| Blut | hämat- steht für ........................................ . |
| | Bei Verletzungen der Harnwege kann es zu Blutungen kommen. Eine Blutbeimengung im |
| Hämaturie (hämat/urie) | Harn ist eine ........................................ . |
| **8.10** | Geringe Blutbeimengungen im Harn sind mit bloßem Auge nicht zu erkennen. **mikro**- bedeutet klein, gering, unbedeutend (griechisch mikrós). Mikrohämaturie (mikro/hämat/urie) ist die Beimischung kleiner Blutmengen im Harn. Eine Mikrohämaturie ist nur mit Hilfe des Mikroskops (mikro/skop) zu erkennen. Der |
| -skopie | Wortteil für Betrachtung, Besichtigung lautet ........................................ , |
| klein, unbedeutend, gering | mikro- verweist auf ........................................ . |
| Mikroskopie (mikro/skop/ie) | Eine Untersuchung, bei der kleine Strukturen betrachtet werden, ist eine ........................................ . |

| | |
|---|---|
| **8.11** | Hämaturie |
| Ausscheidung von Blut im Harn | benennt die ........................................ . |
| Makrohämaturie (makro/hämat/urie) | Eine stärkere Blutung in die Harnwege ist an der Rotfärbung des Harns bereits mit bloßem Auge erkennbar. **makro-** ist eine Vorsilbe für groß, lang (griechisch makrós). Werden große Blutmengen im Harn ausgeschieden, handelt es sich um eine ........................................ . |
| Menge des ausgeschiedenen Blutes | Durch Voranstellen der Vorsilben mikro- bzw. makro- wird eine nähere Aussage gemacht über die ........................................ . |
| **8.12** | Bestimmte Nierenerkrankungen gehen mit einer gesteigerten Ausscheidung von Eiweiß im Harn einher. **Protein** ist das Fachwort für Eiweiß. |
| Eiweißausscheidung im Harn | Proteinurie (protein/urie) ist die ........................................ . |
| Ausscheidung von Bakterien im Harn | Bei Harnblasenentzündungen sind meist Bakterien im Harn nachweisbar. Bakteriurie (bakteri/urie) benennt die ........................................ . |
| py/o | Eiter besteht aus zahlreichen weißen Blutzellen sowie untergegangenen Gewebeteilen. Sie kennen den Wortstamm/die Bindeform für Eiter ........................................ . |
| Pyurie (py/urie) | Bei eitrigen Entzündungen der Niere bzw. des Nierenbeckens befinden sich oft zahlreiche weiße Blutzellen im Harn. Es handelt sich um eine ........................................ . |
| **8.13** | Neben Erkrankungen der Harnwege können auch Stoffwechselkrankheiten eine veränderte Zusammensetzung des Harns bewirken. Bei der Zuckerkrankheit wird Zucker im Harn ausgeschieden. **gluk/o** oder **glyk/o** bedeuten süß (griechisch glykýs). Glukose ist der Traubenzucker. Die Ausscheidung |
| Glukosurie (glukos/urie) | von Glukose im Harn heißt ........................................ . |
| **8.14** | Die Zuckerkrankheit (Diabetes mellitus) kann schwere Gefäßveränderungen auslösen. Sie kennen das |
| Angiopathie (angi/o/path/ie) | Fachwort für Gefäßerkrankung ........................................ . |
| makro- | Die diabetische Angiopathie kann große und kleine Blutgefäße betreffen. Sie erinnern sich an die Vorsilben für groß ........................................ und |
| mikro- | klein ........................................ . |
| großen Blutgefäße | Die diabetische Makroangiopathie (makro/angi/o/path/ie) ist eine durch die Zuckerkrankheit bedingte Erkrankung der ........................................ . |
| diabetischen Mikroangiopathie (mikro/angi/o/path/ie) | Treten im Verlauf der Zuckerkrankheit Veränderungen der kleinen Blutgefäße auf, spricht der Arzt von einer ........................................ . |
| **8.15** | Eine durch die Zuckerkrankheit hervorgerufene Nierenerkrankung |
| diabetische Nephropathie (nephr/o/path/ie) | heißt ........................................ . |
| Nephritis (nephr/itis) | Zuckerkranke leiden besonders häufig an Infektionen der Niere und der ableitenden Harnwege. Das Fachwort für Nierenentzündung lautet ........................................ . |

**8.15 ff**

Entzündung der Niere und des Nierenbeckens

Pyelonephritis (pyel/o/nephr/itis)

Entzündungen der Niere beziehen oft das Nierenbecken mit ein. **pyel/o** steht in Fachbegriffen über das Nierenbecken (griechisch pýelos = Trog, Wanne, Becken). Eine Pyelonephritis (pyel/o/nephr/itis) ist eine

.................................................................................................... .

Die Nierenbecken-Nieren-Entzündung ist ein schweres Krankheitsbild. Die Patienten leiden unter hohem Fieber, Appetitlosigkeit und Durst. Ein dumpfes Druckgefühl in der Nierengegend kommt hinzu. Die Nierenbek-ken-Nieren-
Entzündung heißt ........................................................................ .

**8.16**

1 Nierenrinde (Cortex renalis)
2 Nierenmark (Medulla renalis), bestehend aus einzelnen Markpyramiden (Pyramides renales)
3 (mit Fett gefüllte) Nierenbucht (Sinus renalis)
4 Nierenkelch (Calix renalis)
5 Nierenbecken (Pelvis renalis)
6 Harnleiter (Ureter)

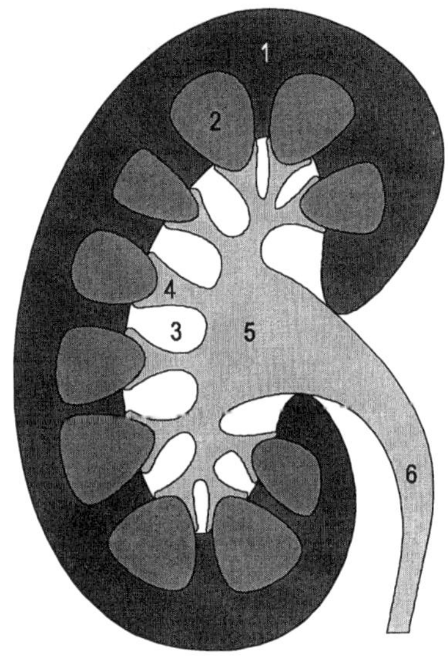


*Längsschnitt durch eine menschliche Niere. In der Nierenrinde wird in den mikroskopisch kleinen Nierenkörperchen aus Kapillarknäueln (Glomeruli) zunächst ein sehr dünner Harn ausgeschieden, der dann in einem langen Kanälchensystem (Tubuli) eingedickt wird, wobei alle für den Körper wichtigen Stoffe wieder aufgenommen werden. Der fertige Harn tropft dann aus den Nierenpyramiden in die sie umgebenden Nierenkelche, die sich zum Nierenbecken vereinigen. Das weite Nierenbecken verengt sich ohne scharfe Grenze zum Harnleiter.*

**8.17**

Pankreatitis (pankreat/itis)

Pneumonie

Pleuritis (pleur/itis)

Appendizitis (appendiz/itis)

Cholezystitis (chole/zyst/itis)

Eine Pyelonephritis kann ähnliche Krankheitszeichen auslösen wie eine:

Bauchspeicheldrüsenentzündung ............................................... ,

Lungenentzündung ........................................................................ ,

Brustfellentzündung ...................................................................... ,

Wurmfortsatzentzündung .............................................................. ,

Gallenblasenentzündung ............................................................... .

| | |
|---|---|
| **8.18** | Eine Pyelonephritis muss dringend behandelt werden. Es droht als schwerste Komplikation |
| Sepsis (seps/is) | die Blutvergiftung oder ............................................ . |
| | In Urosepsis (ur/o/seps/is) verweist ur/o darauf, dass es sich um eine von den Harnwegen ausgehende Blutvergiftung handelt. |
| **8.19** | Die Niere wird von einer Fett- und Bindegewebekapsel umgeben. **para-** ist eine Vorsilbe für neben, daneben (griechisch pará). Entzündet sich das „neben" der Niere liegende Fett- und Bindegewebe, spricht man von Paranephritis. Paranephritis (para/nephr/itis) setzt |
| para- | sich zusammen aus der Vorsilbe für neben, daneben .................. , |
| | dem Wortstamm |
| nephr | für Niere ............................................ |
| | und der Endung |
| -itis | für Entzündung ............................................ . |
| | Im Verlauf einer Paranephritis können sich Eiterherde im Fettgewebe um die Niere bilden. Das |
| Abszess | Fachwort für Eiteransammlung ist ................................ . |
| Eiteransammlung bei einer Paranephritis (Entzündung des Fett- und Bindegewebes um die Niere) | Ein paranephritischer Abszess ist eine ............................................ ............................................ . |
| **8.20** | Man unterscheide: |
| Nephritis (nephr/itis) | a) Nierenentzündung ............................................ , |
| Pyelonephritis (pyel/o/nephr/itis) | b) Nierenbecken-Nieren-Entzündung ............................................ , |
| Paranephritis (para/nephr/itis) | c) Entzündung im Fett- und Bindegewebe „neben" der Niere .................. . |
| **8.21** | Sie erinnern sich an |
| (krankhaften) Zustand | die Endung -ose für ............................................ . |
| krankhaften Zustand der Nieren | Nephrose (nephr/ose) benennt einen ............................................ . |
| | Eine chronische Pyelonephritis führt unter Umständen zu einem Schwund von Nierengewebe und einer Vereiterung des sich ausdehnenden Nierenbeckens. In Pyonephrose |
| Eiter | (py/o/nephr/ose) verweist py/o auf ................................ , |
| | nephr |
| Niere | auf ............................................ |
| | und |
| krankhaften Zustand | -ose auf ............................................ . |
| | Die Vereiterung des Nierenbeckens nennt man auch „Eitersackniere". |
| **8.22** | Kann der in der Niere gebildete Harn wegen eines Hindernisses nicht abfließen, staut er sich im Nierenbecken und weitet dieses aus. **hydr/o** bedeutet Wasser (griechisch hýdor). Einen krankhaften Zustand der Niere, der mit einer Ansammlung von „Wasser" im Nierenhohlsystem einhergeht, bezeichnet |
| Hydronephrose (hydr/o/nephr/ose) | man als Sackniere oder ............................................ . |
| | Bei der Hydronephrose staut sich Harn und nicht reines Wasser an. Der gängige Fachausdruck Hydronephrose ist daher nicht ganz korrekt. Bei |

**8.22 ff**

jeder Hydronephrose besteht die Gefahr der Infektion. Es kommt dann zur Eiteransammlung im Nierenbecken, der ............ .

Pyonephrose (py/o/nephr/ose)

**8.23**

Infektionen der Harnwege begünstigen die Bildung von Harnsteinen. Der Wortteil -lith meint ............ . Urolithiasis (ur/o/lith/iasis) ist das ............ . Befinden sich Steine in der Niere, spricht man von ............ . Ein Stein im Nierengewebe heißt ............ , ein Stein im Nierenbecken ............ .

Stein

Harnsteinleiden

Nephrolithiasis (nephr/o/lith/iasis)

Nephrolith (nephr/o/lith)

Pyelolith (pyel/o/lith)

**8.24**

In Fachbegriffen über den Harnleiter steht **ureter/o** (griechisch uretér). Einen Stein im Harnleiter nennt man ............ . Bleibt ein Stein im engen Harnleiter stecken, versucht der Körper durch heftige Muskelanspannungen das Hindernis zu überwinden. Die sehr schmerzhaften Muskelkrämpfe im Harnleiter nennt man ............ .

Ureterolith (ureter/o/lith)

Harnleiterkolik

**8.25**

Kalkhaltige Steine können bereits bei Röntgenleeraufnahmen erfasst werden. Andere Steine kann man durch Gabe eines röntgendichten Kontrastmittels sichtbar machen. Die Urographie (ur/o/graph/ie) ist die

............ .

Bei der Urographie werden nacheinander Nierengewebe, Nierenbecken und ableitende Harnwege dargestellt. Bilden Sie Fachbegriffe für folgende Röntgenverfahren:

a) Darstellung der Harnorgane ............ ,
b) Darstellung der Niere ............ ,
c) Darstellung des Nierenbeckens ............ ,
d) Darstellung des Harnleiters ............ .

Darstellung der Harnorgane

Urographie (ur/o/graph/ie)

Nephrographie (nephr/o/graph/ie)

Pyelographie (pyel/o/graph/ie)

Ureterographie (ureter/o/graph/ie)

**8.26**

Ren ist das lateinische Wort für Niere. In Renographie (ren/o/graph/ie) verweist **ren/o** auf die ............ . Krankheitsbezeichnungen werden meist mit dem griechischen nephrós gebildet. In Fachbegriffen über Untersuchungen der Niere werden sowohl **ren/o** als auch nephr/o verwendet. Die Darstellung der Niere

heißt ............ .

Eine Ureterorenoskopie (ureter/o/ren/o/skop/ie) ist eine

............ .

Niere

Renographie (ren/o/ graph/ie) oder Nephrographie (nephr/o/graph/ie)

Spiegeluntersuchung von Harnleiter und Niere

**8.27**

Zur Behandlung von Harnsteinen stehen sehr unterschiedliche Verfahren zur Auswahl. Die Auflösung von Steinen mit Arzneimitteln nennt man ............ .

Litholyse (lith/o/lys/e)

| | |
|---|---|
| **8.27 ff** | Sie kennen bereits das Fachwort für |
| Lithotripsie (lith/o/trips/ie) | Steinzertrümmerung mit Stoßwellen ........................ . |
| | Ein operatives Verfahren zur Entfernung von Nierensteinen ist die Nephrolithotomie. In Nephrolithotomie (nephr/o/lith/o/tom/ie) meint nephr/o |
| Niere | die ........................ , |
| | lith/o |
| Stein | den ........................ |
| | und |
| Durchtrennen, Schnitt | -tomie ........................ . |
| | Bei der Nephrolithotomie wird das Nierengewebe über einem Nierenstein |
| Nephrotomie | durchgetrennt und der Stein entfernt. Das |
| (nephr/o/tom/ie) | alleinige Durchtrennen von Nierengewebe heißt ........................ . |
| **8.28** | Das Eröffnen des Nierenbeckens bei einer |
| Pyelotomie | Operation bezeichnet der Chirurg als ........................ . |
| (pyel/o/tom/ie) | Das Eröffnen des Nierenbeckens zum Entfernen eines Nierenbeckensteins |
| Pyelolithotomie | ist |
| (pyel/o/lith/o/tom/ie) | eine ........................ . |
| | Bei der Nephropyelolithotomie (nephr/o/pyel/o/lith/o/tom/ie) durchtrennt man zur |
| Niere und Nierenbecken | Steinentfernung ........................ . |
| Ureterolithotomie | Ein Harnleiterschnitt zur Entfernung |
| (ureter/o/lith/o/tom/ie) | eines Harnleitersteins heißt ........................ . |
| | Bei einer Spiegeluntersuchung von Harnleiter und Niere können Steine unter Sicht herausgezogen werden. Größere Steine werden vorher mit Ultraschall, Laserstrahlen oder Stoßwellen zerkleinert. Eine Harnleiter- |
| Ureterorenoskopie | Nieren-Spiegelung |
| (ureter/o/ren/o/skop/ie) | nennt der Urologe ........................ . |
| **8.29** | Geschwülste der Harnwege müssen meist operativ behandelt werden. Das Fachwort für |
| Nephrom (nephr/om) | Nierengeschwulst lautet ........................ . |
| | Bei großen Nierentumoren muss unter Umständen eine Niere vollständig |
| Nephrektomie | entnommen werden. Es handelt |
| (nephr/ek/tom/ie) | sich bei diesem Eingriff um eine ........................ . |
| Heminephrektomie | Die Entfernung einer |
| (hemi/nephr/ek/tom/ie) | Nierenhälfte ist eine ........................ . |
| Pyeloplastik | Der operative Wiederaufbau |
| (pyel/o/plast/ik) | des Nierenbeckens heißt ........................ . |
| **8.30** | **Ptose** ist der Fachbegriff für die Senkung, das Absinken (griechisch ptósis = das Fallen). Eine |
| Nierensenkung | Nephroptose (nephr/o/ptose) ist eine ........................ . |
| | Bei einer Nephroptose können Nierengefäße und Harnleiter abknicken. Dann kommt es zu Beschwerden. Führt eine Nephroptose zur Einschränkung der Nierenfunktion, muss sie operativ behandelt werden. -**pexie** bedeutet Befestigen, Anheften (griechisch péxis). Eine Nephropexie (nephr/o/pex/ie) ist eine |
| Niere | operative Befestigung der ........................ . |
| Nephroptose | Eine Nierensenkung, |
| (nephr/o/ptose) | eine ........................ , |
| Nephropexie | erfordert unter Umständen eine |
| (nephr/o/pexie) | operative Fixierung der Niere, eine ........................ . |

| | |
|---|---|
| **8.31** | In Fachbegriffen über |
| ureter/o | den Harnleiter steht ……………… . |
| | Eine |
| Ureteritis (ureter/itis) | Harnleiterentzündung heißt ……………… . |
| Ureterstenose | Als Entzündungsfolge können sich Engstellen |
| (ureter/sten/ose) | im Harnleiter bilden. Der Arzt nennt dies ……………… . |
| | Engstellen im Harnleiter müssen unter Umständen operativ entfernt werden. Anschließend werden die entstandenen Harnleiterenden wieder miteinander verbunden. Eine Ureteroureterostomie (ureter/o/ |
| Verbindung zweier Harnleiterenden | ureter/o/stom/ie) ist eine ……………… . |
| Ureterplastik (ureter/plastik) | Eine Operation, die das Wiederherstellen des Harnleiters zum Ziel hat, bezeichnet man als ……………… . |
| **8.32** | Wird wegen einer Geschwulst die Harnblase entfernt, muss ein neuer Abfluss für den Harn geschaffen werden. **kutane/o** bedeutet Haut (lateinisch cutis). Eine Ureterokutaneostomie (ureter/o/kutane/o/stom/ie) schafft eine Verbindung |
| Harnleiter und Haut | zwischen ……………… . |
| | Bei fortgeschrittenen Harnblasentumoren kann zur Harnableitung der Harnleiter in die Haut eingepflanzt werden. Der austretende Harn wird in |
| Ureterokutaneostomie (ureter/o/kutane/o/ stom/ie) | einem Klebebeutel gesammelt. Die Verbindung von Harnleiter und Haut nennt man ……………… . |
| Ureterosigmoideostomie (ureter/o/sigmoid(e)/o/ stom/ie) | Das Einpflanzen der Harnleiter in den S-förmigen Dickdarm heißt ……………… . |
| **8.33** | Statt den Harn nach außen abzuleiten, kann aus Darm eine „Ersatzblase“ geschaffen werden. **neo**- ist eine Vorsilbe für neu (griechisch néos). Wird aus einem Krummdarmabschnitt eine neue Harnblase gestaltet, spricht der Chirurg von Ileumneoblase |
| Krummdarm | (ileum/neo/blase). Ileum meint den ……………… , |
| | neo- ist eine |
| neu | Vorsilbe für ……………… . |
| **8.34** | Neben einer Verengung kann auch eine Erweiterung bzw. Vergrößerung des Harnleiters eine Operation erfordern. **mega** bedeutet wie megal/o groß, vergrößert (griechisch mégas). Die beiden Fachbegriffe für eine Vergrößerung des Harnleiters sind |
| Megaureter (mega/ureter) und Megaloureter (megal/o/ureter) | ……………… . |
| | Eine Vergrößerung des Harnleiters kann angeboren sein. Männliche Neugeborene sind häufiger betroffen als weibliche. |
| **8.35** | **later/o** meint die Seite (lateinisch latus, lateris). Ein |
| lateral (later/al) | Eigenschaftswort für seitlich, eine Seite betreffend lautet ……………… . |
| | **uni**- bedeutet ein, eine, einer (lateinisch unus); unilateral (uni/later/al) ist das Eigenschaftswort für einseitig. In unilateral (uni/later/al) besagt uni-, dass |
| eine Seite betroffen ist | nur ……………… . |
| beidseitig, auf beiden Seiten, zweiseitig | **bi**- bedeutet zwei, beide (lateinisch bi-); bilateral (bi/later/al) meint ……………… . |

| | |
|---|---|
| **8.35 ff** | Eine angeborene Vergrößerung |
| unilateral | des Harnleiters kann einseitig .................... |
| | oder |
| bilateral | beidseitig .................... |
| | ausgebildet sein. |
| **8.36** | **gen/o** ist der Wortstamm/die Bindeform für entstehen, entwickeln, erzeugen (griechisch génesis = Erzeugung). Genese (gen/ese) ist das Hauptwort |
| Entstehung, Entwicklung, Erzeugung | (Substantiv) für .................... . |
| | Die Entwicklung einzelner Organe kann durch vielfältige Einflüsse gestört werden. Die Vorsilbe für |
| dys- | gestört, übel-, miss- heißt .................... . |
| | Bilden Sie das Fachwort für gestörte |
| Dysgenese (dys/genese) | Entwicklung, Fehlentwicklung .................... . |
| | Statt Dysgenese (dys/genese) liest man häufiger Dysgenesie (dys/genes/ie). Dysgenesie setzt sich |
| gestört, übel-, miss- | zusammen aus der Vorsilbe dys- für .................... , |
| | dem Wortteil |
| Entwicklung, Entstehung | genes für .................... |
| | und der |
| -ie | Hauptwortendung .................... . |
| **8.37** | Agenesie (a/genes/ie) meint die fehlende Entwicklung (fehlende Anlage). |
| fehlende Entwicklung oder Anlage des Harnleiters | Ureteragenesie (ureter/a/genes/ie) ist die .................... . |
| | Ist aufgrund einer Entwicklungsstörung ein Harnleiter nicht angelegt, spricht der |
| unilateraler Ureteragenesie | Arzt von .................... . |
| | Fehlen beide Harnleiter, |
| bilaterale Ureteragenesie | handelt es sich um eine .................... . |
| **8.38** | **top/o** bedeutet Ort, Stelle (griechisch tópos). Das Vorkommen eines Organs an einer ungewöhnlichen Stelle im Körper bezeichnet man als Dystopie (dys/top/ie). dystop (dys/top) ist ein Eigenschaftswort (Adjek- |
| an ungewöhnlicher Stelle, an einem ungewöhnlichen Ort | tiv) und bedeutet .................... . |
| | Störungen in der Entwicklung können dazu führen, dass der Harnleiter nicht in die Harnblase, sondern beispielsweise in die Scheide mündet. Die Mündung des Harnleiters an |
| dystope Uretermündung | ungewöhnlicher Stelle heißt .................... . |
| **8.39** | **heter/o** meint anders (griechisch héteros). Ein Eigenschaftswort (Adjektiv) für „an anderer Stelle", |
| heterotop (heter/o/top) | „an einem anderen Ort" lautet .................... . |
| | Heterotop und dystop werden in medizinischen Fachbegriffen weitgehend |
| Mündung des Harnleiters an ungewöhnlicher oder anderer Stelle | gleichbedeutend verwandt. Eine dystope/heterotope Uretermündung ist eine .................... . |
| **8.40** | Bilden Sie Fachbegriffe für |
| Dysgenesie | a) gestörte Entwicklung bzw. Anlage .................... , |

**8.40 ff**
Agenesie (a/genes/ie)
Dystopie (dys/top/ie) oder Heterotopie (heter/o/top/ie)

b) fehlende Entwicklung
bzw. Anlage ............................................................................ ,
c) Entwicklung an
ungewöhnlicher/anderer Stelle ........................................................ .

**8.41**
Blase, Harnblase

Zystitis (zyst/itis)

zyst/o ist der Wortstamm/
die Bindeform für ............................................................................ .
Die Harnblasenentzündung
heißt ............................................................................ .

**8.42**

1 Schambeinfuge (Symphysis pubica)
2 Harnblase (Vesica urinaria)
3 Vorsteherdrüse (Prostata)
4 Mastdarm (Rectum)
5 Bauchfellhöhle (Cavitas peritonealis)
6 Harnröhre (Urethra)
7 Punktionsnadel bei der suprapubischen Harnblasenpunktion

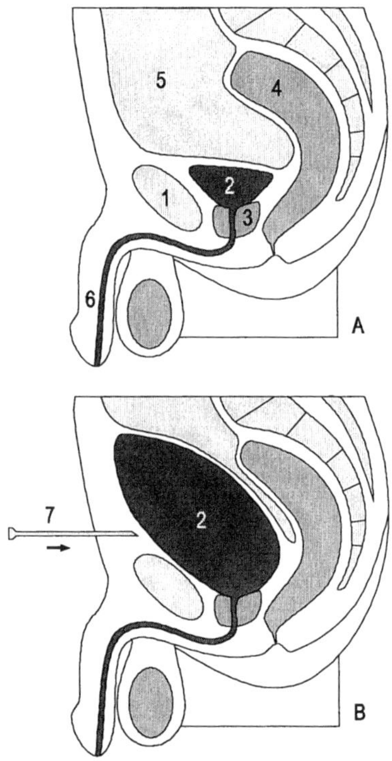


*A Medianschnitt durch ein männliches Becken mit nahezu leerer Harnblase.*
*B Die stark gefüllte Harnblase legt sich der vorderen Bauchwand an und verdrängt das Bauchfell nach oben. Dadurch wird eine Punktion der Harnblase, z.B. bei einer Harnverhaltung, ohne Verletzung des sehr empfindlichen Bauchfells möglich.*

**8.43**

hämorrhagisch (häm/o/rrhag/isch)
Harnblasenentzündung, die mit einer Blutung einhergeht

**-rhag** bedeutet zerreißen (griechisch rhagás = Riss). Hämorrhagie (häm/o/rragh/ie) heißt wörtlich übersetzt eigentlich „Blutzerreißung", meint aber schon in der Antike die Folge der Zerreißung eines Blutgefäßes, die Blutung. Ein Eigenschaftswort (Adjektiv) für „mit einer Blutung einhergehend",
„blutend" heißt ............................................................................ .
Bei einer hämorrhagischen Zystitis handelt es sich um eine

............................................................................ .

**8.44**

Zystographie (zyst/o/graph/ie)
Zystoskopie (zyst/o/skop/ie)

Zur Erkennung von Erkrankungen der Harnblase dient u.a. die Röntgenuntersuchung. Eine Röntgendarstellung der Harnblase heißt ............ .
Die Spiegeluntersuchung der Harnblase ist eine ............ .

**8.45**

herni/o
Blasenbruch
Zystotomie (zyst/o/tom/ie)
Zystektomie (zyst/ek/tom/ie)

Sie kennen bereits den Wortstamm/die Bindeform für Eingeweidebruch ............ .
In zahlreichen medizinischen Fachbegriffen steht jedoch **-zele** oder **-cele** für Eingeweidebruch (griechisch kéle).
Eine Zystozele (zyst/o/zele) ist ein ............ .
Dabei kann sich z.B. ein Teil der Harnblase in die Scheide einstülpen. Eine Zystozele kann mit Blasenentleerungsstörungen einhergehen. Dann hilft u.U. nur die Operation. Die chirurgische Eröffnung der Harnblase ist eine ............ .
Die vollständige Blasenentfernung nennt der Urologe ............ .

**8.46**

supra-
pub
-isch
oberhalb des Schambeins, oberhalb der Schamgegend
suprapubisch (supra/pub/isch)

Bei operativen Eingriffen an der Harnblase wird die Bauchwand oberhalb des Schambeins eröffnet. **pub/o** steht für Schambein, Schamgegend (lateinisch pubes). **supra-** ist eine Vorsilbe für oberhalb, oben (lateinisch supra). suprapubisch (supra/pub/isch) setzt sich zusammen aus der Vorsilbe für oberhalb, oben ............ ,
dem Wortstamm für Schambein/Schamgegend ............
und der Adjektivendung ............ .
suprapubisch (supra/pub/isch) bedeutet

............ .
Bei Operationen an der Harnblase wird die Bauchdecke oberhalb des Schambeins eröffnet. Der Bauchdeckenschnitt liegt dann ............ .

**8.47**

Eigenschaftswort (Adjektiv)
Bauchfell
außerhalb
extraperitoneal (extra/peritone/al)
suprapubisch (supra/pub/isch) und extraperitoneal (extra/peritone/al)

Die oberen Teile der Harnblase sind von Bauchfell bedeckt. Bei Eingriffen an der Harnblase versucht man, das empfindliche Bauchfell zu schonen. **peritone/o** verweist in medizinischen Fachbegriffen auf das Bauchfell (griechisch peritónaion).
peritoneal (peritone/al) ist ein ............
und betrifft das ............ .
extra- ist eine Vorsilbe für ............ .
Ein Fachwort für „außerhalb des Bauchfells“ bzw. „außerhalb der Bauchfellhöhle“ heißt ............ .
Eingriffe an der Harnblase erfolgen oberhalb des Schambeins außerhalb der Bauchfellhöhle,
also ............ .

**8.48**

In den meisten Fachbegriffen über die Harnblase steht zyst/o. Ein weiterer Wortstamm/Bindeform lautet **vesik/o** vom lateinischen Wort vesica für Blase.

| | |
|---|---|
| **8.48 ff** | vesikal (vesik/al) |
| Eigenschaftswörter (Adjektive) | und ureteral (ureter/al) sind .................................................................. und |
| Harnblase bzw. Harnleiter | betreffen ........................................................................................ . |
| **8.49** | Der Wortteil **-flux** bedeutet Fluss, Fließen (lateinisch fluere |
| re- | = fließen). Sie kennen bereits die Vorsilbe für zurück, rück- .................. . Das Fachwort für |
| Reflux | Rückfluss lautet dann ........................................................................ . Normalerweise fließt der Harn in den Harnwegen nur in einer Richtung, nämlich von der Niere über Harnleiter, Harnblase und Harnröhre nach außen. Ein Rückfluss von Harn, z.B. aus der Harnblase in den Harnleiter, begünstigt Infektionen. |
| Rückfluss (von Harn) aus der Harnblase in den Harnleiter | Ein vesikoureteraler Reflux ist ein ............................................................ ........................................................................................................ . |
| **8.50** | **urethr/o** bezeichnet die Harnröhre (griechisch uréthra). Wegen der kürzeren Harnröhre neigen Frauen stärker zu Entzündungen der Harnröhre und Harnblase. |
| Wortstamm/Bindeform für Harnröhre | Man unterscheide: a) urethr/o ........................................................................................ , |
| Wortstamm/Bindeform für Harnleiter | b) ureter/o ........................................................................................ . Die Harnröhrenentzündung |
| Urethritis (urethr/itis) | bezeichnet man als ........................................................................ , die Harnleiterentzündung |
| Ureteritis (ureter/itis) | als ........................................................................................................ . |
| **8.51** | Viele Eingriffe an der Harnblase oder der Vorsteherdrüse (Prostata) werden durch die Harnröhre vorgenommen. **trans**- ist eine Vorsilbe für durch, über, jenseits (lateinisch trans). transurethral (trans/urethr/al) meint |
| durch die Harnröhre, über die Harnröhre | ........................................................................................................ . Die Vorsteherdrüse kann über die Harnröhre entfernt werden. Eine Operation durch die |
| transurethrale Operation | Harnröhre ist eine ........................................................................ . |
| **8.52** | Kleine Harnblasenoperationen können transurethral (trans/urethr/al) durchgeführt werden. Bei großen Eingriffen an der Harnblase wird der Bauch/die Bauchwand eröffnet. **abdomin/o** meint den Bauch oder die Bauchwand (lateinisch abdomen). Ein Eigenschaftswort (Adjektiv) für „den Bauch bzw. die |
| abdominal (abdomin/al) | Bauchwand betreffend“, heißt ........................................................ . trans- ist die |
| durch | Vorsilbe für ........................................................................................ . transabdominal (trans/ |
| durch die Bauchwand | abdomin/al) bedeutet ........................................................................ . |

## Zusammenfassung und Wiederholung

| Antworten | Fragen |
|---|---|
| **8.53** | Geben Sie bitte die Bedeutung an von: |
| Harnbildung, Harnausscheidung, Wasserlassen | -urie ............................................................ , |
| viel, groß, zahlreich | poly- ............................................................ , |
| wenig, klein, vermindert | oligo- ............................................................ , |
| verneinende Vorsilbe | a-, an- ............................................................ , |
| häufig, oft | pollakis- ............................................................ , |
| Nacht | nykt- ............................................................ , |
| klein, gering, unbedeutend | mikro- ............................................................ , |
| groß, lang | makro- ............................................................ , |
| Eiweiß | Protein ............................................................ , |
| süß | gluk/o, glyk/o ............................................................ , |
| Nierenbecken | pyel/o ............................................................ , |
| neben, daneben | para- ............................................................ , |
| Wasser | hydr/o ............................................................ , |
| Harnleiter | ureter/o ............................................................ , |
| Niere | ren/o ............................................................ , |
| Senkung, Absinken | Ptose ............................................................ , |
| Befestigen, Anheften | -pexie ............................................................ , |
| Haut | kutane/o ............................................................ , |
| neu | neo- ............................................................ , |
| groß, vergrößert | mega-, megal/o- ............................................................ , |
| Seite | later/o ............................................................ , |
| ein, eine, einer | uni- ............................................................ , |
| zwei, beide | bi- ............................................................ , |
| entstehen, entwickeln | gen/o ............................................................ , |
| Ort, Stelle | top/o ............................................................ , |

**8.53 ff**

| | |
|---|---|
| anders | heter/o ..................................................... , |
| zerreißen | -rhagie ..................................................... , |
| Eingeweidebruch | -cele, -zele ..................................................... , |
| Schambein, Schamgegend | pub/o ..................................................... , |
| oberhalb, oben | supra- ..................................................... , |
| Bauchfell | peritone/o ..................................................... , |
| Harnblase | vesik/o, vesic/o ..................................................... , |
| Fluss, Fließen | -flux ..................................................... , |
| Harnröhre | urethr/o ..................................................... , |
| durch, über, jenseits | trans- ..................................................... , |
| Bauch, Bauchwand | abdomin/o ..................................................... . |

# 9 Weibliche Geschlechtsorgane

**Antworten**

**9.1**
Gynäkologe
(gynäk/o/loge)

Eigenschaftswort
(Adjektiv)
Frauenheilkunde oder
Gynäkologie (gynäk/o/log/ie)

**9.2**

1 Eierstock (Ovarium)
2 Eileiter (Tuba uterina = Salpinx)
3 Gebärmutter (Uterus)
4 Harnblase (Vesica urinaria)
5 Mastdarm (Rectum)
6 Wurmfortsatz (Appendix vermiformis)
7 Blinddarm (Caecum)
8 Aufsteigender Dickdarm (Colon ascendens)
9 S-förmiger Dickdarm (Colon sigmoideum)
10 Gebärmutterkuppe (Fundus uteri)
11 Gebärmutterkörper (Corpus uteri)
12 Gebärmutterhals (Cervix uteri)
13 Gebärmutterhöhle (Cavitas uteri)
14 Gebärmutterhalskanal (Canalis cervicis uteri)
15 Muttermund (Ostium uteri)
16 Scheide (Vagina)

**9.3**

**Lerntext**

Der Frauenarzt beschäftigt sich mit den Krankheiten der weiblichen Geschlechtsorgane und mit der Geburtshilfe.
Die Fachbezeichnung für Frauenarzt heißt .............................................. .
Störungen des Monatszyklus und der Monatsblutung führen Frauen in die gynäkologische Praxis. gynäkologisch (gynäk/o/log/isch) ist ein ..............................................
und
betrifft die .............................................................................................. .

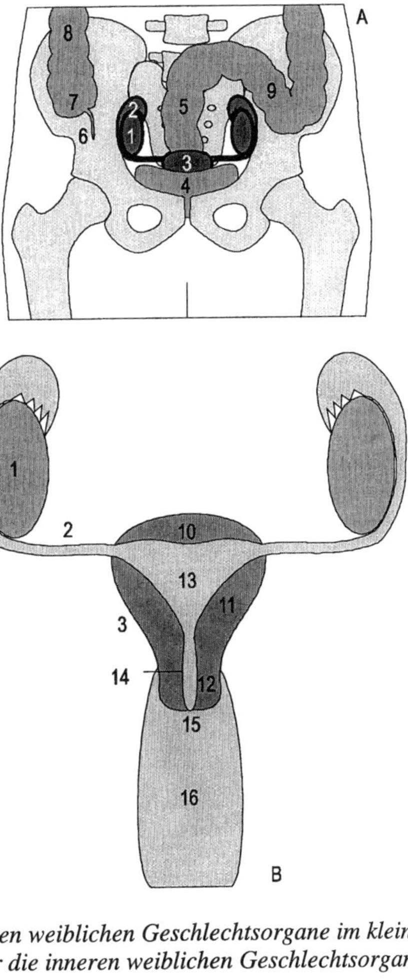


*A Lage der inneren weiblichen Geschlechtsorgane im kleinen Becken.*
*B Überblick über die inneren weiblichen Geschlechtsorgane.*

**men/o** bedeutet zunächst Monat (griechisch mén) und bezieht sich meist auf die Monatsblutung, die Menstruation (lateinisch menstruum). Sie kennen die Endungen -rhoe und -rhö (bzw. -rrhoe und -rrhö nach Selbst-

| | |
|---|---|
| **9.3 ff** | lauten) mit |
| Fließen, Fluss | der Bedeutung ............................................ . |
| | Der Wortteil -menorrhö |
| Monatsfluss | (-men/o/rrhö) bedeutet dann ............................................ . |
| | Muskelgeschwülste in der Gebärmutter können einen verstärkten Monatsfluss bewirken. Der |
| Hypermenorrhö (hyper/men/o/rrhö) | Arzt spricht dann von ............................................ . |
| | Eine Unterentwicklung der Gebärmutter führt u.U. zu einem abgeschwächten Monatsfluss (einer |
| Hypomenorrhö (hypo/men/o/rrhö) | abgeschwächten Regelblutung), einer ............................................ . |
| | Zu den Ursachen einer Hypomenorrhö (hypo/men/o/rrhö) zählen neben Erkrankungen der Gebärmutter auch wiederholte chirurgische Eingriffe, wie z.B. Ausschabungen der Gebärmutterschleimhaut. Hypomenorrhö (hypo/men/o/rrhö) setzt |
| darunter, unterhalb, abgeschwächt | sich zusammen aus der Vorsilbe hypo- für ............................................ , |
| | der Bindeform |
| Monat | men/o für ............................................ |
| | und der Endung |
| Fluss, Fließen | -rrhö für ............................................ . |
| **9.4** | Eine verkürzte Regelblutung kann auf eine gestörte Funktion der Eierstöcke oder der Gebärmutter hinweisen. **brachy**- ist eine Vorsilbe für kurz, klein (griechisch brachýs). Die kurze Regelblutung bezeichnet der Frauenarzt |
| Brachymenorrhö (brachy/men/o/rrhö) | als ............................................ . |
| | Regelblutungen treten normalerweise in etwa vierwöchigen Abständen auf. Regelblutungen in kürzeren Abständen heißen Polymenorrhö (poly/men/o/rrhö). |
| viel, groß, zahlreich | poly- meint ............................................ . |
| Oligomenorrhö (oligo/men/o/rrhö) | Die selten auftretende Regelblutung heißt ............................................ . |
| | Bei Hormonstörungen sowie Gebärmuttererkrankungen kann die Regelblutung ausbleiben. Auch während der Schwangerschaft und der Stillzeit treten normalerweise keine |
| Amenorrhö (a/men/o/rrhö) | Regelblutungen auf. Es besteht dann eine ............................................ . |
| **9.5** | **krypt/o** bedeutet verborgen (griechisch kryptós). Eine Monatsblutung, die wegen Fehlbildungen der weiblichen Geschlechtsorgane nicht nach außen abfließen kann, heißt Kryptomenorrhö |
| Monat | (krypt/o/men/o/rrhö). men/o meint den ............................................ , |
| | -rrhö ist eine |
| Fluss, Fließen | Endung für ............................................ . |
| **9.6** | Schmerzen, Unterleibskrämpfe und Allgemeinbeschwerden bei der Monatsblutung fasst man unter dem Begriff Dysmenorrhö (dys/men/o/rrhö) zusammen. |
| gestört, übel-, miss- | dys- bedeutet ............................................ . |
| | **eu**- ist eine Vorsilbe für gut, wohl, normal (griechisch eú). Die normale, schmerzlose |
| Eumenorrhö (eu/men/o/rrhö) | Monatsblutung heißt ............................................ . |
| **9.7** | **arche** bedeutet Anfang, Ursprung (griechisch arché). Menarche (men/arche) benennt den Zeitpunkt des Auftretens der ersten Regelblutung. In |

| | |
|---|---|
| **9.7 ff** | Menarche |
| Monat | verweist men auf ........................................................ , |
| | der Wortteil |
| arche | für Anfang, Ursprung ist ........................................................ . |
| **9.8** | Das griechische Wort paúein bedeutet beenden. In medizinischen Fachbegriffen steht -**pause** für Ende. Menopause bezeichnet das |
| Ende der typischen Regelblutungen | ........................................................ . |
| | Die Zeitspanne, während der die Frau Kinder gebären kann, wird begrenzt durch den Beginn |
| Menarche (men/arche) | der Regelblutungen, die ........................................................ , |
| Menopause | und das Ende der |
| (men/o/pause) | Regelblutungen, die ........................................................ . |
| **9.9** | Allgemeinbeschwerden und Blutungsstörungen kündigen die Menopause an. Die Zeitspanne vor dem Eintritt der Menopause nennt man Prämenopause (prä/men/o/pause). |
| vor, voraus | prä- ist eine Vorsilbe für ........................................................ . |
| | **post**- meint „nach", „hinter" (lateinisch post). Die Zeitspanne nach dem |
| Postmenopause | Aufhören der Regelblutungen |
| (post/men/o/pause) | heißt dann ........................................................ . |
| **9.10** | **metr/o** bedeutet Gebärmutter (griechisch métra, lateinisch uterus). Ähnlich wie die Herzwand besteht die Gebärmutterwand aus drei Schichten. Das Endometrium (endo/metri/um) ist die Innenauskleidung der Gebärmutter, die Gebärmutterschleimhaut. |
| innen | endo- bedeutet ........................................................ , |
| Myometrium | Das Fachwort für die |
| (my/o/metri/um) | Muskelwand der Gebärmutter lautet ........................................................ . |
| | Perimetrium (peri/metri/um) bezeichnet den Bauchfellüberzug der Gebärmutter. |
| um herum, ringsum | peri- meint ........................................................ . |
| **9.11** | Entzündungen betreffen selten die gesamte Gebärmutterwand. Bilden Sie Fachbegriffe für Entzündung: |
| Metritis (metr/itis) | a) der Gebärmutter ........................................................ , |
| Endometritis | b) der |
| (endo/metr/itis) | Gebärmutterschleimhaut ........................................................ , |
| Myometritis | c) der |
| my/o/metr/itis) | Gebärmuttermuskulatur ........................................................ , |
| | d) des Bauchfellüberzugs |
| Perimetritis (peri/metr/itis) | der Gebärmutter ........................................................ . |
| **9.12** | Endometriose (endo/metri/ose) benennt gutartige Wucherungen von Gebärmutterschleimhaut in der Gebärmuttermuskulatur oder außerhalb der Gebärmutter. Der Begriff meint genau genommen den (krankhaften) Zustand der Gebärmutterschleimhaut. |
| (krankhafter) Zustand | -ose ist eine Endung für ........................................................ . |
| | Die Regelblutung vollzieht sich auch in den Inseln von Gebärmutterschleimhaut mit. Das Monatsblut kann aus diesen u.U. schlecht abfließen und sammelt sich in Zysten an (wegen der braunen Farbe „Schokoladenzysten" genannt). |

**9.13**

Bei Abflusshindernissen staut sich Blut in der Gebärmutter. Hämatometra (hämat/o/metra) setzt sich

hämat/o — zusammen aus der Bindeform für Blut ...........................................

metra — und der Fachbezeichnung für Gebärmutter ........................................... .

Hämatometra (hämat/o/metra) — Füllt sich die Gebärmutter mit Blut, spricht man von ........................................... .

Pyometra (py/o/metra) — Eine Eiteransammlung in der Gebärmutter heißt ........................................... .

**9.14**

1 Schambeinfuge (Symphysis pubica)
2 Harnblase (Vesica urinaria)
3 Gebärmutter (Uterus)
4 Mastdarm (Rectum)
5 Harnröhre (Urethra)
6 Scheide (Vagina)
7 Scheidenvorhof (Vestibulum vaginae)
8 After (Anus)
9 Bauchfellhöhle (Cavitas peritonealis)
10 Douglas-Raum (Excavatio rectouterina)

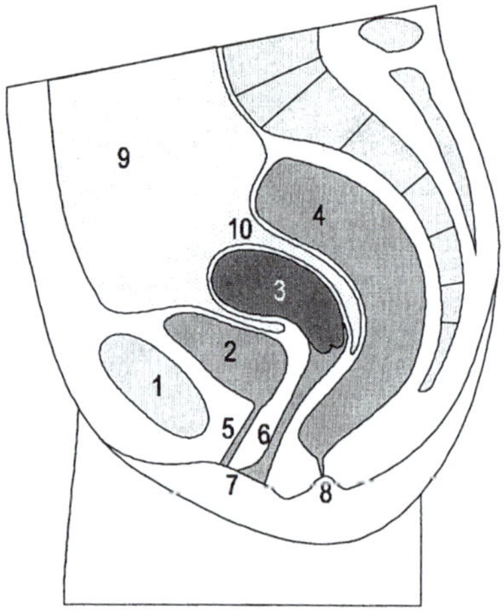


*Medianschnitt durch das weibliche Becken. Die Gebärmutter ist auf ihrer Vorder- und Rückseite unterschiedlich weit vom Bauchfell bedeckt.*

**9.15**

Die Gebärmutter gliedert sich in einen weiten oberen Anteil, den Gebärmutterkörper, und einen eng zulaufenden unteren Teil, den Gebärmutterhals. **zervik/o** oder **cervic/o** meinen den Hals (lateinisch cervix), in Zusammenhang mit der Gebärmutter den Gebärmutterhals (Cervix uteri). Blut- oder Eiteransammlungen der Gebärmutter können durch eine Verengung des Gebärmutterhalses verursacht werden. Eine Zervixstenose (zervix/

Verengung des (Gebärmutter)halses — sten/ose) ist eine ........................................... .

**9.16**

Ist der Gebärmutterhals nicht nur verengt, sondern völlig verschlossen, spricht der Gynäkologe von Zervixatresie (zervix/a/tres/ie). **tres** ist der Wortstamm für Loch, Öffnung, Lichtung (griechisch trésis). Atresie (a/tres/ie) setzt sich zusammen

a- — aus der verneinenden Vorsilbe ........................................... ,

tres — dem Wortstamm für Loch, Öffnung, Lichtung ...........................................

-ie — und der Hauptwortendung ........................................... .

**9.17**

Bei einer vorzeitigen Öffnung des Gebärmutterhalses in der Schwangerschaft droht eine Fehlgeburt. Die

Zervixinsuffizienz — Schwäche des Gebärmutterhalses ist eine ........................................... .

**9.18**

**koll/o** ist ein weiterer Wortstamm/eine Bindeform für Hals (lateinisch collum). Zervixkarzinom und Kollumkarzinom benennen den .......................................................... .

(Gebärmutter)halskrebs

**9.19**

Ein Polyp ist eine gutartige Wucherung (Geschwulst) der Schleimhaut (griechisch polýpus = vielfüßig). Liest man in einem medizinischen Text **polyp/o**, denke man an Schleimhautwucherung, Schleimhautgeschwulst. Eine Schleimhautwucherung im Gebärmutterhals heißt .......................................................... .

Zervixpolyp oder Kollumpolyp

Polypen des Gebärmutterhalses können bis in die Scheide ragen und Blutungen verursachen. Ein Polyp ist eine .......................................................... .

Schleimhautwucherung, Schleimhautgeschwulst

**9.20**

Das lateinische Wort corpus, eingedeutscht das **Korpus**, bedeutet Körper. Bilden Sie Fachbegriffe für:
Krebs des Gebärmutterkörpers .......................................................... ,
Schleimhautwucherung im Gebärmutterkörper .......................................................... .

Korpuskarzinom (korpus/karzin/om)
Korpuspolyp (korpus/polyp)

**9.21**

Gebärmutterhals- und Gebärmutterkörperkrebs werden unter dem Oberbegriff Uteruskarzinom zusammengefasst. **uter/o** ist ein weiterer Wortstamm/eine Bindeform für Gebärmutter (lateinisch uterus). Wird ein Krebs der Gebärmutter nicht genauer lokalisiert, spricht man von .......................................................... .

Uteruskarzinom (uterus/karzin/om)

Das Fachwort für Muskelgeschwulst ist .......................................................... .

Myom (my/om)

Eine Muskelgeschwulst in der Gebärmutter heißt .......................................................... .

Uterusmyom (uterus/my/om)

Eine Schleimhautwucherung, deren Lage in der Gebärmutter nicht näher beschrieben wird, nennt man .......................................................... .

Uteruspolyp (uterus/polyp)

**9.22**

Sie kennen jetzt zwei Wortstämme/Bindeformen für Gebärmutter .......................................................... .

uter/o und metr/o

**hyster/o** meint ebenfalls die Gebärmutter (griechisch hystéra). Hysterektomie (hyster/ek/tom/ie) ist die .......................................................... .

Gebärmutterentfernung

Die Gebärmutter kann durch die Bauchwand oder durch die Scheide entfernt werden. Eine abdominale Hysterektomie ist eine
.......................................................... .

Gebärmutterentfernung durch die Bauchwand

**9.23**

**vagin/o** steht in Fachbegriffen über die Scheide (lateinisch vagina). vaginal (vagin/al) ist das zugehörende Eigenschaftswort (Adjektiv). Eine Gebärmutterentfernung durch die Scheide heißt .......................................................... .

vaginale Hysterektomie

Bei der vaginalen Hysterektomie entsteht keine Hautwunde und daher keine sichtbare Narbe.

**9.24**

Ein Eingeweidebruch, der die Gebärmutter enthält, heißt .......................................................... .

Hysterozele (hyster/o/zele)

Liegen Gebärmutter und Harnblase im Bruchsack, spricht man von .......................................................... .

Hysterozystozele

| | |
|---|---|
| **9.24 ff** | Das Fachwort für |
| Hysteroptose (hyster/o/ptose) | Gebärmuttersenkung ist ............................................ . |
| | Bei einer Gebärmuttersenkung besteht u.U. die Anzeige zur operativen Fixierung der |
| Hysteropexie (hyster/o/pex/ie) | Gebärmutter, zur ............................................ . |
| **9.25** | **salping/o** bezieht sich auf den Eileiter (griechisch sálpinx = Trompete, wegen der Form auf den Eileiter übertragen, die „Gebärmuttertrompete"). Die Eileiterentzündung |
| Salpingitis (salping/itis) | bezeichnet man als ............................................ . |
| | Verklebt bei einer Eileiterentzündung die Eileitermündung in die Gebärmutter, kann sich Eiter im Eileiter |
| Pyosalpinx (py/o/salpinx) | ansammeln. Dieses Krankheitsbild heißt ............................................ . |
| | Eine Eileiterentzündung kann auf das den Eileiter umgebende Bauchfell übergreifen. In Perisalpingitis |
| um herum, ringsum | (peri/salping/itis) meint peri- ............................................ . |
| | Das Fachwort für |
| Peritonitis (periton/itis) | Bauchfellentzündung lautet ............................................ . |
| | Die Entzündung des Bauchfells |
| Perisalpingitis (peri/salping/itis) | um den Eileiter nennt man ............................................ . |
| **9.26** | **pelv/i**, **pelve/o** und **pelvi/o** meinen das Becken (lateinisch pelvis). Pelveoperitonitis benennt die Bauchfellentzündung, die auf das (kleine) Becken beschränkt ist. Pelveoperitonitis (pelve/o/periton/itis) setzt sich zusammen aus: |
| pelve/o | der Bindeform für Becken ............................................ , |
| | dem Wortstamm |
| periton | für Bauchfell ............................................ , |
| | der Endung |
| -itis | für Entzündung ............................................ . |
| | Pelviskopie |
| Beckenspiegelung | (pelvi/skop/ie) ist die ............................................ . |
| | Bei einer Beckenspiegelung können Eizellen zur künstlichen Befruchtung aus dem Eierstock entnommen werden. |
| **9.27** | Das griechische oón und das lateinische ovum stehen für Ei. Der Wortstamm/die Bindeform lauten **o/o** beziehungsweise **ov/o**. Ein Oozyt (o/o/zyt) oder |
| Eizelle | Ovozyt (ov/o/zyt) ist eine ............................................ . |
| | Die Entwicklung der |
| Oogenese (o/o/genese) oder Ovogenese (ov/o/genese) | Eizelle zur Reife heißt ............................................ . |
| | Im Eierstock reifen die Eizellen heran. Alle vier Wochen wird eine Eizelle ausgestoßen. Ovulation ist das Fachwort |
| Ei | für Eisprung. In Ovulation verweist ov- auf ............................................ . |
| **9.28** | Eireifung und Eisprung vollziehen sich im Eierstock. **oophor/o** meint den Eierstock (griechisch oophóros = Eier tragend). Schmerzen im Unterleib sowie Fieber können Zeichen einer Eierstockentzündung sein. Der Arzt nennt |
| Oophoritis (oophor/itis) | dieses Krankheitsbild ............................................ . |
| | Bei bösartigen Eierstockgeschwülsten ist die operative Entfernung des Eierstocks |
| Oophorektomie (oophor/ek/tom/ie) | angezeigt, die ............................................ . |

| | |
|---|---|
| **9.29** | Viele Fachbegriffe leiten sich vom lateinischen Wort ovarium für Eierstock ab. Gebrauchen Sie **ovari/o** für die folgenden medizinischen Ausdrücke: |
| Ovariotomie (ovari/o/tom/ie) | a) Schnitt in den Eierstock ........................................ , |
| Ovariektomie (ovari/ek/tom/ie) | b) Entfernung des Eierstocks ........................................ . |
| **9.30** | Das Eigenschaftswort (Adjektiv) mit der |
| ovarial (ovari/al) | Bedeutung „den Eierstock betreffend" heißt ........................................ . |
| Hohlraum (Blase) im Eierstock | Eine Ovarialzyste (ovari/al/zyste) ist ein ........................................ . |
| Ovarialkarzinom (ovari/al/karzin/om) | Eine Raumforderung im Eierstock kann durch eine Ovarialzyste verursacht sein, aber auch durch einen Eierstockkrebs, ein ........................................ . |
| Ovarialinsuffizienz (ovari/al/insuffizienz) | Störungen bzw. Ausbleiben der Regelblutungen können auf einer Funktionsschwäche des Eierstocks beruhen, einer ........................................ . |
| **9.31** | Eierstöcke und Hoden bezeichnet man als Keimdrüsen, Gonaden. **gonad/o** verweist in medizinischen Fachbezeichnungen auf die Keimdrüsen (griechisch goné = Erzeugung, Nachkommenschaft). Gonadendysgenesie (gonaden/dys/genes/ie) beschreibt die |
| gestörte Entwicklung/ Fehlentwicklung der Keimdrüsen | ........................................ . |
| **9.32** | Erkrankungen des Eierstocks und des Eileiters sind klinisch oft schwer zu unterscheiden. Unter dem Begriff Adnexe fasst der Gynäkologe die beiden der Gebärmutter anhängenden Organe, Eileiter und Eierstock, zusammen (lateinisch annectere = anfügen). **adnex/o** meint sowohl Eileiter als auch Eierstock. Ist eine Entzündung nicht klar auf den Eierstock oder den Eileiter |
| Adnexitis (adnex/itis) | beschränkt, lautet die Diagnose ........................................ . |
| Schwellung, Geschwulst | Ein Adnextumor ist eine ........................................ , |
| Eileiter und Eierstock | die ........................................ einbezieht. |
| **9.33** | Tuba uterina ist das lateinische Wort für Eileiter (wörtlich Gebärmuttertrompete). Sie kennen bereits den |
| Salpinx | griechischen Ausdruck für Eileiter ........................................ . |
| Eileiter | **tub/o** und salping/o meinen beide den ........................................ . |
| tub | tubar (tub/ar) setzt sich zusammen aus dem Wortstamm für Eileiter ........................................ und der Adjektivendung -ar. |
| **9.34** | **Gravidität** ist das Fachwort für Schwangerschaft. Normalerweise nistet sich die befruchtete Eizelle in der Gebärmutter ein. Gelegentlich bleibt die befruchtete Eizelle jedoch im Eileiter, im Eierstock oder in der Bauchfellhöhle liegen und verursacht dann u. U. lebensbedrohende Komplikationen. Eine |
| Eileiterschwangerschaft | Tubargravidität ist eine ........................................ . |

**9.34 ff**
Schwangerschaft im Eierstock
Abdominalgravidität

Ovarialgravidität (ovari/al/gravidität) bezeichnet eine ........................................ .
Eine Bauchhöhlenschwangerschaft heißt ........................................ .

**9.35**

-in ist eine Adjektivendung; extrauterin (extra/uter/in) setzt sich zusammen aus der
Vorsilbe für außerhalb ........................................ , (extra)
dem Wortstamm
für Gebärmutter ........................................ (uter)
und der
Adjektivendung ........................................ (-in)
und
bedeutet ........................................ . (außerhalb der Gebärmutter gelegen)
Bauchhöhlen-, Eierstock- und Eileiterschwangerschaft fasst man unter dem Oberbegriff Extrauteringravidität (extra/uter/in/gravidität) zusammen. Eine Extrauteringravidität (extra/uter/in/gravidität) ist eine

........................................ . (Schwangerschaft außerhalb der Gebärmutter)

**9.36**

5-10 Schwangerschaftsmonate („Mondmonate" zu 28 Tagen, vom Tag der letzten normalen Menstruation ab gerechnet)

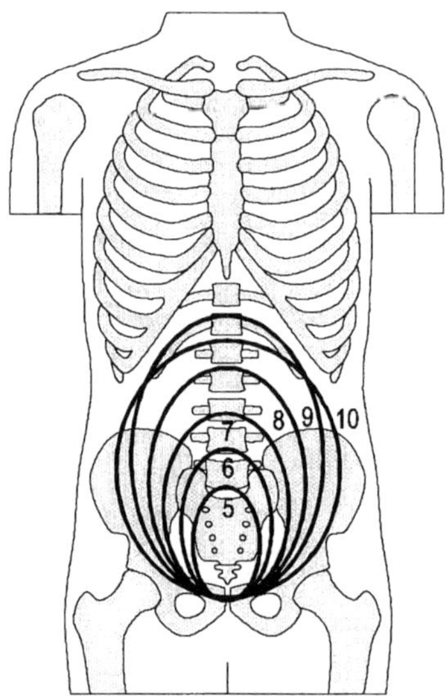


*Der Raumbedarf der Gebärmutter in der Schwangerschaft: Am Ende des 6. Schwangerschaftsmonats reicht die Gebärmutter etwa bis zum Nabel. Am Ende des 9. Schwangerschaftsmonats erreicht sie den Rippenbogen. Im 10. Schwangerschaftsmonat senkt sie sich , wird aber breiter.*

**9.37**

Die Leibesfrucht nennt man in der medizinischen Fachsprache von der 4. bis 8. Entwicklungswoche Embryo (griechisch émbryon), anschließend bis zur Geburt Fetus (lateinisch fetus). Die zu Embryo und Fetus gehörigen Eigenschaftswörter
(Adjektive) heißen ........................................ . (embryonal und fetal)
In der Embryonalperiode erfolgen alle wesentlichen Organentwicklungen, in der Fetalperiode überwiegen die Wachstumsvorgänge. In den ersten drei Entwicklungswochen (Präembryonalperiode) entsteht aus der be-

**9.37 ff**

Endometrium

Embryologie

fruchteten Eizelle über das Maulbeerstadium und den Blasenkeim die dreiblättrige Keimscheibe und nistet sich die Frucht in die Gebärmutterschleimhaut, das ..................................... , ein. Schon nach wenigen Zellteilungen sondern sich die Zellen ab, aus denen der Mutterkuchen (Plazenta) und die Fruchtblase hervorgehen. Der Begriff Embryo wird häufig auf die ganze vorgeburtliche Entwicklung angewandt, z.B. im Fachwort für Entwicklungsgeschichte („Lehre vom Embryo"): .................................. .

**9.38**

Amnioskopie (amni/o/skop/ie)

Der menschliche Embryo wird im Mutterleib von der Fruchtblase umschlossen. Die innere Auskleidung der Fruchtblase bezeichnet man als Schafshaut (griechisch amníon). **amni/o** meint die Schafshaut. Die Schafshaut bildet das Fruchtwasser (Amnionflüssigkeit). Die Spiegeluntersuchung der Schafshaut und des Fruchtwassers durch den Gebärmutterhalskanal heißt .................................................................................... .

**9.39**

Amniozentese

**-zentese** bedeutet Einstich oder Punktion (griechisch kéntesis). Möchte man Fruchtwasser für eine Untersuchung gewinnen, führt man eine Punktion der Fruchtblase durch, eine ............................................................ .

**9.40**

ein, eine, einer

Unipara (uni/para)

Der Wortendteil -**para** bedeutet gebären (lateinisch parere), nicht zu verwechseln mit der Vorsilbe para- für neben, daneben! Eine Frau, die noch kein Kind geboren hat, heißt Nullipara (nulli/para).
uni- ist eine Vorsilbe für .................................................................................. .
Eine Frau, die ein Kind geboren hat, ist eine ............................................................ .

**9.41**

Primipara (primi/para)

Multipara (multi/para)

**primi**- bedeutet erster, erste, erstes (lateinisch primus). Eine Frau, die ihr erstes Kind zur Welt bringt, die „Erstgebärende" nennt der Geburtshelfer ............................................ .
Die Vorsilbe für viel, mehr lautet **multi**- (lateinisch multus). Eine Frau, die zwei oder mehrere Schwangerschaften ausgetragen hat, bezeichnet man als Mehrgebärende oder ............................................................ .

**9.42**

Scheide

Scheide

Krebs in der Scheide

Sie kennen bereits den Wortstamm/die Bindeform vagin/o für ............................................................ .
vaginal (vagin/al) betrifft die ............................................................................ .
Vaginalkarzinom (vagin/al/karzin/om) benennt den ............................................................ .

**9.43**

Scheide

Kolpitis (kolp/itis) oder Vaginitis (vagin/itis)

Scheidenspiegelung

Viele Krankheitsbezeichnungen leiten sich vom griechischen Wort kólpos für Scheide ab. **kolp/o** und vagin/o meinen die ............................................................ .
Die Scheidenentzündung heißt .................................................................................. .
Die Kolposkopie (kolp/o/skop/ie) ist die ............................................................ .

| | |
|---|---|
| **9.44**<br>Kolporrhexie<br>(kolp/o/rrhexie) | **-rhexie** (bzw. nach Selbstlauten -rrhexie) bedeutet Riss, Zerreißen (griechisch rhéxis). Das Fachwort für Scheidenriss lautet dann ............ . |
| **9.45** | **-rhaphie** (bzw. nach Selbstlauten -rrhaphie) meint die Naht, das Nähen (griechisch rhaphé). Beim Gebärmuttervorfall wird die Scheide operativ durch Raffnähte stabilisiert. |
| Scheidennaht | Eine Kolporrhaphie (kolp/o/rrhaphie) ist eine ............ .<br>Man unterscheide: |
| Naht, Nähen | a) -rhaphie ............ , |
| Riss, Zerreißen | b) -rhexie und -rhagie ............ , |
| Fluss, Fließen | c) -rhö ............ . |
| **9.46** | **vulv/o** bezieht sich auf die Vulva = die „weibliche Scham" = die äußeren weiblichen Geschlechtsorgane (Schamlippen, Kitzler und Scheidenvorhof mit der Scheiden- und Harnröhrenöffnung). |
| Vulvakarzinom<br>(vulva/karzin/om) | Der Krebs der äußeren weiblichen Geschlechtsorgane tritt selten vor der Menopause auf. Das Krankheitsbild heißt ............ . |
| Vulvektomie<br>(vulv/ek/tom/ie) | Die Behandlung des Vulvakarzinoms besteht in der Entfernung der Vulva, der ............ . |

## Zusammenfassung und Wiederholung

| **Antworten** | **Fragen** |
|---|---|
| **9.47** | Geben Sie bitte die Bedeutung an von: |
| Monat | men/o ............ , |
| Fließen, Fluss | -rhö ............ , |
| kurz, klein | brachy- ............ , |
| verborgen | krypt/o ............ , |
| gut, wohl, normal | eu- ............ , |
| Anfang, Ursprung | -arche ............ , |
| Ende | -pause ............ , |
| Gebärmutter | metr/o, uter/o, hyster/o ............ , |
| Hals | zervik/o, cervic/o ............ , |
| Loch, Öffnung, Lichtung | -tresie ............ , |
| Schleimhautwucherung,<br>Schleimhautgeschwulst | polyp/o ............ , |
| Körper | corpus, korpus ............ , |
| Scheide | vagin/o, kolp/o ............ , |

**9.47 ff**

| | |
|---|---|
| Eileiter | salping/o, tub/o ................................ , |
| Becken | pelv/i, pelve/o, pelvi/o ................................ , |
| Ei | o/o, ov/o ................................ , |
| Eierstock | oophor/o, ovari/o ................................ , |
| Keimdrüse | gonad/o ................................ , |
| Anhängsel | adnex/o ................................ , |
| Schwangerschaft | Gravidität ................................ , |
| Schafshaut | amni/o ................................ , |
| Einstich, Punktion | -zentese ................................ , |
| gebären | -para ................................ , |
| erster, erste, erstes | primi- ................................ , |
| viel, mehr | multi- ................................ , |
| Riss, Zerreißen | -rhexie ................................ , |
| Naht, Nähen | -rhaphie ................................ , |
| weibliche Scham, äußere weibliche Geschlechtsorgane | vulv/o ................................ . |

# 10 Männliche Geschlechtsorgane

| Antworten | Lerntext |
|---|---|
| **10.1** | **sperm/o**, **spermi/o** und **spermat/o** beziehen sich auf den Samen (griechisch spérma, spérmatos) bzw. die reifen männlichen Samenzellen = Spermien. Spermiogenese (spermi/o/genese) oder Spermatogenese (spermat/o/genese) |
| Entwicklung oder Reifung der Samenzellen | benennen die ................ . |
| | Bei Entzündungen der männlichen Geschlechtsorgane werden u.U. Samenzellen mit dem Harn ausgeschieden. Spermaturie (spermat/urie) setzt sich zusammen aus |
| spermat | dem Wortstamm für Samen ................ |
| | und dem Wortteil |
| -urie | für Harnausscheidung ................ . |
| Spermatorrhö (spermat/o/rrhö) | Ein Abfluss von Samen aus der Harnröhre (ohne geschlechtliche Erregung) heißt ................ . |
| | Zysten an Hoden, Nebenhoden oder Samenleiter, die mit Samenzellen gefüllt sind, nennt |
| Spermatozele (spermat/o/zele) | man Samenbruch oder ................ . |
| **10.2** | Die Zeugungsfähigkeit des Mannes kann durch eine verminderte Zahl der Samenzellen eingeschränkt sein. Hypospermie (hypo/sperm/ie) bezeichnet die verminderte Spermienzahl, |
| Hyperspermie (hyper/sperm/ie) | die erhöhte Spermienzahl nennt der Arzt ................ . |
| | Das Fehlen von |
| Aspermie (a/sperm/ie) | Samenzellen heißt ................ . |
| **10.3** | **sthen/o** ist der Wortstamm/ die Bindeform für Kraft, Stärke (griechisch sthénos). Die eingeschränkte Aktivität von Samenzellen ist an einer verminderten Beweglichkeit |
| verneinende Vorsilbe | erkennbar. a- ist eine ................ . |
| | asthen/o |
| ohne Kraft, kraftlos | meint ................ . |
| kraftlos, d.h. weniger beweglich | Bei der Asthenospermie (a/sthen/o/sperm/ie) sind die Samenzellen ................ . |
| **10.4** | **terat/o** bedeutet Missbildung (griechisch téras, tératos). Die Fachbezeichnung für eine gesteigerte Zahl |
| Teratospermie (terat/o/sperm/ie) | missgebildeter Samenzellen lautet ................ . |
| | Bei einer Teratospermie (terat/o/sperm/ie) ist die Zeugungsfähigkeit oft stark herabgesetzt. Die Lehre |
| Teratologie (terat/o/log/ie) | von den Missbildungen heißt ................ . |
| | Sie befasst sich u.a. mit der |
| Teratogenese (terat/o/genese) | Entstehung von Missbildungen, der ................ . |
| | Ein Teratom ist eine Mischgeschwulst aus verschiedenartigen, missgestalteten Körpergeweben, in der u.U. auch Haare zu finden sind. In Teratom (terat/om) |
| Missbildung | verweist terat auf ................ , |
| | -om ist die |
| Geschwulst, Schwellung | Endung für ................ . |

**10.5**

bösartig

Krebs

malign

-om

**malign/o** bedeutet bösartig (lateinisch malignus). Enthält ein Teratom undifferenziertes Gewebe, ist es besonders bösartig. Das maligne Teratom heißt auch Teratokarzinom. In Teratokarzinom (terat/o/karzin/om) verweist der Wortstamm
karzin auf ................................................................................................ .
Die bösartigen Geschwülste fasst man auch unter dem Oberbegriff Malignome zusammen. Malignom (malign/om) setzt
sich zusammen aus dem Wortstamm für bösartig ......................................
und der Endung
für Geschwulst ................................................................................ .

**10.6**

1 Hoden (Testis = Orchis)
2 Nebenhoden (Epididymis)
3 Samenleiter (Ductus deferens)
4 Bläschendrüse = Samenblase (Glandula vesiculosa = Glandula seminalis = Vesicula seminalis)
5 Spritzkanal (Ductus ejaculatorius)
6 Vorsteherdrüse (Prostata)
7 Harnblase (Vesica urinaria)
8 Harnröhre (Urethra)
9 Männliches Glied (Penis)
10 Hodensack (Scrotum)
11 Schambeinfuge (Symphysis pubica)
12 Mastdarm (Rectum)
13 Bauchfellhöhle (Cavitas peritonealis)

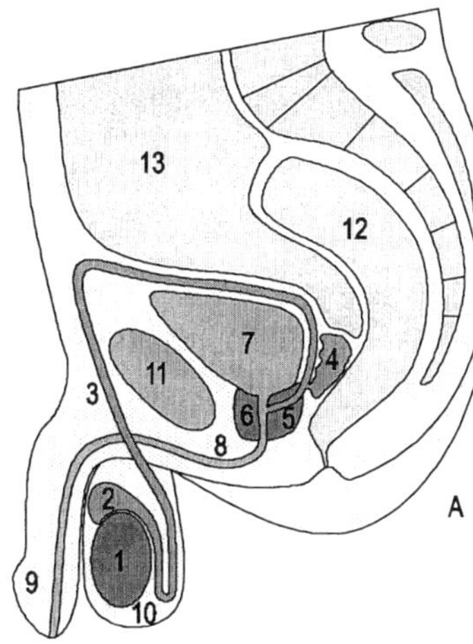


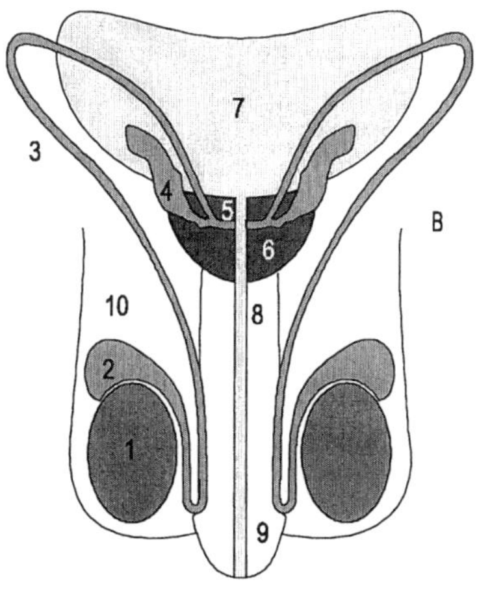


*A Medianschnitt durch das männliche Becken.*
*B Überblick über die männlichen Geschlechtsorgane. Die Samenzellen (Spermien) entstehen im Hoden und werden im Nebenhoden gespeichert. Beim Samenerguss (Ejakulation) werden sie über den Samenleiter und die Harnröhre ausgespritzt. Dabei werden die Sekrete der Bläschendrüse und der Vorsteherdrüse beigemischt.*

| | |
|---|---|
| **10.7** | Eine junge, nicht ausgereifte Zelle bezeichnet man in der Medizin als Blast (griechisch blastós = Spross). **blast/o** bezieht sich auf junge, unreife Zellen oder Gewebe. Eine Geschwulst |
| Blastom (blast/om) | aus jungen, unreifen Zellen heißt dann ................................................ . |
| Teratoblastom (terat/o/blast/om) | Eine Mischgeschwulst aus unreifen, missgestalteten Geweben nennt man ................................................ . |
| **10.8** | Teratome treten gehäuft im Hoden auf. **orch/o**, **orch/i** oder **orchid/o** meinen den Hoden (griechisch órchis, |
| Hodenentzündung | órchios). Orchitis (orch/itis) ist die ................................................ . |
| Hodenentfernung | Orchidektomie (orchid/ek/tom/ie) oder Orchiektomie (orchi/ek/tom/ie) meinen die ................................................ . |
| **10.9** | **testis** ist das lateinische Wort für Hoden. Die Hoden werden bei der Leibesfrucht (Embryo) zunächst in der Bauchhöhle angelegt und steigen erst gegen Ende der Schwangerschaft durch den Leistenkanal in den Hodensack ab. Das Fachwort für Abstieg lautet Descensus. Descensus testis bezeichnet |
| Abstieg des Hodens in den Hodensack | den ................................................ . |
| Maldescensus | mal- ist eine Vorsilbe für schlecht, gestört (lateinisch malus). Der gestörte Abstieg heißt ................................................ . |
| Maldescensus testis | Der gestörte Abstieg des Hodens in den Hodensack ist der ................................................ . |
| **10.10** | Bei einem gestörten Hodenabstieg kann der Hoden in der Bauchhöhle verbleiben (Bauchhoden). Der Wortstamm/ |
| krypt/o | die Bindeform für verborgen lautet ................................................ . |
| -pexie | Kryptorchismus benennt eine Störung des Hodenabstiegs, bei der der Hoden in der Bauchhöhle „verborgen“ bleibt. Einen Hoden, der wiederholt aus dem Hodensack in den Leistenkanal zurückgleitet, nennt man Pendelhoden. Er muss im Hodensack befestigt werden. Sie kennen bereits den Wortteil für operatives Befestigen ................................................ . |
| die Hoden im Hodensack befestigt werden | Orchidopexie (orchid/o/pexie) und Orchipexie (orchi/pex/ie) benennen eine Operation, bei der ................................................ . |
| **10.11** | Bei seinem Abstieg gleitet der Hoden an einer Ausstülpung des Bauchfells entlang in den Hodensack. In Resten dieser Ausstülpung kann sich „Wasser“ sammeln. Der Wortstamm/ |
| hydr/o | die Bindeform für Wasser heißt ................................................ . |
| Wasserbruch | Hydrozele (hydr/o/zele) benennt den ................................................ . |
| Wasserbruch des Hodens | Hydrozele testis bezeichnet einen ................................................ . |
| **10.12** | **varik/o** und **varic/o** sind Wortstämme/ Bindeformen für Krampfader (lateinisch varix, varicis). Varikozele |
| Krampfaderbruch | (varik/o/zele) meint folglich ................................................ . |
| Varicocele testis | Das Hodenvenengeflecht kann Krampfadern ausbilden. Ein „Krampfaderbruch“ des Hodens heißt ................................................ . |

**10.13**

Epididymitis (epididym/itis)
Epididymektomie (epididym/ek/tom/ie)

**epididym/o** steht in Fachbegriffen über den Nebenhoden (griechisch epí = auf, dídymos = doppelt, im übertragenen Sinn die Hoden). Eine Nebenhodenentzündung
ist eine ................................................................................ .
Die Nebenhodenentfernung
nennt der Urologe ................................................................ .

**10.14**

Vasektomie (vas/ek/tom/ie)
Vasovasostomie (vas/o/vas/o/stom/ie)
Epididymovasektomie (epididym/o/vas/ek/tom/ie)

**vas/o** ist neben angi/o ein Wortstamm/eine Bindeform für Gefäß (lateinisch vas). Es bezieht sich meist auf Blutgefäße. In der Urologie jedoch meint es meist den Samenleiter. Die Samenleiter verbinden die Nebenhoden mit der Vorsteherdrüse. Die Entfernung eines Teils des Samenleiters zum Unfruchtbarmachen (Sterilisation)
des Mannes bezeichnet man als ................................................ .
Besteht nach einer Vasektomie (vas/ek/tom/ie) erneut Kinderwunsch, kann man versuchen, die beiden Samenleiterenden erneut miteinander zu verbinden. Es handelt sich
bei diesem Eingriff um eine ................................................ .
Die Entfernung von Nebenhoden
und Samenleiter ist eine ................................................ .

**10.15**

1 Hoden (Testis = Orchis)
2 Nebenhoden (Epididymis)
3 Samenleiter /Ductus deferens)
4 Bläschendrüse = Samenblase (Glandula vesiculosa = Glandula seminalis = Vesicula seminalis)
5 Spritzkanal (Ductus ejaculatorius)
6 Vorsteherdrüse (Prostata)
7 Harnblase (Vesica urinaria)
8 Harnröhre (Urethra)
9 Männliches Glied (Penis)
10 Hodensack (Scrotum)

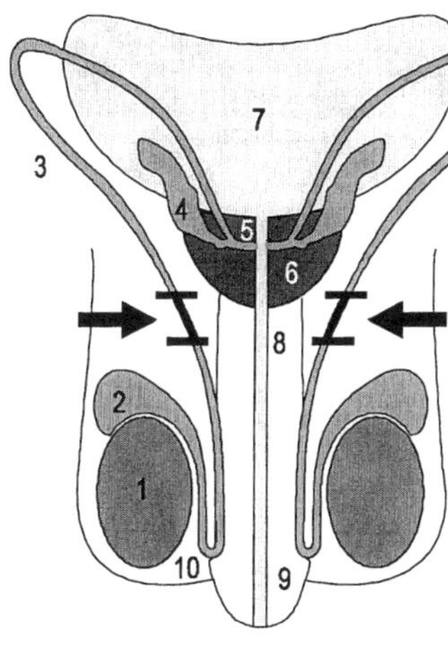


*Entfernt man auf beiden Seiten ein Stück des Samenleiters (Vasektomie), so können die Samenzellen nicht mehr aus dem Nebenhoden zur Harnröhre gelangen, und es werden beim „Samenerguss" nur die Sekrete der Bläschendrüse und der Vorsteherdrüse ausgespritzt. Die Hoden erzeugen weiterhin Samenzellen und Hormone. Die sich im Nebenhoden anstauenden Samenzellen werden dort abgebaut und ihre Bauteile vom Körper „recycled".*

**10.16**

Prostatopathie (prostat/o/path/ie)
Prostatitis (prostat/itis)

**prostat/o** bezieht sich auf die Vorsteherdrüse, die Prostata (griechisch prostátes = Vorsteher). Erkrankungen
der Vorsteherdrüse heißen ................................................ .
Entzündungen der Harnwege können auf die Prostata übergreifen. Nennen Sie das Fachwort für
Entzündung der Vorsteherdrüse ................................................ .

| | |
|---|---|
| **10.17** | **troph/o** bezieht sich auf Ernährung (griechisch trophé). Sie kennen die Vorsilbe für über, |
| hyper | übermäßig, oberhalb ................................................. . Hypertrophie be- |
| Überernährung | deutet wörtlich die ................................................. , benennt in der Medizin aber die Vergrößerung eines Organs infolge Vergrößerung der einzelnen Zellen. Bei drei Viertel der Männer vergrößert sich die Vorsteherdrüse ab dem 50. Lebensjahr ganz allmählich. Man nennt |
| Prostatahypertrophie (prostata/hyper/troph/ie) | dies gewöhnlich ................................................. . Genauere Untersuchungen zeigten, dass die Vergrößerung der Prostata nicht auf einer Vergrößerung der einzelnen Zellen, sondern auf einer Zunahme der Zellzahl beruht, die man in der Medizin Hyperplasie (griechisch plássein = formen, bilden) nennt. Der Wortstamm **plas** ist verwandt mit dem schon bekannten Wortstamm plast. Die „Prostatahypertrophie" ist |
| Prostatahyperplasie (prostata/hyper/plas/ie) | also genauer eine ................................................. . |
| **10.18** | Nennen Sie die Gründe für die Größenzunahme eines Organs bei |
| Zunahme der Zellgröße | a) Hypertrophie ................................................. , |
| Zunahme der Zellzahl | b) Hyperplasie ................................................. . Umgekehrt unterscheidet man bei der Größenabnahme eines Organs die Abnahme der |
| Hypotrophie | Zellgröße ................................................. und die Abnahme |
| Hypoplasie | der Zellzahl ................................................. . |
| **10.19** | Unter Atrophie versteht man den völligen Schwund eines Organs oder Organteils. Geht im Hoden das samenzellbildende Gewebe zugrunde, nennt man |
| Hodenatrophie | dies ................................................. . Ist ein Organ oder Organteil wegen eines Entwicklungsfehlers gar nicht vorhanden, so spricht man von Aplasie. Ist ein Hoden überhaupt nicht angelegt worden, |
| Hodenaplasie | so ist dies eine ................................................. . |
| **10.20** | Die Vergrößerung der Vorsteherdrüse nach dem 50. Lebensjahr kann den Charakter einer Geschwulst annehmen. Sie erinnern sich an den Fachbegriff für (gutartige) |
| Adenom (aden/om) | Drüsengeschwulst ................................................. . Eine (gutartige) Drüsengeschwulst |
| Prostataadenom (prostata/aden/om) | der Vorsteherdrüse heißt ................................................. . Der Krebs der Vorsteherdrüse ist ein typischer „Alterskrebs", der relativ langsam wächst. Das Fachwort |
| Prostatakarzinom (prostata/karzin/om) | für Vorsteherdrüsenkrebs lautet ................................................. . |
| **10.21** | Die Behandlung des Prostatakarzinoms besteht in der vollständigen Entfernung der |
| Prostatektomie (prostat/ek/tom/ie) | Vorsteherdrüse, der ................................................. . Auch eine gutartige Vergrößerung der Prostata kann die Harnröhre zusammenpressen und so den Harnabfluss behindern. Deshalb ist bei großen |

**10.21 ff**

suprapubisch (supra/pub/isch)

durch, über

Harnblase

Adjektivendung

Prostataadenomen ebenfalls die Prostatektomie zu erwägen. Bei der Prostatektomie wird die Bauchwand oberhalb des Schambeins eröffnet, der Schnitt
erfolgt also ............................................................................... .
Die Vorsteherdrüse kann dann transvesikal (durch die Harnblase hindurch) erreicht werden. In transvesikal
(trans/vesik/al) meint trans- ............................................................ ,
vesik ...................................................................................... ,
-al ist
eine ...................................................................................... .

**10.22**

1 Vorsteherdrüse (Prostata)
2 Harnblase (Vesica urinaria)
3 Schambeinfuge (Symphysis pubica)
4 Harnröhre (Urethra)
5 Mastdarm (Rectum)
6-10 Zugangswege zur Vorsteherdrüse
6 transurethral
7 suprapubisch retropubisch
8 suprapubisch transvesikal
9 transperineal
10 transrektal

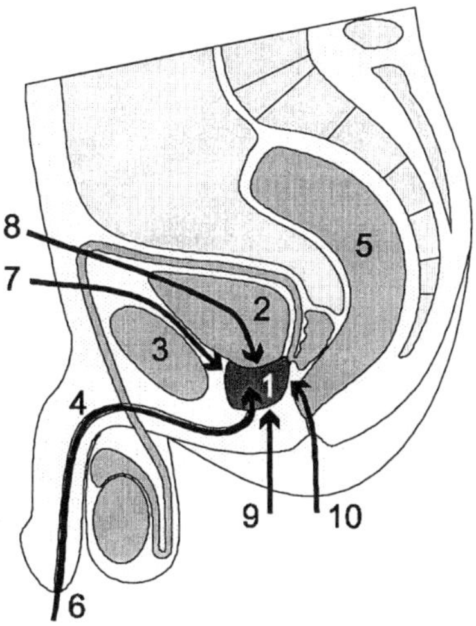


*Chirurgische Zugangswege zur Vorsteherdrüse (Prostata). Die transurethrale Prostatektomie ist der am häufigsten ausgeführte Eingriff bei der gutartigen Prostatahyperplasie. Er hinterlässt keine Hautnarbe. Beim Prostatakarzinom wird der suprapubische Weg bevorzugt.*

**10.23**

Damm

transurethral (trans/urethr/al)

Ein weiterer Zugang zur Vorsteherdrüse ist über den Damm (= der Bereich zwischen Hodensack und After) möglich. **perine/o** meint den Damm (griechisch perineon).
perineal (perine/al) betrifft den ........................................................ .
Kleinere Prostataadenome können durch die Harnröhre abgetragen werden. Die Prostataresektion
erfolgt also ............................................................................... .

**10.24**

suprapubisch (supra/pub/isch)
transvesikal (trans/vesik/al)
transperineal (trans/perine/al)
transurethral (trans/urethr/al)

Bilden Sie Fachbegriffe für:

a) oberhalb des Schambeins ................................................ ,

b) durch/über die Harnblase ................................................ ,

c) durch/über den Damm ................................................ ,

d) durch/über die Harnröhre ................................................ .

| | |
|---|---|
| **10.25** | Die männliche Harnröhre mündet mit dem äußeren Harnröhrenmund an der Eichel. **balan/o** meint die Eichel (griechisch bálanos). Balanitis (balan/itis) |
| Entzündung der Eichel | ist die ............ . |
| | Die Entzündung der Eichel bezieht meist auch die Vorhaut mit ein. **posth/o** steht in Fachbegriffen über die Vorhaut (griechisch pósthion). Eine Balanoposthitis |
| Eichel und Vorhaut | (balan/o/posth/itis) betrifft ............ . |
| **10.26** | Entzündungen der Eichel sowie der Vorhaut können durch Pilze verursacht werden. **myk/o** bedeutet Pilz (griechisch mýkes). Ein krankhafter Zustand, der durch eine Pilzinfektion |
| Mykose (myk/ose) | hervorgerufen wird, heißt ............ . |
| | Eine mykotische Balanitis benennt eine |
| durch Pilze verursachte Entzündung der Eichel | ............ . |
| **10.27** | Entzündungen der Eichel sowie der Harnwege werden durch eine Vorhautverengung (**Phimose**) begünstigt (griechisch phímosis = Verengung). Die Vorhaut lässt sich dann nicht über die Eichel zurückstreifen und der Vorhautsack nicht reinigen. Aus abgeschilferten Deckzellen und Bakterien entsteht die stinkende Vorhautschmiere (Smegma). Eine Phimose bedarf innerhalb der ersten Lebensjahre keiner Behandlung. Sie heilt meist von selbst aus. |
| Vorhautverengung | Phimose benennt die ............ . |
| | Die Entzündung |
| Posthitis | der Vorhaut ist eine ............ . |

## Zusammenfassung und Wiederholung

| **Antworten** | **Fragen** |
|---|---|
| **10.28** | Geben Sie bitte die Bedeutung an von: |
| Samen, Samenzelle | sperm/o, spermi/o, spermat/o ............ , |
| Kraft, Stärke | sthen/o ............ , |
| Missbildung | terat/o ............ , |
| bösartig | malign/o ............ , |
| junge, unreife Zelle; junges, unreifes Gewebe | blast/o ............ , |
| Hoden | orch/o, orchi/o, orchid/o, testis ............ , |
| schlecht, gestört | mal- ............ , |
| Krampfader | varik/o ............ , |
| Nebenhoden | epididym/o ............ , |
| Vorsteherdrüse | prostat/o ............ , |

**10.28**

| | |
|---|---|
| Ernährung | troph/o ..........................................................................., |
| Vergrößerung durch Zunahme der Zellgröße | Hypertrophie ..................................................................., |
| Vergrößerung durch Zunahme der Zellzahl | Hyperplasie ...................................................................., |
| Damm | perine/o ........................................................................., |
| Eichel | balan/o ........................................................................., |
| Vorhaut | posth/o ........................................................................., |
| Pilz | myk/o ..........................................................................., |
| Vorhautverengung | Phimose ........................................................................, |
| Vorhautschmiere | Smegma ......................................................................... . |

# 11 Bewegungsapparat: Knochen, Gelenke, Muskeln

**Antworten**

**11.1**

Erkrankung des Knochens

Knochenentzündung

**11.2**

1 + 2 Schädel (Cranium)
1 Hirnschädel (Neurocranium)
2 Gesichtsschädel (Viscerocranium)
3 Wirbelsäule (Columna vertebralis)
4 Schlüsselbein (Clavicula)
5 Schulterblatt (Scapula)
6 + 7 Brustkorb (Thorax)
6 Brustbein (Sternum)
7 Rippen (Costae)
8 Oberarmbein (Humerus)
9 Lendenwirbel (Vertebra lumbalis)
10 Hüftbein (Os coxae) bestehend aus Darmbein (Os ilium) + Sitzbein (Os ischii) + Schambein (Os pubis)
11 Kreuzbein (Os sacrum)
10 + 11 Becken (Pelvis)
12 Elle (Ulna)
13 Speiche (Radius)
14 Oberschenkelbein (Femur)
15 Kniescheibe (Patella)
16 Schienbein (Tibia)
17 Wadenbein (Fibula)

**Lerntext**

**oste/o, ost/o** oder **osse/o** stehen in Fachbegriffen über die Knochen (griechisch ostéon, lateinisch os, ossis). Osteopathie (oste/o/path/ie) ist eine

........................................................................................................ .

Eine Ostitis
(ost/itis) ist eine ........................................................................................ .

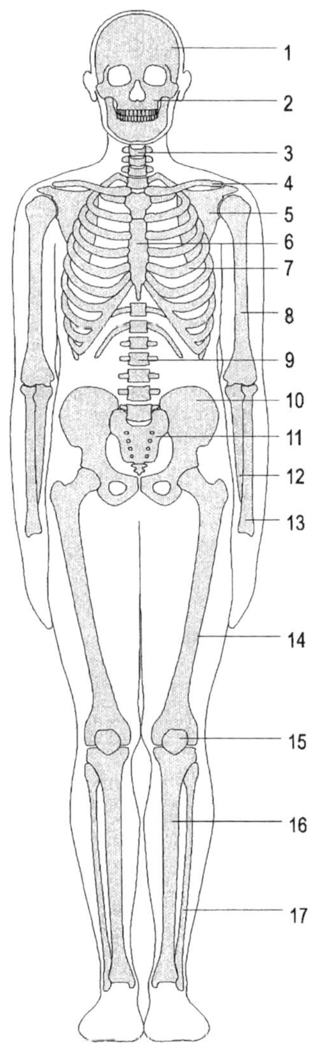


*Überblick über das Knochengerüst (Skelett) des Menschen. Hand- und Fußknochen sowie die Wirbelsäule werden in den folgenden Abbildungen gesondert dargestellt.*

| | |
|---|---|
| **11.3** | Knochen besteht aus einer festen Rinde, die einen Markraum umschließt. Der Markraum enthält Knochenmark. **myel/o** meint das Mark (griechisch myelós). myel/o kann auf das Knochenmark oder das Rückenmark verweisen. In Osteomyelitis |
| Knochen | (oste/o/myel/itis) bezeichnet oste/o den ..................................................... , |
| | Osteomyelitis |
| Knochenmarkentzündung | ist daher die ..................................................................................... . |
| | Sie kennen bereits den Wortstamm/ |
| fibr/o | die Bindeform für Faser ...................................................................... . |
| | Wird in einem Organ funktionstüchtiges Gewebe durch |
| Fibrose (fibr/ose) | faserreiches Bindegewebe ersetzt, spricht man von ............................. . |
| | Wird funktionstüchtiges Knochenmark von faserreichem Bindegewebe |
| Osteomyelofibrose (oste/o/myel/o/fibr/ose) | verdrängt, handelt es sich um eine ....................................................................... . |
| **11.4** | Der Wortstamm für |
| malaz | weich, schwach lautet ........................................................................ , |
| | Eine Verarmung des Knochens an Calcium oder Phosphat führt zur Knochenerweichung, |
| Osteomalazie (oste/o/malaz/ie) | der .................................................................................................... . |
| | Bei der Rachitis (rach/itis) oder Englischen Krankheit tritt durch Vitamin-D-Mangel bei Kindern eine Erweichung der Knochen auf. **rachi/o** oder **rhachi/o** meinen den Rücken, das Rückgrat, die Wirbelsäule (griechisch rháchis). Rachitis |
| Rückenentzündung, Wirbelsäulenentzündung | (rach/itis) bedeutet wörtlich ............................................................ , |
| | ist aber eine Stoffwechselerkrankung aller Knochen. |
| **11.5** | Knochen sind lebende Organe mit Zellen, die für den Stoffwechsel sorgen. Der Fachbegriff |
| Osteozyt (oste/o/zyt) | für Knochenzelle lautet ...................................................................... . |
| | Die Knochenzellen entstehen aus Zellen, die den Knochen aufgebaut haben. Man nennt diese |
| Osteoblasten (oste/o/blasten) | knochenbildende Zellen oder ............................................................... . |
| | Diese stellen eine knochenähnliche Substanz her, die anschließend verkalkt. Die Endung |
| -(o)id | für „ähnlich wie" ist ........................................................................... . |
| | Eine knochenähnliche |
| Osteoid (oste/o/id) | Substanz heißt .................................................................................. . |
| **11.6** | **klast/o** bedeutet abbauen, (zer)brechen, zerstören (griechisch klán). Ein Osteoklast (oste/o/klast) ist |
| Knochen abbaut | eine Zelle, die .................................................................................. , |
| | eine „Knochenfresszelle". Man unterscheide die beiden Zelltypen: |
| | a) Knochen |
| Osteoblast (oste/o/blast) | aufbauende Zelle.................................................................................. , |
| | b) Knochen |
| Osteoklast (oste/o/klast) | abbauende Zelle .................................................................................. . |
| **11.7** | Bilden Sie Fachausdrücke für: |
| Osteom (oste/om) | a) Knochengeschwulst ........................................................................ , |
| Osteoblastom (oste/o/blast/om) | b) Geschwulst aus jungen, knochenbildenden Zellen ........................................................ , |
| Osteoklastom (oste/o/klast/om) | c) Geschwulst, in der Knochen durch knochenabbauende Zellen zerstört wird ........................................ . |

## 11.8

„Fleischgeschwulst“

**sark/o** bedeutet ursprünglich Fleisch (griechisch sárx, sarkós). Demnach wäre ein Sarkom (sark/om) eine ................................ .
In der Pathologie versteht man jedoch darunter eine bösartige Geschwulst aus entarteten Binde- oder Stützgeweben (entsprechend dem Karzinom, das aus entarteten Deck- oder Drüsengeweben entsteht). Eine (gutartige) Knochengeschwulst nennt man ................................ .

Osteom (oste/om)

Eine bösartige Geschwulst aus entartetem Knochengewebe heißt hingegen ................................ .

Osteosarkom (oste/o/sark/om)

Eine gutartige Geschwulst aus faserigem Bindegewebe ist ein ................................ ,

Fibrom (fibr/om)

eine bösartige Geschwulst aus entartetem Fasergewebe bezeichnet der Arzt als ................................ .

Fibrosarkom (fibr/o/sark/om)

## 11.9

1-8 Handwurzelknochen (Ossa carpi)
1 Kahnbein der Hand (Os scaphoideum)
2 Mondbein (Os lunatum)
3 Dreieckbein (Os triquetrum)
4 Erbsenbein (Os pisiforme)
5 Großes Vieleckbein (Os trapezium)
6 Kleines Vieleckbein (Os trapezoideum)
7 Kopfbein (Os capitatum)
8 Hakenbein (Os hamatum)
9 Mittelhandknochen (Os metacarpi)
10-12 Fingerglieder (Ossa digitorum = Phalanges)
10 Fingergrundglied (Phalanx proximalis)
11 Fingermittelglied (Phalanx media)
12 Fingerendglied (Phalanx distalis)
13 Sesambein (Os sesamoideum)
14 Speiche (Radius)
15 Elle (Ulna)

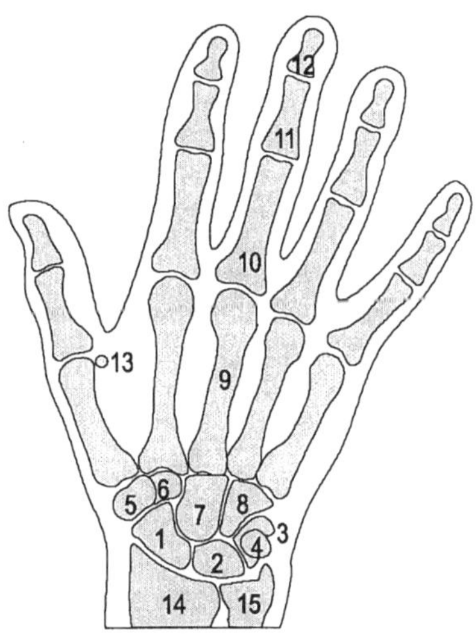


*Knochen der Hand (Handskelett), von der Handflächenseite aus gesehen. Die Hand wird in drei Abschnitte gegliedert:*
*a) Handwurzel mit 8 Handwurzelknochen,*
*b) Mittelhand mit 5 Mittelhandknochen,*
*c) Finger mit 14 Fingergliedern: bei Zeige-, Mittel-, Ring- und Kleinfinger haben wir je drei Fingerglieder (Fingergrundglied + Fingermittelglied + Fingerendglied), beim Daumen nur zwei (Daumengrundglied + Daumenendglied, es fehlt das Mittelglied).*
*Die Hand verfügt über eine Vielfalt an Bewegungsmöglichkeiten, weil alle Knochen mit ihren Nachbarknochen durch Gelenke verbunden sind. Besonders große Bewegungen sind in folgenden Gelenken möglich:*
*a) Oberes und unteres Handgelenk: zwischen Speiche und Elle einerseits und der ersten und zweiten Reihe der Handwurzelknochen andererseits.*
*b) Fingergrundgelenke: zwischen Mittelhandknochen und Fingergrundgliedern.*
*c) Fingermittel- und -endgelenke: zwischen den Fingergliedern. Das Fingermittelgelenk fehlt beim Daumen.*
*d) Daumensattelgelenk: zwischen Kahnbein und Mittelhandknochen des Daumens. Bei den anderen Fingern ist die Beweglichkeit in den Handwurzel-Mittelhand-Gelenken gering.*

**11.10**

Das Fachwort für Knochenbruch ist **Fraktur** (lateinisch fractura). Der häufigste Knochenbruch des Erwachsenen ist der Speichenbruch. Radius meint die Speiche. Das Fachwort

Radiusfraktur

für Speichenbruch lautet ................................................................ .

pathologisch

krankhaft

(path/o/log/isch) bedeutet ................................................................ .

Knochentumoren können einen Knochen soweit zerstören, dass er bereits bei leichten Erschütterungen bricht. Bricht ein Knochen aufgrund einer Vorerkrankung, z.B. einer Geschwulst, ohne nennenswerte Gewalteinwirkung, so spricht man von

pathologischen Fraktur

einem krankhaften Knochenbruch, einer ............................................... .

**11.11**

1 Schienbein (Tibia)
2 Wadenbein (Fibula)
3 Außenknöchel (Malleolus lateralis)
4-9 Fußwurzelknochen (Ossa tarsi)
4 Sprungbein (Talus)
5 Fersenbein (Calcaneus)
6 Kahnbein des Fußes (Os naviculare)
7 Mittleres Keilbein (Os cuneiforme intermedium)
8 Äußeres Keilbein (Os cuneiforme laterale)
9 Würfelbein (Os cuboideum)
10 Mittelfußknochen (Ossa metatarsi)
11-13 Zehenglieder (Ossa digitorum = Phalanges)
11 Zehengrundglied (Phalanx proximalis)
12 Zehenmittelglied (Phalanx media)
13 Zehenendglied (Phalanx distalis)

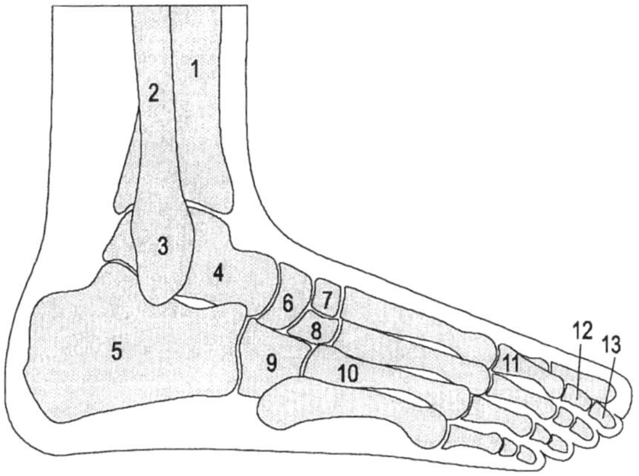


*Knochen der Fußes (Fußskelett), von der Außenseite aus gesehen. Der Fuß wird wie die Hand in drei Abschnitte gegliedert:*
*a) Fußwurzel mit 7 Fußwurzelknochen (das innere Keilbein ist im Bild nicht zu sehen),*
*b) Mittelfuß mit 5 Mittelfußknochen,*
*c) Zehen mit 14 Zehengliedern: Zehengrundglied + Zehenmittelglied + Zehenendglied, bei der Großzehe fehlt das Mittelglied. Man beachte, dass die lateinische Terminologie den gleichen Begriff für Finger und Zehe (Digitus) und für Finger- und Zehenglied (Phalanx) verwendet!*
*Die Bewegungsumfänge des Fußes sind weitaus geringer als die der Hand: Er dient beim Menschen nicht dem Greifen, sondern dem sicheren Stand. Die größeren Bewegungen erfolgen in folgenden Gelenken:*
*a) Oberes Sprunggelenk: zwischen Schienbein, Wadenbein und Sprungbein.*
*b) Unteres Sprunggelenk: zwischen Sprungbein, Fersenbein und Kahnbein.*
*c) Zehengrundgelenke: zwischen Mittelfußknochen und Zehengrundgliedern.*

**11.12**

Kochenbrüche heilen besonders gut, wenn die Bruchstücke fest miteinander verbunden werden. **syn-** ist eine Vorsilbe für zusammen, mit, zugleich (griechisch sýn). **Synthese** meint das Zusammenfügen. Das operative Zusammenfügen

Osteosynthese (oste/o/synthese)

von Knochenbruchstücken heißt ................................................................ .

Eine Osteosynthese kann z.B. mit Metallplatten oder -schrauben erreicht werden.

**11.13**

Werden bei einem Patienten, z.B. am Beckenkamm, Knochenspäne entnommen, um sie an anderer Stelle im Körper zur Stabilisierung eines Knochenbruches wieder einzusetzen, spricht man von autogener Knochentransplantation. **auto**- ist eine Vorsilbe für selbst, unmittelbar (griechisch autós). Der Wortstamm gen ist Ihnen bekannt für ............................................................ .

entstehen, entwickeln

Bei einer autogenen (auto/genen) Knochentransplantation verwendet der Chirurg Knochen vom ............................................................ .

betroffenen Patienten selbst

Statt von autogen sprach man früher auch von autolog (auto/log). syngen (syn/gen) bedeutet wörtlich ............................................................ .

gemeinsam oder gleichzeitig entstanden

Bei einer syngenen Transplantation überträgt man Organe oder Organteile von einem genetisch identischen Individuum, d.h. einem ............................................................ .

eineiigen Zwilling

**11.14**

**allo**- bedeutet anders, fremd (griechisch állos). Bei einer allogenen (allo/genen) Knochentransplantation werden Knochenspäne von einem anderen Menschen verwendet. Auch **xeno**- bedeutet fremd, Fremder (griechisch xénos). Bei einer xenogenen Transplantation werden Knochenspäne von einem artfremden Individuum, also von einem Tier, verwendet. Man überdenke den Sprachgebrauch bei Transplantationen:

a) vom Patienten selbst ............................................................ ,

autogen oder autolog

b) von einem eineiigen Zwilling ............................................................ ,

syngen

c) von einem artgleichen Individuum ............................................................ ,

allogen oder homolog

d) von einem artfremden Individuum ............................................................ .

xenogen oder heterolog

**11.15**

**por/o** bedeutet Öffnung, „Pore" (griechisch póros). Porose (por/ose) ist ein (krankhafter) Zustand, bei dem ein Gewebe von Löchern durchsetzt ist. Eine krankhafte Verminderung von Knochengewebe heißt ............................................................ .

Osteoporose (oste/o/por/ose)

Ein Verlust an Knochenmasse betrifft besonders häufig Frauen nach der Menopause. Der Arzt spricht von postmenopausaler ............................................................ .

Osteoporose (oste/o/por/ose)

**11.16**

**idio**- ist eine Vorsilbe für „eigen", „eigenständig", „selbständig", „eigentümlich" (griechisch ídios). Tritt eine Verminderung der Knochenmasse eigenständig, d.h. ohne erkennbare Ursache auf, handelt es sich um eine idiopathische (idio/path/ische) Osteoporose. idiopathisch (idio/path/isch) besagt, dass eine Erkrankung

............................................................ .

ohne erkennbare Ursache aufgetreten ist

**11.17**

**iatr/o** benennt den Arzt (griechisch iatrós) oder die ärztliche Behandlung und ist Ihnen schon aus den Fachgebietsbezeichnungen Psychiatrie und Pädiatrie bekannt. gen/o ist der Wortstamm/die Bindeform für ............................................................ .

entstehen

iatrogen (iatr/o/gen) bedeutet dann ............................................................ .

durch einen Arzt entstanden

| | |
|---|---|
| **11.17 ff** | Entsteht eine Knochenverminderung durch eine ärztliche Behandlung, z.B. eine Langzeitbehandlung mit Cortison, |
| iatrogene Osteoporose | bezeichnet man das Krankheitsbild als .................................................. . |
| **11.18** | **vertebr/o** steht häufig in Fachbegriffen über die Wirbelsäule oder die Wirbelknochen (lateinisch vertebra). Die Vertebraten sind die Wirbeltiere. Ein Eigenschaftswort (Adjektiv), |
| vertebral (vertebr/al) | das die Wirbelsäule/Wirbel betrifft, heißt .............................................. . |

**11.19**

1-6 Wirbel (Vertebra)
1 Wirbelkörper (Corpus vertebrae)
2 Wirbelbogen (Arcus vertebrae)
3 Dornfortsatz (Processus spinosus)
4 Querfortsatz (Processus transversus)
5 Gelenkfortsatz (Processus articularis)
6 Wirbelloch (Foramen vertebrale)
7 + 8 Bandscheibe (Discus intervertebralis)
7 Faserring (Anulus fibrosus)
8 Gallertkern (Nucleus pulposus)
9 Zwischenwirbelloch (Foramen intervertebrale)
10 Wirbelbogengelenk (Articulatio zygapophysialis)
11 Halswirbel (Vertebrae cervicales)
12 Brustwirbel (Vertebrae thoracicae)
13 Lendenwirbel (Vertebrae lumbales)
14 Kreuzbein (Os sacrum)
15 Steißbein (Os coccygis)
16 Träger (Atlas)
17 Dreher (Axis)
18 Halslordose (Lordosis cervicis)
19 Brustkyphose (Kyphosis thoracica)
20 Lendenlordose (Lordosis lumbalis)

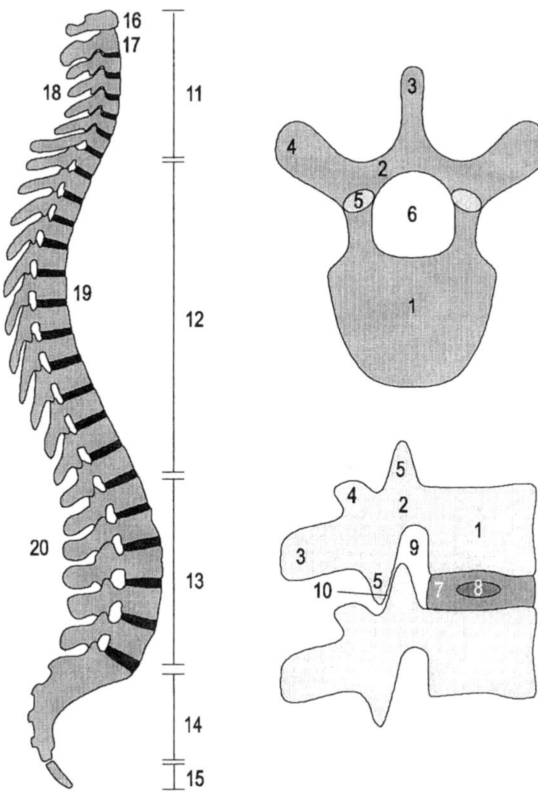


*Die Wirbelsäule (Columna vertebralis) ist das vielfältig bewegliche Stützgerüst des Körperstamms. Sie besteht beim Menschen aus:*
*a) 7 Halswirbeln,*
*b) 12 Brustwirbeln,*
*c) 5 Lendenwirbeln,*
*d) dem Kreuzbein (aus 5 miteinander verschmolzenen Kreuzbeinwirbeln),*
*e) dem Steißbein (aus 3-5 miteinander verschmolzenen Steißwirbeln).*
*Zwischen den Wirbelkörpern zweier benachbarter Hals-, Brust- und Lendenwirbel liegen Bandscheiben. Eine Ausnahme bilden die ersten beiden Halswirbel (Atlas und Axis): Sie sind anders geformt als die übrigen Halswirbel und sind untereinander und mit dem Hinterhauptbein durch gut bewegliche Gelenke verbunden.*
*Die Wirbelsäule ist doppelt-s-förmig gekrümmt. Die nach vorn konvexen Krümmungen nennt man Lordosen, die nach vorn konkaven Kyphosen.*

| | |
|---|---|
| **11.20** | **spondyl/o** meint ebenfalls die Wirbelsäule bzw. die Wirbel (griechisch spóndylos) und wird bevorzugt bei Krankheitsbezeichnungen verwendet. Erkrankungen der Wirbelsäule fasst man zusammen unter |
| Spondylopathie (spondyl/o/path/ie) oder Spondylose (spondyl/ose) | ........................................ . |
| Spondylitis (spondyl/itis) | Die Entzündung der Wirbel heißt ........................................ . |
| Spondylodese (spondyl/o/dese) | Schwere Entzündungen können die Wirbel zerstören. Dann hilft u.U. nur die operative Wirbelsäulenversteifung. **-dese** meint binden, verbinden, versteifen (griechisch deín). Das Fachwort für Wirbelsäulenversteifung ist ........................................ . |
| **11.21** | **skoli/o** bedeutet krumm (griechisch skoliós). Skoliose (skoli/ose) meint einen krankhaften krummen Zustand und bezeichnet in medizinischen Texten meist nicht irgendeine Krümmung, sondern speziell die seitliche Verkrümmung der Wirbelsäule. Eine schwere fortschreitende seitliche Verkrümmung der |
| Skoliose (skoli/ose) | Wirbelsäule, eine ........................................ , |
| Spondylodese (spondyl/o/dese) | erfordert u.U. eine operative Wirbelsäulenversteifung, eine ........................................ . |
| **11.22** | **kost/o** meint die Rippen (lateinisch costa). Das Eigenschaftswort (Adjektiv) kostal |
| Rippen | (kost/al) betrifft die ........................................ . |
| zwischen den Rippen | **inter**- ist eine Vorsilbe für zwischen (lateinisch inter). interkostal (inter/kost/al) bedeutet ........................................ . |
| interkostal (inter/kost/al) | Muskeln, die sich zwischen den Rippen ausspannen, liegen ........................................ . |
| Interkostalmuskeln | Man nennt sie daher Zwischenrippenmuskeln oder ........................................ . |
| **11.23** | **arthr/o** oder **artikul/o** stehen für Gelenk (griechisch árthron, lateinisch articulatio). Die meisten Krankheitsbezeichnungen leiten sich von arthr/o ab. Zwei Begriffe für Gelenkerkrankungen lauten |
| Arthrose (arthr/ose) und Arthropathie (arthr/o/path/ie) | ........................................ . |
| Monarthrose (mon/arthr/ose) | **mon/o** bedeutet allein, einzeln, einzig (griechisch mónos). Betrifft eine Arthrose nur ein einzelnes Gelenk, spricht man von ........................................ . |
| Polyarthrose (poly/arthr/ose) | Sind hingegen viele Gelenke befallen, handelt es sich um eine ........................................ . |
| **11.24** | |
| Arthritis (arthr/itis) | Das Fachwort für Gelenkentzündung ist ........................................ . |
| Monarthritis (mon/arthr/itis) | Die Entzündung eines Gelenks heißt ........................................ , |
| Polyarthritis (poly/arthr/itis) | die Entzündung vieler Gelenke ........................................ . |
| poly- | Polyarthritis (poly/arthr/itis) setzt sich zusammen aus: Vorsilbe für viel, zahlreich ........................................ , |
| arthr- | Wortstamm für Gelenk ........................................ , |

**11.24 ff**
-itis

Endung für
Entzündung ..................................................................................... .

**11.25**

**ankyl/o** bedeutet steif, versteift (griechisch ankýlos = gekrümmt). Eine durch Krankheitsprozesse bedingte Gelenksteife heißt Ankylose (ankyl/ose). Man unterscheide:

krankhafte Gelenksteife
operative Gelenkversteifung

Ankylose (ankyl/ose) ............................................................................ ,
Arthrodese
(arthr/o/dese) ..................................................................................... .

**11.26**
1 Kiefergelenk (Articulatio temporomandibularis)
2 Kopfgelenke (Articulatio atlantooccipitalis + Articulationes atlantoaxiales)
3 Gelenke der Wirbelsäule (Symphysis intervertebralis + Articulationes zygapophysiales)
4 Äußeres Schlüsselbeingelenk (Articulatio acromioclavicularis)
5 Inneres Schlüsselbeingelenk (Articulatio sternoclavicularis)
6 Schultergelenk (Articulatio humeri)
7 Brustbein-Rippen-Gelenke (Articulationes sternocostales)
8 Ellbogengelenk (Articulatio cubiti)
9 Kreuzbein-Darmbein-Gelenk (Articulatio sacroiliaca)
10 Hüftgelenk (Articulatio coxae)
11 Schambeinfuge (Symphysis pubica)
12 Oberes Handgelenk (Articulatio radiocarpalis)
13 Kniegelenk (Articulatio genus)
14 Schienbein-Wadenbein-Bandfuge (Syndesmosis tibiofibularis)
15 Oberes Sprunggelenk (Articulatio talocruralis)

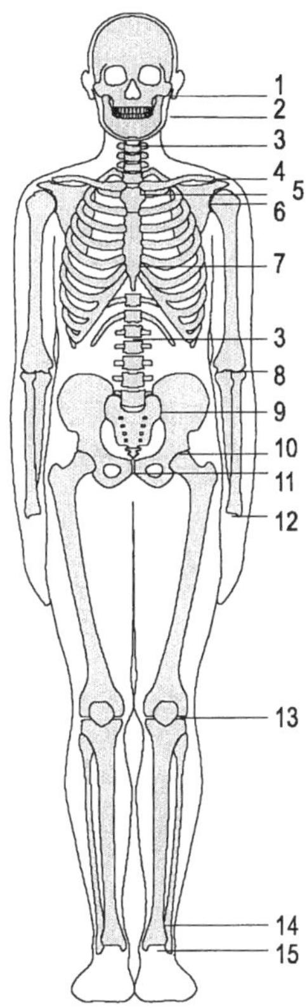


*Die wichtigsten Gelenke und Fugen des Menschen. Zwei Knochen können auf verschiedene Weise miteinander verbunden sein:*
*a) Echtes Gelenk: Die Knochen sind durch den Gelenkspalt voneinander getrennt. Die Kontaktflächen sind mit Gelenkknorpel überzogen. Die Reibung zwischen den Knochen wird durch die Gelenkschmiere vermindert. Der Zusammenhalt der Knochen wird durch die Gelenkkapsel und weitere Bänder gesichert. Beispiele: Schultergelenk, Hüftgelenk.*
*b) Bandfuge: Die Knochen sind durch Bänder verbunden (ohne Gelenkknorpel, Gelenkschmiere und Gelenkkapsel): Beispiele: Schienbein-Wadenbein-Bandfuge, Schädelnähte (zwischen den Schädeldachknochen).*
*c) Knorpelfugen: Die Knochen sind durch Knorpel verbunden: Beispiele: Schambeinfuge, Bandscheibe (zwischen den Wirbelkörpern). Manche Knorpelfugen verknöchern im Laufe des Lebens, so verschmelzen die beim Kind getrennten Darmbein + Sitzbein + Schambein zum Hüftbein.*

| | |
|---|---|
| **11.27**<br>Arthrotomie (arthr/o/tom/ie)<br>Arthrektomie (arthr/ek/tom/ie)<br>Arthroplastik (arthr/o/plastik)<br>Arthrodese (arthr/o/dese) | Nennen Sie Fachbegriffe für verschiedene Eingriffe an Gelenken:<br>a) operative Eröffnung eines Gelenks ........................................ ,<br>b) Entfernung eines Gelenks ........................................ ,<br>c) operativer Wiederaufbau eines Gelenks ........................................ ,<br>d) operative Versteifung eines Gelenks ........................................ . |
| **11.28**<br>Arthroskopie<br>Arthrozentese (arthr/o/zentese)<br>Arthrographie (arthr/o/graph/ie) | Zur Gelenkdiagnostik gehören u.a.:<br>a) Gelenkspiegelung ........................................ ,<br>b) Gelenkpunktion ........................................ ,<br>c) (Röntgen-) Gelenkdarstellung ........................................ . |
| **11.29**<br>Chondrose (chondr/ose) oder Chondropathie (chondr/o/path/ie)<br>Chondrom (chondr/om)<br>Chondrosarkom (chondr/o/sark/om)<br>zahlreicher Chondrome<br>Chondromalazie (chondr/o/malaz/ie) | **chondr/o** verweist auf Knorpel (griechisch chóndros). Erkrankungen des Knorpels heißen ........................................ .<br>Eine gutartige Knorpelgeschwulst ist ein ........................................ .<br>Die Bezeichnung für einen bösartigen Knorpeltumor lautet ........................................ .<br>Chondromatose (chondrom/at/ose) benennt das Auftreten ........................................ .<br>Stoffwechselstörungen können zu einer Erweichung des Knorpels führen, einer ........................................ . |
| **11.30**<br>Erkrankung eines Gelenkringes<br>Meniskektomie (menisk/ek/tom/ie) | In einigen Gelenken, z.B. im Kniegelenk, verbessern Gelenkringe aus Knorpel den Kontakt der Knochen. **menisk/o** meint den Gelenkring (griechisch menískos = mondförmiger Körper). Eine Meniskopathie (menisk/o/path/ie) ist die ........................................ .<br>Ein geschädigter Meniskus neigt zur Einklemmung. Dann hilft u.U. nur die Entfernung des Meniskus, die ........................................ . |
| **11.31**<br>Gelenkscheibe<br>zwischen den Wirbeln<br>Discus intervertebralis<br>Diskopathie (disk/o/path/ie) | **disk/o** bedeutet Scheibe (griechisch dískos). Eine Gelenkscheibe aus Knorpel nennt man Diskus (Discus). In Discus intervertebralis meint Discus die ........................................ .<br>intervertebral (inter/vertebr/al) bedeutet ........................................ .<br>Die Zwischenwirbelscheibe (Bandscheibe) heißt ........................................ .<br>Diskus benennt eigentlich jede Gelenkscheibe, häufig ist jedoch speziell die Bandscheibe (Zwischenwirbelscheibe) gemeint. Das Fachwort für Erkrankungen der Bandscheibe lautet ........................................ . |
| **11.32**<br>Bandscheibenvorfall | **Prolaps** bedeutet Vorfall (lateinisch prolapsus = vorgefallen). Diskusprolaps bezeichnet den ........................................ . |

| | |
|---|---|
| **11.32 ff** | Die Behandlung eines Bandscheibenvorfalls besteht in schweren Fällen in der Auflösung der |
| Diskolyse (disk/o/lyse) | geschädigten Bandscheibe, der ............ , |
| Diskektomie (disk/ek/tom/ie) | oder der Entfernung der Bandscheibe, der ............ . |
| **11.33** | **tend/o**, **ten/o** und **tendin/o** stehen in medizinischen Fachbegriffen für Sehne (griechisch ténon, neulateinisch tendo). Tendinose (tendin/ose) und Tendinopathie |
| Sehnenerkrankung | (tendin/o/path/ie) bezeichnen die ............ , Tendinitis |
| Sehnenentzündung | (tendin/itis) ist die ............ . Zur Reibungsminderung sind Sehnen an gefährdeten Stellen von Gleitröhren umschlossen, den Sehnenscheiden. In Tendovaginitis (tend/o/vagin/itis) |
| Sehne | verweist tend/o auf ............ , vagin |
| Scheide | auf ............ , -itis |
| Entzündung | auf ............ . |
| Sehnenscheidenentzündung | Tendovaginitis bedeutet also ............ . |
| **11.34** | Verschiedene operative Eingriffe an Sehnen heißen: a) Tenodese |
| Sehnenfixierung | (ten/o/dese) ............ , b) Tenotomie |
| Sehnendurchtrennung | (ten/o/tom/ie) ............ , c) Tenorrhaphie |
| Sehnennaht | (ten/o/rraph/ie) ............ . |
| **11.35** | Gelenke werden durch „Bänder" aus zugfestem Bindegewebe verstärkt und geführt. **ligament/o** ist der Wortstamm/die Bindeform für Band (lateinisch ligamentum). Durch Gewalteinwirkung kann ein Band = Ligament(um) so stark gedehnt werden, dass es reißt. **Ruptur** ist der Riss (lateinisch rumpere = zerreißen). |
| Bandriss | Ligamentruptur heißt ............ . |
| **11.36** | Wird ein Gelenk gewaltsam so stark auseinandergezogen und verschoben, dass die Gelenkflächen der Knochen den Kontakt verlieren, spricht man von Verrenkung oder **Luxation** (lateinisch luxare = verrenken). Eine Hüftluxation |
| Verrenkung des Hüftgelenks | ist eine ............ . |
| **11.37** | Zur Erkennung von Brüchen und Verrenkungen sind häufig Röntgenaufnahmen erforderlich. Standardröntgenaufnahmen werden meist im Strahlengang von vorn nach hinten aufgenommen (Röntgenröhre vor, Röntgenfilm hinter dem Patienten). **anteri/o** meint vorn, **posteri/o** hinten. anterioposterior (anteri/o/posteri/or), oft abgekürzt a.-p. oder AP, meint in der Radiologie |
| vorn nach hinten | den Strahlengang von ............ . |
| posterioanterior, abgekürzt p.-a. | Den umgekehrten Strahlengang nennt man ............ . |

| | |
|---|---|
| **11.38** | Gelenke werden durch Muskeln bewegt. **ab**- ist eine Vorsilbe für „von“, „von weg“. -**duktion** ist der Wortteil für führen, leiten (lateinisch ducere). Abduktion bedeutet Wegführen vom Körper. **ad**- bedeutet „zu“, „bis zu“, „bei“. Das Heranführen, |
| Adduktion (ad/duktion) | z.B. des Armes, zum Körper heißt .................................................... . |
| | Adduktoren sind Muskeln, |
| Adduktion | die in einem Gelenk eine ............................................................ |
| | durchführen. Entsprechend nennt man Muskeln, |
| Abduktoren | die eine Bewegung vom Körper weg ermöglichen, ................................. . |

| | |
|---|---|
| **11.39** | -**version** ist ebenfalls ein Wortteil für wenden, führen (lateinisch vertere). |
| rückwärts, zurück, nach hinten | Sie kennen bereits die Vorsilbe retro- mit der Bedeutung ..................................................... . |
| | Wird der Arm im Schultergelenk nach hinten geführt, z.B. um sich am Gesäß zu kratzen, |
| Retroversion (retro/version) | nennt man diese Bewegung ........................................................ . |
| | **ante**- meint „vor“, „vorn“, „vorwärts“. Eine Bewegung des Arms im Schultergelenk |
| Anteversion (ante/version) | nach vorn heißt ............................................................ |

| | |
|---|---|
| **11.40** | Der Wortstamm/ |
| my/o | die Bindeform für Muskel ist ...................................................... . |
| | Muskelerkrankungen können Muskelschmerzen verursachen. Bilden Sie Fachbegriffe für: |
| Myopathie (my/o/path/ie) | a) Muskelerkrankung ............................................................. , |
| Myalgie (my/alg/ie) oder Myodynie (my/odyn/ie) | b) Muskelschmerzen .............................................................. . |

| | |
|---|---|
| **11.41** | Bei der krankhaften Muskelschwäche kommt es zur Ermüdungslähmung der Muskulatur. Es droht der Atemstillstand durch Lähmung der Atemmuskeln. Myasthenie (my/a/sthen/ie) setzt |
| my | sich zusammen aus: Wortstamm für Muskel .......................................... , |
| | verneinende |
| a- | Vorsilbe ........................................................................ , |
| | Wortstamm für |
| sthen | Kraft, Stärke ................................................................... , |
| -ie | Hauptwortendung ................................................................ . |

| | |
|---|---|
| **11.42** | Der Wortstamm |
| troph | für ernähren lautet ............................................................. . |
| | Der Fachbegriff für mangelnde/ |
| Atrophie (a/troph/ie) | fehlende Ernährung heißt ........................................................ . |
| | Myatrophie (my/a/troph/ie) |
| fehlende oder mangelnde Muskelernährung | bedeutet wörtlich ............................................................... . |
| | In medizinischen Texten beschreibt Myatrophie die Verminderung der Muskelmasse (Muskelschwund), z.B. bei starker Unterernährung. |

| | |
|---|---|
| **11.43** | Eine gutartige Muskelgeschwulst |
| Myom (my/om) | bezeichnet man als .............................................................. , |
| | eine bösartige |
| Myosarkom (my/o/sark/om) | Muskelgeschwulst heißt .......................................................... . |

| | |
|---|---|
| **11.44** | **ton/o** und **tensi/o** bedeuten Spannung (griechisch tónos, lateinisch tendere). Tonus, -tonie und Tension bezeichnen den Spannungszustand von Geweben, besonders von Muskeln und Blutgefäßen. Einen erhöhten |
| Hypertonus, Hypertonie oder Hypertension | Spannungszustand nennt man ........................................ , |
| Hypotonus, Hypotonie oder Hypotension | einen verminderten Spannungszustand ........................................ . |
| Störung des natürlichen Spannungszustands | Eine Dystonie ist eine ........................................ . |
| fehlt die Spannung (Schlaffheit) | Bei der Atonie ........................................ . |
| **11.45** | Die Wortstämme ton und tensi werden auch auf den Blutdruck angewandt: Ist der in der Armarterie gemessene Blutdruck systolisch höher als 160 mmHg oder diastolisch höher als 95 mmHg, spricht man von einem arteriellen Hypertonus bzw. arteriellen Hypertonie oder Hypertension (Bluthochdruck), bei werten unter 105/60 mmHg von einem arteriellen Hypotonus bzw. einer arteriellen Hypotonie oder Hypotension. Ist aus dem Zusammenhang klar, dass es sich um den Blutdruck handelt, lässt man das „arteriell" gewöhnlich weg. |
| Millimeterquecksilbersäule | Das Einheitenzeichen mmHg bedeutet ........................................ . |
| Hypertonie/ Hypertension | In den Lungenarterien ist der Druck wesentlich niedriger: Eine pulmonale Hypertonie liegt bereits bei einem Mitteldruck von über 22 mmHg vor. In den Venen ist der Druck noch niedriger. Der Pfortaderhochdruck, die portale ........................................ , beginnt bereits bei über 6 mmHg. |

## Zusammenfassung und Wiederholung

| **Antworten** | **Fragen** |
|---|---|
| **11.46** | Geben Sie bitte die Bedeutung an von: |
| Knochen | oste/o, ost/o, osse/o ........................................ , |
| Mark | myel/o ........................................ , |
| Wirbelsäule | rachi/o, rhachi/o ........................................ , |
| (zer)brechen, zerstören, abbauen | klast/o ........................................ , |
| entartetes Bindegewebe | sark/o ........................................ , |
| Knochenbruch | Fraktur ........................................ , |
| zusammen, mit, zugleich | syn- ........................................ , |
| selbst, unmittelbar | auto- ........................................ , |
| anders | allo- ........................................ , |
| Verlust/Verminderung von Knochenmasse | Osteoporose ........................................ , |
| (eigen)ständig, selbständig, angeboren | idio- ........................................ , |

**11.46 ff**

| | |
|---|---|
| fremd | xeno- ............................................................ , |
| Arzt, ärztlicher Eingriff | iatro- ............................................................ , |
| Wirbelsäule, Wirbelknochen | spondyl/o, vertebr/o ............................................................ , |
| (ver)binden, versteifen | -dese ............................................................ , |
| krumm | skoli/o ............................................................ , |
| Rippe | kost/o ............................................................ , |
| zwischen | inter- ............................................................ , |
| Gelenk | arthr/o, artikul/o ............................................................ , |
| allein, einzeln, einzig | mono- ............................................................ , |
| steif, versteift | ankyl/o ............................................................ , |
| Knorpel | chondr/o ............................................................ , |
| Gelenkring | menisk/o ............................................................ , |
| Gelenkscheibe (Bandscheibe) | disk/o ............................................................ , |
| Vorfall | Prolaps ............................................................ , |
| Sehne | tend/o, ten/o, tendin/o ............................................................ , |
| Band | ligament/o ............................................................ , |
| Riss | Ruptur ............................................................ , |
| Verrenkung | Luxation ............................................................ , |
| vorn | anteri/o ............................................................ , |
| hinten | posteri/o ............................................................ , |
| führen, leiten | -duktion ............................................................ , |
| von, von weg | ab- ............................................................ , |
| zu, bis zu, bei | ad- ............................................................ , |
| vor, vorn, vorwärts | ante- ............................................................ , |
| wenden, führen | -version ............................................................ , |
| Spannung | ton/o, tensi/o ............................................................ . |

# 12 Blut und lymphatisches System

| Antworten | Lerntext |
|---|---|
| **12.1** | Die Ihnen schon bekannten beiden |
| häm/o und hämat/o | Wortstämme/Bindeformen für Blut heißen .......... . |
| Hämorrhagie | Das Fachwort für |
| (häm/o/rrhag/ie) | Blutung lautet .......... . |
| | Hämatom (hämat/om) |
| Blutgeschwulst | meint wörtlich .......... . |
| | Gemeint ist üblicherweise der Bluterguss. |
| **12.2** | Die Bluterkrankheit heißt Hämophilie (häm/o/phil/ie). **phil/o** meint lieben, neigen zu (griechisch phílein). Die Hämophilie ist eine Krankheit, bei der die betroffenen |
| neigen | Patienten zu Blutungen .......... . |
| | Hämostase (häm/o/stase) setzt sich |
| Blut | zusammen aus der Bindeform häm/o für .......... |
| | und dem |
| Stehen, Stillstehen | Wortteil -stase für .......... . |
| Blutstillung („Stillstehen | Hämostase |
| des Blutes") | bedeutet dann .......... . |
| **12.3** | Steht häm/o nicht am Anfang eines Wortes, fällt das h weg. In Anämie (an/äm/ie) |
| verneinende Vorsilbe | ist an- eine .......... , |
| | -ie |
| Hauptwortendung | eine .......... , |
| | äm- |
| Blut | meint das .......... . |
| Fehlen von Blut, Blutar- | Anämie |
| mut | bedeutet .......... . |
| | Genau genommen sind bei der Anämie nicht alle festen Bestandteile des Blutes vermindert, sondern nur die roten Blutkörperchen. |
| **12.4** | Durch eine Auflösung (Zerstörung) roter Blutzellen kann es zur Blutarmut kommen. Hämolyse (häm/o/lyse) benennt die |
| Auflösung von Blut(zellen) | .......... . |
| | Baut eine vergrößerte Milz vermehrt rote Blutzellen ab, kommt es zur hämolytischen Anämie. hämolytisch (häm/o/lyt/isch) betrifft die |
| Hämolyse oder Auflösung von Blut(zellen) | .......... . |
| **12.5** | **erythr/o** ist ein Wortstamm/eine Bindeform für rot (griechisch erythrós). |
| | Erythrozyt (erythr/o/zyt) |
| rote Zelle | bedeutet wörtlich .......... . |
| Erythroblast | Gemeint ist die reife rote Blutzelle, das rote |
| (erythr/o/blast) | Blutkörperchen. Eine unreife rote Blutzelle ist ein .......... . |
| **12.6** | Die rote Farbe der Erythrozyten ist durch ihren Gehalt an dem roten Blutfarbstoff Hämoglobin bedingt. **chrom/o** meint die Farbe (griechisch chróma). **norm/o** bedeutet normal, regelrecht (lateinisch norma = Regel). |

| | |
|---|---|
| **12.6 ff** | normochrom (norm/o/chrom) |
| von normaler Farbe, normal gefärbt | heißt dann ........ . |
| normochromer Erythrozyt | Eine rote Blutzelle mit normalem Hämoglobingehalt ist ein ........ . |
| Blutarmut | Eine normochrome Anämie (norm/o/chrom/e an/äm/ie) bezeichnet eine ........ , |
| einen normalen Hämoglobingehalt aufweisen | bei der die roten Blutkörperchen ........ . |
| **12.7** | Bei Eisenmangel bildet sich eine Blutarmut aus, bei der der Hämoglobingehalt der Erythrozyten vermindert |
| hypochrome Anämie (hypo/chrom/e an/äm/ie) | ist. Dieses Krankheitsbild nennt man ........ . |
| hyperchrome Anämie (hyper/chrom/e an/äm/ie) | Eine Blutarmut mit gesteigertem Hämoglobingehalt der Erythrozyten, z.B. bei Vitamin-B12-Mangel, heißt ........ . |
| **12.8** | Der rote Blutfarbstoff Hämoglobin dient dem Transport von Sauerstoff und Kohlendioxid. **oxy-** bedeutet Sauerstoff. Oxyhämoglobin (oxy/häm/o/globin) ist der |
| rote Blutfarbstoff | mit Sauerstoff beladene ........ . |
| **12.9** | Eine Verringerung des Sauerstoffgehalts des Blutes führt zu einer bläulichen Verfärbung der Haut und der Schleimhäute. **zyan/o** meint blau (griechisch kyáneos). Zyanose (zyan/ose) bezeichnet einen krankhaften Zustand, bei dem |
| blau/bläulich verfärbt sind | Haut und Schleimhaut ........ . |
| Zyanose (zyan/ose) | Bei Gasaustauschstörungen in der Lunge weist das Blut eine geringere Sättigung mit Sauerstoff auf. Es kommt zur Blaufärbung der Haut, zur ........ . |
| **12.10** | Die Blutbildung erfolgt im Knochenmark. **-poese** ist ein Wortteil für Bildung (griechisch poieín = machen, bilden). Die beiden Fachbegriffe für Blutbildung |
| Hämatopoese (hämat/o/poese) und Hämopoese (häm/o/poese) | lauten ........ . |
| Erythrozytopoese (erythr/o/zyt/o/poese) | Die Bildung der roten Blutkörperchen im Knochenmark heißt ........ . |
| **12.11** | **iso-** bedeutet gleich, ebenso groß (griechisch ísos). Die roten Blutkörperchen Gesunder weisen sehr ähnliche Größe und Beschaffenheit auf. Bei Kranken, die an Blutarmut leiden, sind oft unterschiedlich große Erythrozyten im Blut: Anisozytose (an/iso/zyt/ose) |
| an- | setzt sich zusammen aus: verneinende Vorsilbe ........ , |
| iso- | Vorsilbe für gleich, ebenso groß ........ , |
| zyt | Wortstamm für Zelle ........ , |
| -ose | Endung für krankhaften Zustand, Erkrankung ........ . |
| **12.12** | Neben den roten Blutkörperchen findet sich im Blut auch eine wechselnde Anzahl weißer Blutzellen (weißer Blutkörperchen). **leuk/o** bedeutet weiß, hell, glänzend (griechisch leukós). |
| Leukozyt (leuk/o/zyt) | Eine weiße Blutzelle heißt ........ . |

| | |
|---|---|
| **12.12 ff**<br>Leukozytopoese<br>(leuk/o/zyt/o/poese) | Weiße Blutzellen werden im Knochenmark und in Lymphknoten gebildet. Die Bildung weißer<br>Blutzellen nennt man ............ . |
| **12.13** | Leukozyten benutzen das Blut als Verkehrsmittel, um zu ihren „Arbeitsplätzen" im Körper zu gelangen. Dort treten sie durch die Wand der Haargefäße (Kapillaren) ins Gewebe. **-pedese** bedeutet treten, eilen, springen (griechisch pedán). |
| hindurch, während | dia- ist eine Vorsilbe für ............ . |
| Hindurchtreten, Hindurcheilen | Diapedese (dia/pedese)<br>meint dann ............ . |
| | Bei der Diapedese werden die Leukozyten von chemischen Stoffen zu ihren Wirkstätten gelockt. **-taxis** ist ein Wortteil für Ordnung (griechisch táxis), im weiteren Sinne auch für eine auf ein Ziel gerichtete Bewegung. Chemotaxis (chem/o/taxis) ist die durch |
| chemische Stoffe gesteuerte Bewegung | ............ . |
| **12.14** | Die Leukozyten unterteilt man in verschiedene Gruppen, deren Verteilung man im Differentialblutbild ermittelt. **granul/o** bedeutet Körnchen (lateinisch granulum). Eine weiße |
| Granulozyt (granul/o/zyt) | Blutzelle mit Körnchen im Zellleib ist ein ............ . |
| Granulozytopoese<br>(granul/o/zyt/o/poese) | Die Bildung von Granulozyten<br>im Knochenmark heißt ............ . |
| | Aus Myeloblasten entstehen über Zwischenstufen (Myelozyten) die Granulozyten. Myeloblast (myel/o/blast) setzt |
| Knochenmark | sich zusammen aus der Bindeform myel/o für ............<br>und dem Wort- |
| unreife, junge Zelle | teil blast für ............ . |
| **12.15** | **pro**- ist eine Vorsilbe für „vor", „für", „gemäß" (griechisch und lateinisch pro). Promyelozyt (pro/myel/o/zyt) |
| vor | bezeichnet eine Zelle, die in der Entwicklung ............ |
| | dem Myelozyten steht. **meta**- bedeutet „inmitten", „zwischen", „nach" (griechisch metá). Ein Metamyelozyt (meta/ |
| zwischen | myel/o/zyt) steht in der Entwicklungsfolge ............<br>Myelozyt und reifem Granulozyt. |
| **12.16**<br>Leukozytopenie<br>(leuk/o/zyt/o/penie) | **-penie** bedeutet Verminderung, Armut, Mangel (griechisch penía). Eine verminderte Zahl weißer<br>Blutzellen nennt man ............ . |
| Granulozytose<br>(granul/o/zyt/ose) | Die Vermehrung der Leukozyten heißt Leukozytose (leuk/o/zyt/ose). Bei Entzündungen sind besonders die<br>Granulozyten vermehrt, man spricht von ............ . |
| Verminderung der Granulozyten | Man unterscheide:<br>a) Granulozytopenie<br>(granul/o/zyt/o/penie) ............ , |
| Fehlen der Granulozyten | b) Agranulozytose<br>(a/granul/o/zyt/ose) ............ . |
| **12.17** | Die Leukämie (leuk/äm/ie) wird in der Umgangssprache auch Blutkrebs genannt. Leukämie |
| „weißes Blut" | bedeutet wörtlich ............ , |

**12.17 ff**

Bei der Leukämie (leuk/äm/ie) ist das Blut nicht wirklich weiß. Ein Symptom dieser Krankheit ist die u.U. extrem starke Vermehrung weißer Blutzellen im Blut.

**12.18**

| | |
|---|---|
| Lymphoblast (lymph/o/blast) | **lymph/o** bezieht sich auf das lymphatische System, das Abwehrsystem des Körpers. Lymphzellen zählen ebenfalls zu den Leukozyten. Eine unreife Lymphzelle heißt ......... , die reife |
| Lymphozyt (lymph/o/zyt) | Lymphzelle ......... . |
| Lymphe oder Lymphzellen | lymphatisch (lymph/atisch) bezieht sich auf die ......... . |
| Lymphzellen | Bei der lymphatischen Leukämie kommt es zu einer Vermehrung der ......... . |
| Lymphozytose (lymph/o/zyt/ose) | Bilden Sie Fachbegriffe für: a) Vermehrung der Lymphzellen ......... , |
| Lymphozytopenie (lymph/o/zyt/o/penie) | b) Verminderung der Lymphzellen ......... . |

**12.19**

| | |
|---|---|
| „Gerinnungszelle" | **thromb/o** ist der Wortstamm/die Bindeform für Gerinnung (griechisch thrómbos = geronnene Blutmasse). Ein Thrombozyt (thromb/o/zyt) ist wörtlich eine ......... , |
| Thrombozytopenie (thromb/o/zyt/o/penie) | wird jedoch meist Blutplättchen genannt. Eine Verminderung der Thrombozyten im Blut führt zu verzögerter Gerinnung und verlängert damit Blutungen. Eine Verminderung der Thrombozyten ist eine ......... , |
| Hämostase (häm/o/stase) | das Fachwort für Blutstillung lautet ......... . |

**12.20**

| | |
|---|---|
| Thrombose | **Thrombus** ist das Fachwort für Blutgerinnsel, Blutpfropf. Blutgerinnsel bilden sich besonders leicht im Herzen an den Herzklappen, in Bein- und Beckengefäßen. Ein krankhafter Zustand des Körpers, bei dem ein Blutgerinnsel ein Blutgefäß einengt oder verschließt, heißt ......... . |
| Thrombolyse (thromb/o/lyse) | Bei Gefäßverschlüssen durch Blutgerinnsel kann man versuchen, das Gerinnsel mit Medikamenten aufzulösen. Diese Behandlung ist eine ......... . |
| Thrombektomie (thromb/ek/tom/ie) | Das operative Entfernen eines Blutgerinnsels aus einem Gefäß bezeichnet der Gefäßchirurg als ......... . |

**12.21**

| | |
|---|---|
| Vene | Bei der Phlebothrombose (phleb/o/thromb/ose) bilden sich Blutgerinnsel in Venen. phleb/o verweist auf die ......... . |
| Venenentzündung | Die Thrombophlebitis (thromb/o/phleb/itis) bezeichnet eine Venenentzündung infolge oder gleichzeitig mit Gerinnselbildung. Phlebitis bedeutet ......... . |

**12.22**

| | |
|---|---|
| Lungenembolie | Blutgerinnsel können mit dem Blutstrom fortgerissen werden. Sie können dann wie ein Pfropf (griechisch émbolos) andere, meist kleinere Gefäße verschließen. Diesen Vorgang nennt man **Embolie** (embol/ie), den Blutpfropf Embolus. Besonders gefährlich ist der Verschluss einer größeren Lungenschlagader durch ein verschlepptes Blutgerinnsel. Das Krankheitsbild heißt ......... . |

## Zusammenfassung und Wiederholung

| **Antworten** | **Fragen** |
| --- | --- |
| **12.23** | Geben Sie bitte die Bedeutung an von: |
| lieben, neigen zu | phil/o ............ , |
| rot | erythr/o ............ , |
| Farbe | chrom/o ............ , |
| normal, regelrecht | norm/o ............ , |
| Sauerstoff | oxy- ............ , |
| blau | zyan/o ............ , |
| Bildung | -poese ............ , |
| gleich, ebenso groß | iso- ............ , |
| weiß, hell, glänzend | leuk/o ............ , |
| hindurch, während | dia- ............ , |
| treten, eilen, springen | -pedese ............ , |
| Ordnung | -taxis ............ , |
| Körnchen | granul/o ............ , |
| vor, für, gemäß | pro- ............ , |
| inmitten, zwischen | meta- ............ , |
| Verminderung, Armut, Mangel | -penie ............ , |
| Gerinnung | thromb/o ............ , |
| Gefäßverschluss durch einen Blutpfropf | Embolie ............ . |

# 13 Nervensystem

| Antworten | Lerntext |
|---|---|
| 13.1 | **kephal/o**, **zephal/o** oder **cephal/o** meinen den Kopf (griechisch kephalé). Kephalalgie (kephal/alg/ie) und |
| Kopfschmerz | Kephalodynie (kephal/odyn/ie) benennen den ......................................... . Statt mit K kann man die beiden Begriffe auch mit Z schreiben: |
| Zephalalgie und Zephalodynie | ........................................................................................................ . |
| Kephalhämatom (kephal/hämat/om) oder Zephalhämatom | Während der Geburt können beim Neugeborenen Blutergüsse am Kopf entstehen. Man spricht von .................................................................................. . |

**13.2**

1 Stirnbein (Os frontale)
2 Großer Keilbeinflügel (Ala major des Os sphenoidale)
3 Schläfenbein (Os temporale)
4 Jochbein (Os zygomaticum)
5 Oberkiefer (Maxilla)
6 Nasenbein (Os nasale)
7 Unterkiefer (Mandibula)
8 Augenhöhle (Orbita)
9 Vordere Nasenöffnung (Apertura piriformis)
10 Scheitelbein (Os parietale)
11 Hinterhauptbein (Os occipitale)
1 + 2 + 3 + 10 + 11 Schädeldach (Calvaria)

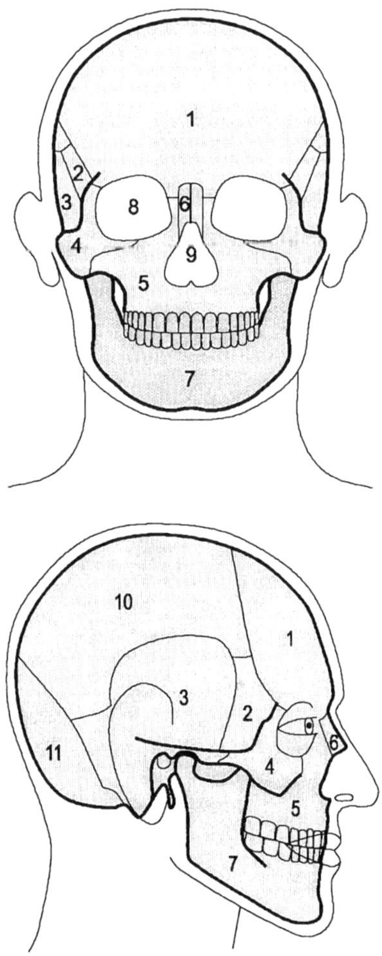


*Schädel des Erwachsenen von vorn und von der Seite. Beim Fetus und beim Kleinkind sind die einzelnen Schädelknochen überwiegend durch straffe Faserzüge (Schädelnähte) verbunden. Im Laufe des Lebens verknöchern diese, so dass die Schädelknochen miteinander verschmelzen.*

| | |
|---|---|
| **13.3** | Das Gehirn „schwimmt“ im Schädelinneren im Hirnwasser, dem **Liquor**. Bei Schädelbasisbrüchen kann es zum Abfluss von Hirnwasser über die Nasenhöhle oder den äußeren Gehörgang kommen. Diesen „Hirnwasserfluss“ |
| Liquorrhö (liquor/rhö) | nennt man ................................................ . |
| | Bei Vermehrung des Hirnwassers bildet sich beim Kind ein Wasserkopf aus, ein Hydrozephalus (hydr/o/zephal/us). Hydrozephalus setzt sich zusammen aus |
| Wasser | der Bindeform hydr/o für ................................................ , |
| | dem Wortstamm |
| Kopf | zephal für ................................................ |
| | und der männlichen Endung -us. |
| **13.4** | en- ist eine Vorsilbe für „darin“, „in“, „hinein“. Encephalon bedeutet dann |
| „das, was sich im Kopf befindet“ | wörtlich ................................................ . |
| | **enzephal/o** oder **encephal/o** meinen das Gehirn (griechisch enképhalos) . |
| Enzephalitis (enzephal/itis) | Die Gehirnentzündung heißt ................................................ . |
| **13.5** | Sie kennen bereits den Wort- |
| Mark | stamm/die Bindeform myel/o für ................................................ . |
| | Je nach Zusammenhang kann sich myel/o auf das Knochenmark oder das Rückenmark beziehen. Eine Enzephalomyelitis (enzephal/o/myel/ itis) ist eine |
| Gehirn und Rückenmark | Entzündung von ................................................ . |
| **13.6** | Jeder Eingeweidebruch beschreibt die Verlagerung von Organen oder Organteilen aus ihrer Körperhöhle. |
| -zele | Der Wortteil für Eingeweidebruch lautet ................................................ . |
| Enzephalozele (enzephal/o/zele) | Die Verlagerung von Hirngewebe aus der Schädelhöhle nennt man ................................................ . |
| **13.7** | **isch**- leitet sich vom griechischen íschein = zurückhalten, hemmen ab. Ischämie (isch/äm/ie) bedeutet Blutleere, Minderdurchblutung und setzt sich zusammen aus |
| zurückhalten, hemmen | der Vorsilbe isch- für ................................................ , |
| | dem Wortstamm |
| Blut | äm- für ................................................ |
| | und der |
| -ie | Endung ................................................ . |
| | Merke: Die Vorsilbe isch- meint zurückhalten, hemmen. Die Endung -isch hingegen macht ein Wort zu einem Eigenschaftswort (Adjektiv). |
| **13.8** | Bei Verschluss einer Hirnarterie kommt es zum Untergang von Hirngewebe. Es handelt |
| Hirninfarkt | sich um einen ................................................ . |
| | Die Folge ist eine herdförmige Hirnerweichung. |
| -malazie | Der Wortteil für „Erweichung“ ist ................................................ . |
| Enzephalomalazie (enzephal/o/malaz/ie) | Die Hirnerweichung ist die ................................................ . |

**13.9**

Ein Hirninfarkt führt zum klinischen Bild des „Hirnschlags". **Apoplexie** ist das Fachwort für Schlaganfall (griechisch apoplexía). Meist wird damit der Hirnschlag gemeint. Eine Massenblutung im Gehirn kann ebenso wie eine Durchblutungsminderung einen Schlaganfall auslösen. Übersetzen Sie die folgenden Fachbegriffe:

Gehirnblutung
Minderdurchblutung im Gehirn
Schlaganfall

a) Enzephalorrhagie (enzephal/o/rrhag/ie) ............................................ ,

b) Hirnischämie ............................................................................. ,

c) Apoplexie ................................................................................. .

**13.10**

1-4 Großhirn (Cerebrum = Telencephalon)
1 Stirnlappen (Lobus frontalis)
2 Scheitellappen (Lobus parietalis)
3 Hinterhauptlappen (Lobus occipitalis)
4 Schläfenlappen (Lobus temporalis)
5 Kleinhirn (Cerebellum)

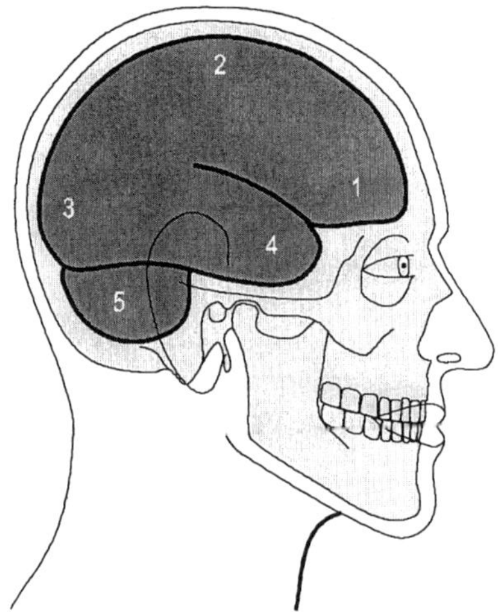


*Das Gehirn füllt die Schädelhöhle. Den Hauptanteil des menschlichen Gehirns macht das Großhirn aus. Es wird in sechs Lappen gegliedert, von denen zwei (Insellappen und limbischer Lappen) in der Tiefe liegen und auf dem Bild nicht sichtbar sind.*

**13.11**

**zerebr/o** oder **cerebr/o** meinen das Großhirn (lateinisch cerebrum). Zum Großhirn rechnet man u.a. die Gehirnregionen, in denen bewusstes Denken entsteht. Zerebralsklerose (zerebr/al/skler/ose) ist das Fachwort für eine Verkalkung der (Groß)hirnarterien.

Großhirn
Verhärtung, Verkalkung
Hirnischämie
Enzephalorrhagie (enzephal/o/rrhag/ie)
Apoplexie
Enzephalomalazie (enzephal/o/malaz/ie)

zerebral (zerebr/al) betrifft das ............................................................ .
Sklerose (skler/ose)
bedeutet ..................................................................................... .
Eine Zerebralsklerose (zerebr/al/skler/ose) kann u.a. folgende Hirnerkrankungen auslösen:

a) Minderdurchblutung des Gehirns .................................................. ,

b) Hirnmassenblutung ...................................................................... ,

c) Schlaganfall ................................................................................. ,

d) Hirnerweichung ........................................................................... .

**13.12**

Eine tiefe Bewusstlosigkeit nennt der Arzt **Koma** (griechisch kóma = tiefer Schlaf). Bei starken Blutungen im Schädelinneren kann der Druck im

| | |
|---|---|
| **13.12 ff** | Gehirn rasch ansteigen. Die Patienten werden zunehmend schläfrig, und reagieren nicht mehr auf Ansprache. Am Ende kommt es zu einer tiefen Bewusstlosigkeit. Ein |
| tiefe Bewusstlosigkeit | zerebrales Koma ist eine ........................................................................., die durch eine |
| Großhirns | Erkrankung des ......................................................... verursacht ist. **somn/o** meint den Schlaf (lateinisch somnus). Eine Bewusstseinsänderung, die durch Schläfrigkeit und geistige Verlangsamung gekennzeichnet ist, heißt Somnolenz (somn/o/lenz). Somnambulismus (somn/ambul/ismus) ist das Schlafwandeln. |
| in, hinein | Sie kennen die Vorsilbe in- für .......................................................... . Diese Vorsilbe kann auch „ohne“, „nicht“, „un-„ bedeuten (wie in deutschen Fremdwörtern, z.B. indirekt). |
| Schlaflosigkeit | Insomnie (in/somn/ie) ist demnach die ............................................... . |
| **13.13** | **Commotio** ist das Fachwort für Erschütterung (lateinisch commovere = erschüttern). Commotio |
| Gehirnerschütterung | cerebri bezeichnet die ............................................................................ . Ein kurzdauernder Bewusstseinsverlust nach einem Unfall weist auf eine Hirnerschütterung hin. Bei einem langdauernden Bewusstseinsverlust nach einem Unfall spricht man von Hirnprellung oder Hirnquetschung. **Contusio** bedeutet Prellung, Quetschung (lateinisch contundere = zerstoßen, zerquetschen). |
| Hirnprellung oder Hirnquetschung | Die Contusio cerebri ist eine ............................................................... .. Bei ihr bleiben meist Störungen der Hirnfunktion zurück. |
| **13.14** | Gehirn und Rückenmark werden von den Hirn- bzw. Rückenmarkshäuten umgeben. **mening/o**, **meningi/o** und **meninge/o** stehen für Hirnhaut bzw. Rückenmarkshaut (griechisch méninx, méningos). Eine Meningitis (mening/itis) |
| Entzündung der Hirn- und Rückenmarkshäute | ist eine ....................................................................................................... **spin/o** steht in Fachbegriffen über das Rückenmark (lateinisch spina = Dorn, Stachel, Rückgrat). Je nach Ausbreitung unterscheidet man verschiedene Arten der Meningitis: a) Meningitis |
| Hirnhautentzündung | cerebralis ......................................................................................... , b) Meningitis |
| Entzündung der Rückenmarkshäute | spinalis ............................................................................................. , c) Meningitis |
| Entzündung der Hirn- und Rückenmarkshäute | cerebrospinalis ................................................................................. . Zerebrospinal (zerebr/o/spin/al) bzw. cerebrospinalis (cerebr/o/spin/alis) beziehen |
| Gehirn und Rückenmark | sich auf ............................................................................................. . |
| **13.15** | Gehirn und Rückenmark schwimmen im Hirnwasser = Liquor cerebrospinalis. cerebrospinalis betont dabei das Vorkommen des Liquors im Bereich |
| Gehirn und Rückenmark | von ..................................................................................................... . Für labormedizinische Untersuchungen kann Liquor bei einer Lumbalpunktion entnommen werden. **lumb/o** bedeutet Lende |
| Lende | (lateinisch lumbus). lumbal (lumb/al) betrifft die .................................. . Sie kennen den Wortstamm/die |
| ästhes(i)/o | Bindeform für Schmerz, Empfindung ................................................. . |

| | |
|---|---|
| **13.15 ff** | Bei der Lumbalanästhesie (lumb/al/an/ästhes/ie) wird ein Betäubungsmittel zwischen zwei Lendenwirbeln in die Nähe der Rückenmarksnerven gespritzt. Lumbalanästhesie (lumb/al/an/ästhes/ie) |
| lumb | besteht aus: a) Wortstamm für Lende ........................................ , |
| -al | b) Adjektivendung ........................................ , |
| an- | c) verneinender Vorsilbe ........................................ , |
| ästhes | d) Wortstamm für Schmerz, Empfindung ........................................ , |
| -ie | e) Hauptwortendung ........................................ . |

**13.16**

1-3 Gehirn (Encephalon)
1 Großhirn (Cerebrum = Telencephalon)
2 Kleinhirn (Cerebellum)
3 Hirnstamm (Truncus encephali)
4 Rückenmark (Medulla spinalis)
5-7 Mit Hirnwasser (Liquor cerebrospinalis) gefüllte Räume = Liquorräume
5 Subarachnoidealraum (Spatium subarachnoideum)
6 Dritte Hirnkammer (Ventriculus tertius)
7 Vierte Hirnkammer (Ventriculus quartus)

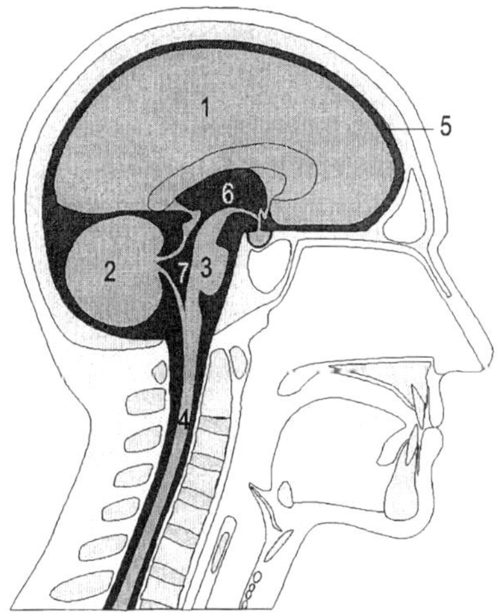


*Medianschnitt durch Kopf und Hals. Schädelhöhle und Wirbelkanal werden vom Zentralnervensystem eingenommen. Gehirn und Rückenmark „schwimmen" im Hirnwasser, wodurch Stöße gebremst werden. Der Hirnwasserraum ist im Bild dunkel getönt.*

| | |
|---|---|
| **13.17** | **sakr/o** steht in Fachbegriffen über das Kreuzbein = Sakrum (lateinisch sacer = heilig). Bei einer Sakralanästhesie (sakr/al/an/ästhes/ie) wird das Betäubungsmittel |
| Kreuzbein | in den ........................................ -kanal eingebracht. Lumbal- und Sakralanästhesie dienen der Betäubung von Rückenmarksnerven. spinal |
| Rückenmark | (spin/al) betrifft das ........................................ , Spinalnerven |
| Rückenmarksnerven | sind ........................................ . Bei der Sakralanästhesie (sakr/al/an/ästhes/ie) werden die sakralen Spinalnerven betäubt. |
| Rückenmarksnerven | Sakrale Spinalnerven sind ........................................ , die den Wirbelkanal |
| Kreuzbeins | im Bereich des ........................................ verlassen. |

**13.18**

myel/o verweist wie spin/o auf das Rückenmark. Im Rückenmark unterscheidet man wie im Gehirn graue Bereiche, die überwiegend aus Ner-

| | |
|---|---|
| **13.18 ff** | venzellkörpern bestehen von weißen Bereichen, die Nervenfasern enthalten. **poli/o** bedeutet grau. Poliomyelitis (poli/o/ |
| poli/o | myel/itis) setzt sich zusammen aus der Bindeform für grau .................... , dem Wortstamm |
| myel | für Rückenmark .................... und der |
| -itis | Entzündungsendung .................... . Die Poliomyelitis anterior acuta heißt im Volksmund Kinderlähmung. Poliomyelitis |
| Entzündung der grauen Rückenmarksubstanz | bezeichnet die .................... , anterior |
| vorn | meint .................... . Poliomyelitis anterior |
| Entzündung der vorderen Teile der grauen Rückenmarksubstanz | benennt also eine .................... .................... . |
| **13.19** Poliomyelitis (poli/o/myel/itis) | Lähmungen können durch entzündliche Rückenmarkerkrankungen entstehen, wie z.B. die Entzündung der grauen Rückenmarksubstanz, die .................... . Unfälle können schwere Verletzungen des Rückenmarks verursachen. Bei der Querschnittslähmung sind unterhalb der Verletzungsstelle alle Muskeln gelähmt. -plegie bedeutet Lähmung. In |
| -plegie | Diplegie (di/plegie) lautet der Wortteil für Lähmung .................... . **di-** ist eine Vorsilbe für zwei, zweimal, beide, beidseitig. Sind nach einer Rückenmarkverletzung beide Beine |
| Diplegie (di/plegie) | gelähmt, spricht der Neurologe von .................... . |
| **13.20** | Schwere Halswirbelsäulenverletzungen können das Rückenmark mit einbeziehen. Dann kommt es u.U. zu einer Lähmung aller vier Gliedmaßen. tetra- bedeutet vier. Die |
| Tetraplegie (tetra/plegie) | Lähmung von vier Gliedmaßen ist eine .................... . **tri-** meint drei. Eine Lähmung von drei Gliedmaßen kommt bei Gefäßerkrankungen im Gehirn vor. Der Fach- |
| Triplegie (tri/plegie) | ausdruck für dieses Krankheitsbild lautet .................... . |
| **13.21** | Fassen Sie nochmals Fachworte für Zahlen zusammen: |
| mono- | a) einzeln, ein .................... , |
| di- | b) zwei, beide .................... , |
| tri- | c) drei .................... , |
| tetra- | d) vier .................... . |
| **13.22** Lähmung | -plegie bedeutet .................... . |
| Monoparese (mono/parese) | **parese** bezeichnet keine vollständige Lähmung, sondern nur eine erhebliche Schwäche der Muskeln. Kann ein Bein aufgrund einer Muskelschwäche kaum bewegt werden, spricht man von .................... . |
| | Bei einer halbseitigen Querschnittsverletzung des Rückenmarks kommt es |

**13.22 ff**
Parese

zu einer Muskelschwäche auf der verletzten Seite. Diese Muskelschwäche heißt ........................................ .

**13.23**

1 + 2 Rückenmark (Medulla spinalis)
1 Graue Substanz (Substantia grisea)
2 Weiße Substanz (Substantia alba)
3-6 Rückenmarknerv = Spinalnerv (Nervus spinalis)
3 Hintere = sensorische Wurzel (Radix posterior = Radix sensoria)
4 Spinalganglion (Ganglion sensorium nervi spinalis)
5 Vordere = motorische Wurzel (Radix anterior = Radix motoria)
6 Stamm des Rückenmarknervs (Truncus nervi spinalis)
7 Harte Rückenmarkhaut (Dura mater spinalis)
8 Spinnwebenhaut des Rückenmarks (Arachnoidea mater spinalis)
9 Hirnwasserraum = Liquorraum = Subarachnoidealraum (Spatium subarachnoideum)
10 + 11 Wirbel (Vertebra)
10 Wirbelkörper (Corpus vertebrae)
11 Wirbelbogen (Arcus vertebrae)
12 Stichrichtung der Punktionsnadeln bei der Lumbalpunktion

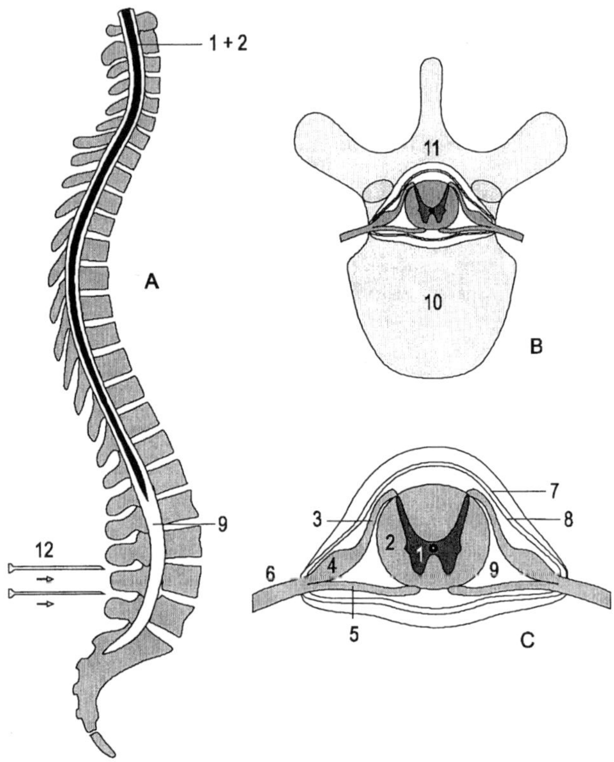


*A Medianschnitt durch die Wirbelsäule mit Rückenmark im Wirbelkanal. Das Rückenmark füllt nicht den ganzen Wirbelkanal, sondern reicht nur bis zum ersten oder zweiten Lendenwirbel. Daher kann man bei der Lumbalpunktion zwischen dritten und vierten oder vierten und fünften Lendenwirbel in den Liquorraum einstechen, ohne das Rückenmark zu gefährden.*
*B Brustwirbel mit Rückenmark. Zwischen je zwei Wirbeln verlässt rechts und links ein Rückenmarknerv den Wirbelkanal durch das Zwischenwirbelloch.*
*C Vergrößerung aus B. Jeder Rückenmarknerv entsteht aus einer vorderen und einer hinteren Wurzel. Alle zu Muskeln ziehenden (motorischen) Nervenfasern verlassen das Rückenmark in der vorderen Wurzel. Alle von den Sinnesorganen kommenden (sensorischen) Nervenfasern kehren über die hintere Wurzel zum Rückenmark zurück.*

**13.24**

Lähmungen können auch auf Geschwülste des Gehirns oder Rückenmarks zurückzuführen sein. Ein Meningiom (meningi/om) oder Meningeom (meninge/om) nimmt seinen Ausgang von Zellen der

Hirn- oder Rückenmarkshäute

.............................................................................................................. .

Eine Geschwulst aus Nervenzellen und Nervenfasern ist ein ............................................. .

Neurom (neur/om)

**13.25**

**gli/o** bedeutet eigentlich Leim. Im Gehirn werden die Räume zwischen Nervenzellen und Blutgefäßen von Gliazellen ausgefüllt. Gliazellen stützen und ernähren die Nervenzellen.

Gliom (gli/om)
Eine Geschwulst aus Gliazellen heißt ........................................... .

Glioblastom (gli/o/blast/om)
Eine besonders bösartige Geschwulst aus unreifen Gliazellen nennt man ........................................... .

**13.26**

Geschwülste im Stirnlappen des Gehirns können Sprachstörungen auslösen. **phas/o** steht in Fachbegriffen über die Sprache. Aphasie benennt wörtlich

Fehlen von Sprache, (Sprachlosigkeit)
das ........................................... .
Aphasie bezeichnet jede Störung der Sprache, die auf eine Schädigung des Gehirns zurückzuführen ist.

**13.27**

**mnes**- bedeutet Gedächtnis, Erinnerung. Eine zeitlich begrenzte Erinnerungslücke, z.B. nach einer

Amnesie (a/mnes/ie)
Hirnerschütterung, heißt ........................................... .
Auch Anfälle gehen u.U. mit einer Gedächtnisstörung für den Zeitraum des Anfalls einher. Amnesie

verneinende Vorsilbe
(a/mnes/ie) setzt sich zusammen aus a- ........................................... ,

Wortstamm für Gedächtnis, Erinnerung
mnes ...........................................
und

Hauptwortendung
-ie ........................................... .

**13.28**

**epilept** oder **epileps** bedeutet befallen, überraschen. Epilepsie (epileps/ie) benennt ein Krankheitsbild, das durch plötzlich auftretende Anfälle kurzer Dauer gekennzeichnet („Fallsucht"). Epileptische Anfälle gehen mit Krämpfen einher, die begrenzt auf bestimmte Muskelgruppen oder auch generalisiert (am ganzen Körper) auftreten können. Dem Anfall gehen bei der Epilepsie meist Vorboten, z.B. Sehstörungen,

Epilepsie oder Fallsucht
voraus. epileptisch (epilept/isch) betrifft die ........................................... .

**13.29**

**kines** oder **kinet** meinen die Bewegung. Bei der akinetischen Epilepsie verharren die Kranken plötzlich in der

ohne Bewegung, bewegungslos
Bewegung. akinetisch (a/kinet/isch) bedeutet ........................................... .
Die Parkinsonsche Krankheit geht mit starker Bewegungsarmut bis hin zur Bewegungslosigkeit einher. Akinesie (a/kines/ie) oder Akinese (a/kines/e)

Bewegungslosigkeit
bezeichnen die ........................................... .
Die Neurologen unterscheiden folgende Störungen der Bewegungsaktivität:

Bewegungsarmut
a) Hypokinese (hypo/kines/e) ........................................... ,
b) Akinese

Bewegungslosigkeit
(a/kines/e) ........................................... ,

übermäßige Bewegung, „Bewegungsunruhe"
c) Hyperkinese
(hyper/kines/e) ........................................... .

**13.30**

Ordnung, Anordnung, gerichtete Bewegung
-taxis oder
-taxie stehen für ........................................... .

| | |
|---|---|
| **13.30 ff**<br>fehlende Ordnung, Unordnung, ungerichtete Bewegung | Ataxie (a/taxie) meint<br>dann wörtlich ............................................ .<br>In der Nervenheilkunde benennt Ataxie eine Störung geordneter Bewegungsabläufe. Bei Erkrankungen des Kleinhirns treten ungerichtete, unzweckmäßige Bewegungsabläufe auf. Das Gehen ist stark behindert. |
| **13.31** | Störungen der Hirnfunktionen können sich auch in Wesensveränderungen äußern. **phren** ist ein Wortstamm für Seele, Verstand, **schiz/o** bedeutet spalten. Schizophrenie (schiz/o/phren/ie) |
| schiz/o | setzt sich zusammen aus der Bindeform für spalten ................................ , |
| phren | dem Wortstamm<br>für Seele, Verstand ............................................ |
| -ie | und der<br>Hauptwortendung ............................................ .<br>Schizophrenie ist das „Spaltungsirresein". Denk- und Gefühlsstörungen, Halluzinationen und Wahnideen prägen das Bild der Schizophrenie. |
| **13.32** | Schizophrene Patienten können stark unter Wahnvorstellungen und Ängsten leiden. **phob** bedeutet Angst, Furcht. Phobien sind krankhafte, übersteigerte Ängste. **klaustr/o** bedeutet verschlossen, geschlossen. Eine |
| Klaustrophobie (klaustr/o/phob/ie) | krankhafte Furcht vor verschlossenen<br>Räumen ist eine ............................................ . |
| **13.33** | Phobien werden überwiegend psychotherapeutisch und/oder medikamentös behandelt. Andere Erkrankungen des Nervensystems werden operativ angegangen. In Fachbegriffen über den knöchernen Schädel steht |
| operative Schädeleröffnung | krani/o. Kraniotomie<br>(krani/o/tom/ie) ist die ............................................ . |
| **13.34**<br>spalten | schiz/o<br>bedeutet ............................................ . |
| Schädelspalte | -**schisis** meint die Spalte.<br>Kranioschisis (krani/o/schisis) ist die ............................................ . |
| Rhachischisis (rhachi/schisis) | Schädelspalten sind häufig mit Wirbelspalten<br>vergesellschaftet. Eine Wirbelspalte heißt ............................................ , |
| Kraniorhachischisis (krani/o/rhachi/schisis) | eine kombinierte Schädel-<br>und Wirbelsäulenspalte ............................................ . |

## Zusammenfassung und Wiederholung

| **Antworten** | **Fragen** |
|---|---|
| **13.35** | Geben Sie bitte die Bedeutung an von: |
| Kopf | kephal/o, zephal/o, cephal/o ............................................ , |
| Hirnwasser | Liquor ............................................ , |
| darin, in, hinein | en- ............................................ , |
| Gehirn | enzephal/o, encephal/o ............................................ , |
| zurückhalten, hemmen | isch- ............................................ , |
| Schlaganfall | Apoplexie ............................................ , |

**13.35 ff**

| | |
|---|---|
| Großhirn | zerebr/o, cerebr/o ............................................, |
| tiefe Bewusstlosigkeit | Koma ............................................, |
| Schlaf | somn/o ............................................, |
| Erschütterung | Commotio ............................................, |
| Prellung | Contusio ............................................, |
| Hirnhaut, Rückenmarkhaut | mening/o, meningi/o, meninge/o ............................................, |
| Rückenmark | spin/o ............................................, |
| Lende | lumb/o ............................................, |
| Kreuzbein | sakr/o ............................................, |
| grau | poli/o ............................................, |
| Lähmung | -plegie ............................................, |
| zwei, zweimal, beide, beidseitig | di- ............................................, |
| drei | tri- ............................................, |
| vier | tetra- ............................................, |
| Muskelschwäche | parese ............................................, |
| Nervenstützgewebe | gli/o ............................................, |
| Sprache | phas/o ............................................, |
| Gedächtnis, Erinnerung | mnes- ............................................, |
| befallen, überraschen | epilept, epileps ............................................, |
| Bewegung | kines, kinet ............................................, |
| Seele, Verstand | phren ............................................, |
| spalten, Spalte | schiz/o, -schisis ............................................, |
| Angst, Furcht | phob ............................................, |
| verschlossen, geschlossen | klaustr/o ............................................, |
| knöcherner Schädel | krani/o ............................................. |

# 14 Sinnesorgane

**Antworten**

**14.1**

Mikrophthalmie (mikr/ophthalm/ie)

an-

ophthalm

-ie

Fehlen des Auges

**Lerntext**

**ophthalm/o** und (seltener) **okul/o (ocul/o)** verweisen auf das Auge (griechisch ophthalmós, lateinisch oculus). Entwicklungsstörungen können sich in einer abnormen Größe der Augäpfel äußern. Makrophthalmie (makr/ophthalm/ie) benennt eine abnorme Größe des Auges bzw. Augapfels. Das Fachwort für eine abnorme Kleinheit des Auges/Augapfels ist ............................................................ . Anophthalmie (an/ophthalm/ie) setzt sich zusammen aus der verneinenden Vorsilbe ............................................... , dem Wortstamm für Auge ............................................................................................ und der Hauptwortendung ........................................................................ . Anophthalmie bezeichnet das ......................................................................................... .

**14.2**

1-13 Augapfel (Bulbus oculi)
1 + 2 Äußere = straffe Augenhaut (Tunica fibrosa bulbi)
1 Hornhaut (Cornea)
2 Lederhaut (Sclera)
3-5 Mittlere = gefäßführende Augenhaut (Tunica vasculosa bulbi)
3 Regenbogenhaut (Iris)
4 Strahlenkörper (Corpus ciliare)
5 Aderhaut (Choroidea)
6 Innere Augenhaut (Tunica interna bulbi = Netzhaut (Retina)
7 Vordere Augenkammer (Camera anterior)
8 Pupille (Pupilla)
9 Hintere Augenkammer (Camera posterior)
10 Augenlinse (Lens)
11 Glaskörper (Corpus vitreum)
12 Gelber Fleck (Macula lutea)
13 Blinder Fleck = Sehnervpapille (Discus nervi optici)
14 Sehnerv (Nervus opticus)

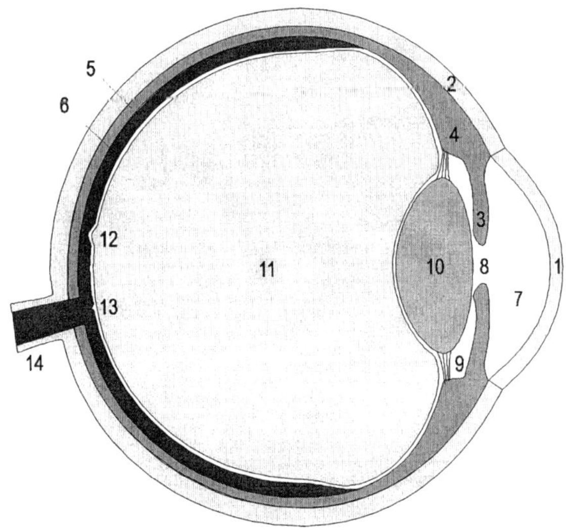


*Horizontalschnitt durch das menschliche Auge. Das Auge wird häufig mit einem Fotoapparat oder einer Videokamera verglichen:*
*a) Die Lederhaut und die Wand der Augenhöhle bilden das Gehäuse.*
*b) Dem Objektiv mit der Entfernungseinstellung entsprechen die Hornhaut (starr) und die Augenlinse (verstellbar), es fehlt jedoch das Zoom.*
*c) Als Blende dient die Regenbogenhaut mit der Pupille.*
*d) Der Verschluss erfolgt durch die Augenlider.*
*e) Die Netzhaut entspricht dem Film bzw. lichtempfindlichen Raster.*
*f) Der Sehnerv ist gewissermaßen das Kabel zum Videorecorder.*
*g) Das Schirmbild entsteht im primären Sehzentrum im Hinterhauptlappen des Großhirns. Die Bilder werden in den höheren Sehzentren bearbeitet und im optischen Gedächtnis (Videokassette) gespeichert.*
*h) Das Auge benötigt keine Batterie, weil es ständig mit Blut versorgt wird. Es ist wartungsfrei, weil der Körper sich selbst repariert.*

| | |
|---|---|
| **14.3** | Im Alter oder bei starker Abmagerung kann der Augapfel in die Augenhöhle zurücksinken. |
| in, darin, hinein | en- ist eine Vorsilbe für .................................................. . |
| | Sinkt das Auge in die Augenhöhle hinein, spricht man von Enophthalmus (en/ophthalm/us) oder Enophthalmie (en/ophthalm/ie). Entzündungen, Geschwülste, aber auch Hormonstörungen können ein krankhaftes Vortreten des Augapfels aus der Augenhöhle bewirken. **ex-** bedeutet „aus", „heraus". Das Fachwort für das Heraustreten des Auges aus der Augenhöhle |
| Exophthalmus (ex/ophthalm/us) oder Exophthalmie (ex/ophthalm/ie) | lautet .................................................. |
| **14.4** | Ein starker Exophthalmus behindert den Lidschluss. Dann droht die Austrocknung des Auges. **xer/o** meint trocken (griechisch xerós). Die Trockenheit des Auges bezeichnet |
| Xerophthalmie (xer/ophthalm/ie) | der Augenarzt als .................................................. . |
| **14.5** | **blephar/o** ist der Wortstamm/die Bindeform |
| Blepharitis (blephar/itis) | für Lid. Die Augenlidentzündung ist eine .................................................. . |
| | Entzündungen, Reizungen durch Fremdkörper u.a. können einen Lidkrampf auslösen, |
| Blepharospasmus (blephar/o/spasm/us) | einen .................................................. . |
| | Sie kennen bereits den |
| (Vorhaut)verengung | Fachausdruck Phimose für .................................................. . |
| | Eine Verengung |
| Blepharophimose (blephar/o/phimose) | der Lidspalte heißt .................................................. . |
| | Ptose |
| Senkung, Absinken | bedeutet .................................................. . |
| | Fällt der Lidhebermuskel aus, sinkt das Oberlid herab. Blepharoptose (blephar/o/ptose) |
| Herabsinken des (Ober)lids | bezeichnet das .................................................. . |
| **14.6** | **konjunktiv/o (conjunctiv/o)** steht in Fachbegriffen über die Bindehaut (lateinisch conjungere = verbinden). |
| Konjunktivitis (konjunktiv/itis) | Die Bindehautentzündung ist eine .................................................. . |
| | Entzündungen betreffen u.U. nicht ausschließlich die Bindehaut, sondern auch die Hornhaut des Auges. **kerat/o** ist ein Wortstamm/eine Bindeform für Horn, Hornhaut (griechisch kéras = |
| Keratitis (kerat/itis) | Horn). Die Hornhautentzündung ist eine .................................................. . |
| | Keratokonjunktivitis (kerat/o/ |
| Entzündung der Hornhaut und der Bindehaut | (konjunktiv/itis) meint die .................................................. . |
| | Ernährungsstörungen des Auges können zur Erweichung der Hornhaut führen. Die Fachbezeichnung für |
| Keratomalazie (kerat/o/malaz/ie) | dieses schwere Augenleiden lautet .................................................. . |
| **14.7** | **ulzer/o** steht in Fachbegriffen über Geschwüre, **Ulkus (Ulcus)** ist das Geschwür. Die Hornhaut heißt lateinisch cornea. Ein Hornhautgeschwür ist ein Ulcus corneae. Kornealulkus |
| Hornhautgeschwür | meint ebenfalls das .................................................. . |
| | korneal (korne/al) |
| Hornhaut | betrifft die .................................................. . |
| | Bei der Entstehung von Hornhautgeschwüren spielt die Austrocknung des Auges eine wichtige Rolle. Die |
| Ulzerogenese (ulzer/o/genese) | Entstehung eines Geschwürs heißt .................................................. . |

**14.8**

Eine häufige Erkrankung des Auges ist die auch als grauer Star bezeichnete Linsentrübung. Der Augenarzt spricht von **Katarakt**. Stoffwechselstörungen können Linsentrübungen verursachen. Die diabetische Katarakt ist
eine ......................................................................... .

durch Zuckerkrankheit bedingte Linsentrübung

Ein grauer Star kann auch infolge einer Bestrahlung oder Verletzung des Auges auftreten. **Trauma** ist die Verletzung (griechisch traúma). Eine traumatische
Katarakt ist eine ......................................................................... .

durch eine Verletzung bedingte Linsentrübung

**14.9**

Die häufigste Ursache einer Erblindung ist in den westlichen Industrieländern die Erhöhung des Augeninnendrucks, der grüne Star oder **Glaukom** (griechisch glaúkoma).
Beim Glaukomanfall ist der ......................................................................... .

Augeninnendruck erhöht

Bestimmte Glaukomformen werden mit Arzneimitteln behandelt, die die Pupillen verengen. **Miosis** bezeichnet die Engstellung der Pupillen (griechisch meíosis = das Verkleinern). Miotika
sind Medikamente, die die Pupillen ......................................................................... .

eng stellen, verengen

Das Fachwort für die Weitstellung der Pupillen ist **Mydriasis**. Eine pupillenerweiternde
Substanz heißt ......................................................................... .

Mydriatikum

**14.10**

1 Netzhaut (Retina)
2 Pigmentepithel (Stratum pigmentosum), der Aderhaut (Choroidea) anliegend
3 Glaskörper (Corpus vitreum)

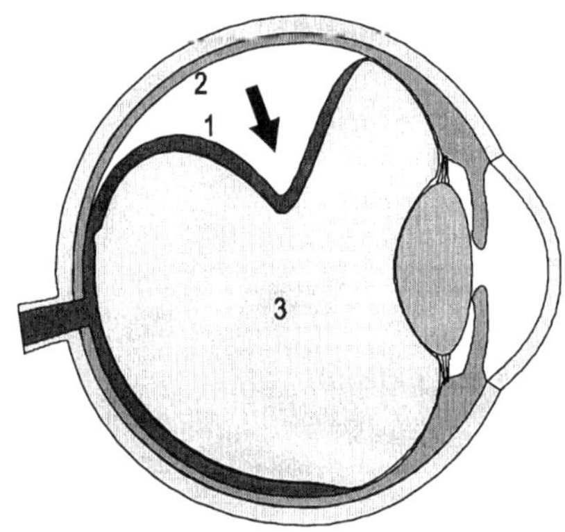


*Bei der Netzhautablösung werden Teile der Netzhaut durch eine Flüssigkeitsansammlung oder Einriss von der Aderhaut abgehoben (genau genommen entsteht der Spalt in der Netzhaut selbst zwischen dem Pigmentepithel und dem „nervösen“ Teil der Netzhaut). Die Schwierigkeit der Behandlung besteht darin, dass man nicht einfach in das Auge fassen und die Netzhaut wieder an die Aderhaut anlegen kann. Deshalb wird bei drohender Netzhautablösung die Netzhaut schon vorsorglich mit der Aderhaut verlötet.*

**14.11**

**retin/o** steht in Fachbegriffen über die Netzhaut = Retina (lateinisch rete = Netz). Nichtentzündliche Erkrankungen
der Netzhaut bezeichnet der Augenarzt als ......................................................................... .

Retinopathie (retin/o/path/ie)

Die Netzhaut-
entzündung ist eine ......................................................................... .

Retinitis (retin/itis)

**Ablatio** oder **Amotio** meinen die Ablösung, Abhebung. Ablatio retinae oder Amotio
retinae benennen die ......................................................................... .

Netzhautablösung

**14.12**

Blindheit

**op**, **ops** oder **opt** stehen in Fachbegriffen über das Sehen (griechisch óps = Auge, ópsis = Sehen). Anopsie (an/ops/ie) oder Anopie (an/op/ie) meinen die ........................................................ .
Hemianopsie (hemi/an/ops/ie) oder Hemianopie (hemi/an/op/ie) stehen für Halbseitenblindheit. Die beiden Fachworte setzen sich zusammen aus:

Vorsilbe für halb, halbseitig — hemi- ........................................................ ,

verneinende Vorsilbe — an- ........................................................ ,

Wortstamm für Sehen — ops oder op ........................................................ ,

Hauptwortendung — -ie ........................................................ .

**14.13**

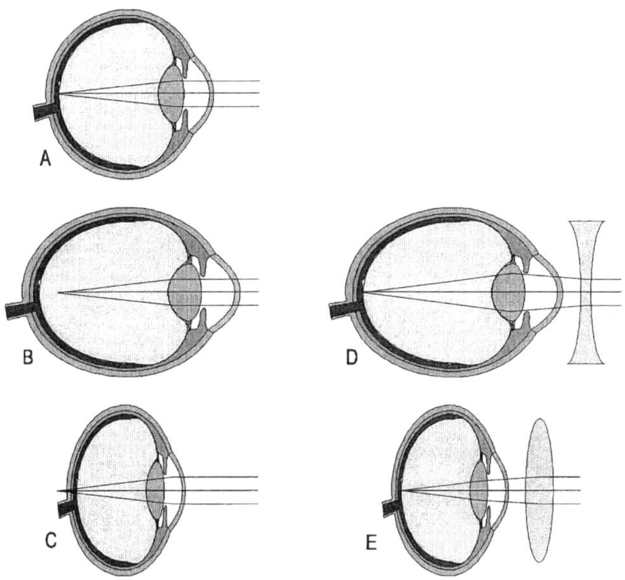


*A Der Normalsichtige kann durch Verändern der Dicke (und damit der Brechkraft) der Augenlinse das Bild von fernen und nahen Gegenständen immer auf die lichtempfindlichen Zellen (Zapfen und Stäbchen) der Netzhaut werfen. Das Bild ist scharf.*
*B Beim Kurzsichtigen ist das Auge zu lang. Das Bild von fernen Gegenständen liegt vor der Netzhaut und ist daher unscharf.*
*C Beim Weitsichtigen ist das Auge zu kurz. Das Bild von nahen Gegenständen liegt hinter der Netzhaut und ist daher unscharf.*
*D Dem Kurzsichtigen hilft das Vorsetzen einer Streulinse.*
*E Dem Weitsichtigen hilft das Vorsetzen einer Sammellinse.*
*(Die Bilder B-E sind stark überzeichnet, um das Problem zu verdeutlichen!)*

**14.14**

Amblyopie (ambly/op/ie) oder Amblyopsie (ambly/ops/ie)

**ambly/o** bedeutet schwach, stumpf (griechisch amblýs). Die Schwachsichtigkeit eines Auges kann angeboren oder durch Nichtgebrauch des Auges auch erworben sein. Das Fachwort für Schwachsichtigkeit ist

........................................................ .

| | |
|---|---|
| **14.14 ff** | Beim Schielen kommt es leicht zu einer Schwachsichtigkeit des schielenden Auges, |
| Amblyopie (ambly/op/ie) oder Amblyopsie (ambly/ops/ie) | zu einer Schiel- ........................................................................ . |
| **14.15** | Im Alter verliert die Augenlinse an Elastizität. Das Sehen im Nahbereich wird dadurch zunehmend eingeschränkt. **presby-** ist eine Vorsilbe für alt (griechisch présbys). Die |
| Presbyopie (presby/op/ie) | Alterssichtigkeit nennt man ........................................................ . |
| | Mit einer „Lesebrille“ wird die Alterssichtigkeit ausgeglichen. Das griechische mýops bedeutet kurzsichtig. |
| Kurzsichtigkeit | **Myopie** ist das Fachwort für ........................................................ , |
| | my/o hingegen meint den Muskel! Bei Kurzsichtigen ist das Auge zu lang. Durch Vorsetzen einer Streulinse erfolgt die Korrektur. Bei der Hyperopie oder Weitsichtigkeit ist das Auge zu kurz. Dem Weitsichtigen hilft eine Sammellinse. Man unterscheide: |
| Myopie | a) Kurzsichtigkeit .................................................................. , |
| Hyperopie | b) Weitsichtigkeit .................................................................. , |
| Presbyopie | c) Alterssichtigkeit ................................................................ . |
| **14.16** | **ot/o** steht in Fachbegriffen über das Ohr (griechisch ús, otós). Die Otoskopie (ot/o/skop/ie) |
| Ohrenspiegelung | ist die ........................................................................................ . |
| | Mit Hilfe der Otoskopie können der äußere Gehörgang sowie das Trommelfell besichtigt werden. Ein gerötetes, geschwollenes Trommelfell weist auf eine Entzündung des |
| Otitis (ot/itis) | Mittelohrs hin. Die Entzündung des Ohres heißt ................................ . |
| | medi/o steht für mittel-, der/die/das |
| Mittelohrentzündung | Mittlere. Die Otitis (ot/itis) media ist die ........................................ . |
| **14.17** | Das Mittelohr umfasst die Paukenhöhle mit den Gehörknöchelchen, das Trommelfell, die Ohrtrompete und den Warzenfortsatz. **tympan/o** verweist auf die Paukenhöhle (griechisch týmpanon = Handtrommel). |
| Bluterguss in der Paukenhöhle | Hämatotympanon bezeichnet einen ...................................................... . |
| | **muk/o** bedeutet Schleim (lateinisch mucus). Füllt sich die Paukenhöhle |
| Mukotympanon (muk/o/tympan/on) | bei Entzündungen mit Schleim, nennt der Ohrenarzt dies ................................ . |
| **14.18** | **ser/o** meint zunächst das Blutserum oder Blutwasser, also den flüssigen Teil des Blutes, der nach erfolgter Blutgerinnung zurückbleibt. serös (ser/ös) ist ein Eigenschaftswort (Adjektiv) für „ähnlich wie Blutserum“. Ein seröses Sekret |
| Blutserum | ist ähnlich beschaffen wie ............................................................. . |
| | Bei Entzündungen füllt sich die Paukenhöhle mit einem Sekret, das ähnliche Eigenschaften wie Blutserum aufweist. Serotympanon (ser/o/tympanon) setzt sich zusammen aus |
| ser/o | der Bindeform für Blutwasser ........................................................... |
| | und dem Fachwort |
| Tympanon | für Paukenhöhle .................................................................... . |

**14.19**

Serotympanon (ser/o/tympan/on)
Mukotympanon (muk/o/tympan/on)

Seromukotympanon (ser/o/muk/o/tympan/on)

Ergüsse in der Paukenhöhle können verschiedene Beschaffenheit aufweisen. Füllt sich die Paukenhöhle mit serösem Sekret, spricht der Ohrenarzt von ........................................... . Sammelt sich zäher Schleim an, handelt es sich um ein ........................................................................ . Setzt sich das Sekret aus schleimigen und mehr flüssigen Anteilen zusammen, heißt die Diagnose ......................................................................................... .

**14.20**

1 Trommelfell (Membrana tympanica)
2 + 3 Hammer (Malleus)
2 Hammergriff (Manubrium mallei)
3 Hammerkopf (Caput mallei)
4 Hammer-Amboss-Gelenk (Articulatio incudomallearis)
5 Amboss (Incus)
6 Amboss-Steigbügel-Gelenk (Articulatio incudostapedialis)
7 Steigbügelplatte (Basis stapedis)
8 Ovales Fenster (Fenestra vestibuli)

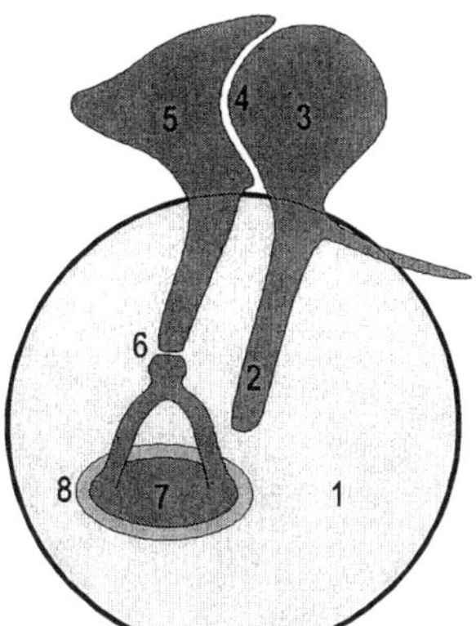


*Das rechte Trommelfell mit den drei Gehörknöchelchen. Bei der Ohrenspiegelung kann man davon nur das Trommelfell und den durchscheinenden Hammergriff sehen. Das Ohr wird in drei Bereiche gegliedert:*
*a) Äußeres Ohr: Ohrmuschel und äußerer Gehörgang. Das Trommelfell schließt die Paukenhöhle gegen den äußeren Gehörgang ab.*
*b) Mittelohr: Paukenhöhle mit den drei Gehörknöchelchen, den Warzenfortsatzzellen und der Ohrtrompete. Die Ohrtrompete verbindet die Paukenhöhle mit dem Rachen und dient dem Luftdruckausgleich.*
*c) Innenohr = Labyrinth: mit dem eigentlichen Hörorgan in der Schnecke und dem Gleichgewichtsorgan in den Bogengängen und den Vorhofsäckchen.*
*Der über das äußere Ohr ankommende Schall versetzt das Trommelfell in Schwingungen. Die Gehörknöchelchen übertragen und verstärken diese und übertragen diese über die Steigbügelplatte auf die Flüssigkeit im Innenohr. Die Schwingungen der Flüssigkeit erregen die Hörsinneszellen in der Schnecke.*

**14.21**

Tympanosklerose (tympan/o/skler/ose)

Tympanoplastik (tympan/o/plastik)

Bei langwierigen Paukenhöhlenentzündungen bilden sich in der Paukenhöhlenschleimhaut harte, bindegewebige, z.T. verkalkte Narben, welche die Beweglichkeit der Gehörknöchelchen einschränken. Die Fachbezeichnung für diese Erkrankung lautet ........................................................... . Um das Hörvermögen zu verbessern, ist dann eine operative Wiederherstellung des Schallleitungsapparats im Mittelohr nötig, eine ........................................................... .

**14.22**

**mast/o** steht in Fachbegriffen über die Brust oder Brustwarze (griechisch mastós). Hinter der Ohrmuschel ist ein Knochenfortsatz deutlich tastbar. Es handelt sich um den Warzenfortsatz, das Mastoid. Mastoid (mast/oid)

| | |
|---|---|
| **14.22 ff** | setzt sich zusammen aus dem |
| mast | Wortstamm für (Brust)warze ........................................................ |
| | und der Endung |
| -(o)id | für „ähnlich wie" ...................................................................... . |
| | Eine Entzündung des |
| Mastoiditis (mast/oid/itis) | Warzenfortsatzes, eine ........................................................... , |
| | ist oft sehr schwer zu behandeln. Manchmal hilft nur die Ausräumung |
| Mastoidektomie | (Entfernung) des |
| (mast/oid/ek/tom/ie) | Warzenfortsatzes, die ............................................................. . |

**14.23**

1 Ohrmuschel (Auricula)
2 Ohrläppchen (Lobulus auriculae)
3 Äußerer Gehörgang (Meatus acusticus externus)
4 Warzenfortsatz (Processus mastoideus)

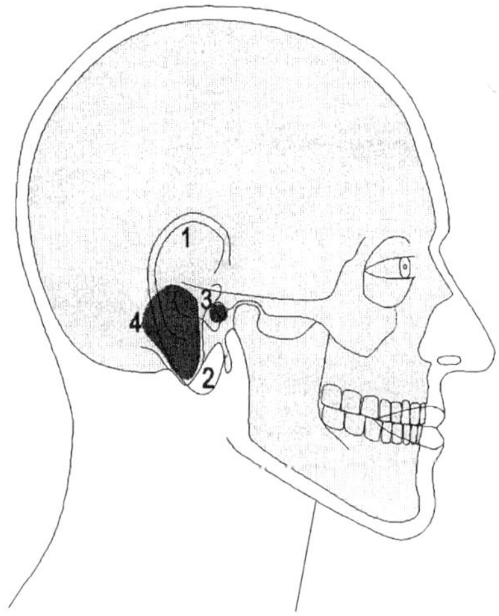


*Lage des äußeren Ohrs und des Warzenfortsatzes zum Schädel. Der äußere Gehörgang liegt unmittelbar hinter dem Kiefergelenk. Mit der Kleinfingerspitze im äußeren Gehörgang kann man beim Öffnen und Schließen des Mundes die Bewegungen des Unterkieferkopfes deutlich fühlen. Der Warzenfortsatz enthält die luftgefüllten Warzenfortsatzzellen. Sie erkranken bei Mittelohrentzündungen mit. Eiter kann aus den Warzenfortsatzzellen schlecht abfließen. Deshalb sind Warzenfortsatzeiterungen sehr langwierig.*

| | |
|---|---|
| **14.24** | Entzündungen, Ergüsse u.a. Mittelohrerkrankungen können das Hörvermögen beeinträchtigen. **audi/o** und **akust** stehen in Fachwörtern über das |
| Hörprüfung (Hörmessung) | Hören (griechisch akúein, lateinisch audire). |
| | Audiometrie (audi/o/metr/ie) ist die ............................................ . |
| | Ein Audiometer (audi/o/meter) |
| Hörprüfung | ist ein medizinisches Gerät zur ................................................ . |
| | Mit Hilfe des Audiometers können akustische Signale verschiedener Intensität und Frequenz zur Hörprüfung herange- |
| Hören | zogen werden. akustisch (akust/isch) betrifft das ......................... . |

| | |
|---|---|
| **14.25** | Presbyakusis (presby/akusis) ist die |
| alt | Altersschwerhörigkeit. presby- bedeutet ...................................... , |
| | **-akusis** |
| -hörigkeit | steht für ..................................................................................... . |
| | Bei Schäden des Gesichtsnervs kann eine krankhafte Feinhörigkeit entstehen. Die Patienten hören selbst leise Geräusche unangenehm laut. Ein |

| | |
|---|---|
| **14.25 ff** Hyperakusis (hyper/akusis) | krankhaft gesteigertes Hörvermögen nennt der Ohrenarzt ........................ . |
| Hypakusis (hyp/akusis) | Mittel- und Innenohrerkrankungen können von Schwerhörigkeit begleitet sein. Das verminderte Hörvermögen heißt in der Fachsprache ........................ . |

## Zusammenfassung und Wiederholung

| Antworten | Fragen |
|---|---|
| **14.26** | Geben Sie bitte die Bedeutung an von: |
| Auge | ophthalm/o, okul/o ........................ , |
| trocken | xer/o ........................ , |
| aus, heraus | ex- ........................ , |
| Lid | blephar/o ........................ , |
| Bindehaut | konjunktiv/o ........................ , |
| Horn, Hornhaut | kerat/o ........................ , |
| Hornhaut | korne/o ........................ , |
| Geschwür | ulzer/o, Ulkus ........................ , |
| Linsentrübung | Katarakt ........................ , |
| Augeninnendruckerhöhung | Glaukom ........................ , |
| Engstellung der Pupillen | Miosis ........................ , |
| Weitstellung der Pupillen | Mydriasis ........................ , |
| Netzhaut | retin/o ........................ , |
| Ablösung, Abhebung | Ablatio, Amotio ........................ , |
| Sehen | op, ops, opt ........................ , |
| schwach | ambly/o ........................ , |
| alt | presby- ........................ , |
| Kurzsichtigkeit | Myopie ........................ , |
| Ohr | ot/o ........................ , |
| mittel-, der/die/das Mittlere | medi/o ........................ , |
| Paukenhöhle | tympan/o ........................ , |
| Schleim | muk/o ........................ , |

| | |
|---|---|
| **14.26 ff** | |
| Blutserum, Blutwasser | ser/o ..................................................., |
| Brust, Brustwarze | mast/o ..................................................., |
| Hören | audi/o, akust ..................................................., |
| -hörigkeit | -akusis ................................................... . |

# 15 Haut und Brustdrüse

| Antworten | Lerntext |
|---|---|
| **15.1** | Sie kennen bereits den Wortstamm/die |
| mast/o | Bindeform für Brust, Brustdrüse, Brustwarze ........................................ . |
| | Entzündungen der Brustdrüse treten überwiegend in der Stillzeit auf. Der Fachbegriff für |
| Mastitis (mast/itis) | Brustdrüsenentzündung lautet ............................................................... . |
| (nichtentzündliche) Erkrankungen der Brustdrüse | Mastopathie (mast/o/path/ie) benennt ............................................................... . |
| | Wenn bei einer Mastopathie Knoten in der Brust auftreten, die stärkere Gewebswucherungen oder veränderte Zellen aufweisen, besteht u.U. ein erhöhtes Krebsrisiko. Dann sollte das Brustdrüsengewebe unter Erhaltung der Haut entfernt werden. |
| Mastektomie (mast/ek/tom/ie) | Die Brustdrüsenentfernung heißt ........................................................... . |
| subkutane Mastektomie (sub/kutan/e mast/ek/tom/ie) | Die Brustdrüsenentfernung unter Schonung der Haut ist eine ............................................................................................... . |

**15.2**

1 Brustdrüse (Mamma)
2 Großer Brustmuskel (Musculus pectoralis major)
3 Brustkorb (Thorax)
4 Brustfell (Pleura)
5 Lunge (Pulmo)
6 Herz (Cor)
7 Untere Hohlvene (Vena cava inferior)
8 Speiseröhre (Oesophagus)
9 Hauptschlagader (Aorta)

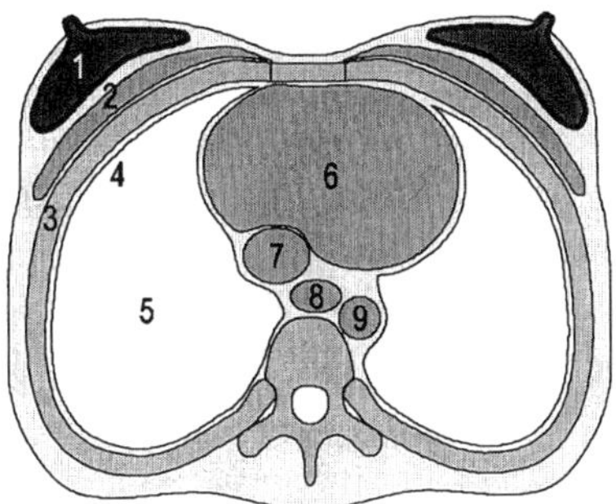


A

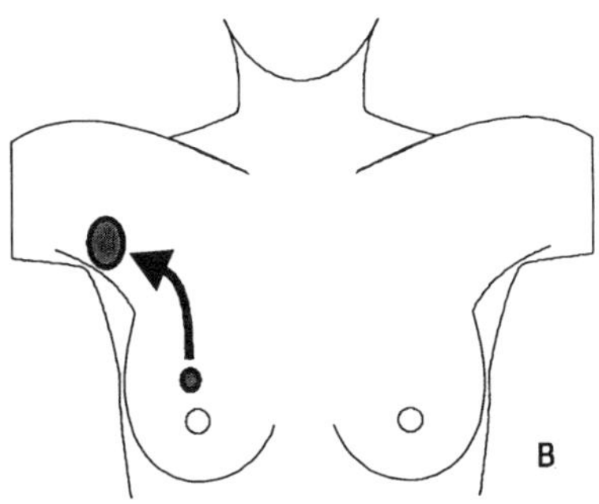

B

*A Querschnitt durch den Brustkorb auf Höhe der Brustwarzen (von unten gesehen). Die Brustdrüse ist die größte Hautdrüse. Die gesunde Brustdrüse liegt vollständig in der Haut und ist an keiner Stelle mit den darunter liegenden Muskeln verwachsen. Sie ist daher in allen Richtungen gut verschieblich.*
*B Der Brustkrebs bildet die ersten Tochtergeschwülste (Metastasen) in der Regel in den Achsellymphknoten. Das Austasten der Achselhöhle gehört daher zur Vorsorgeuntersuchung gegen Brustkrebs.*

### 15.3

| | |
|---|---|
| | Bestimmte Formen der Mastopathie können in Krebs übergehen. karzin/o und kanzer/o steht in Fachbegriffen über Krebs. |
| Krebsentstehung | Karzinogenese und Kanzerogenese meinen die ........................................ . Sie kennen bereits |
| vor | die Vorsilbe prä- für ........................................ , |
| krankhaften Zustand, krankhafte Veränderung | -ose ist eine Endung für ........................................ . |
| | Krankhafte Veränderungen eines Gewebes, die als Vorstadium eines Krebses gelten, nennt man Präkanzerose (prä/kanzer/ose). |

### 15.4

| | |
|---|---|
| | Das lateinische Wort für Brustdrüse ist mamma. Viele medizinische Fachwörter über die Brustdrüse leiten sich von **mamm/o** ab. Das Mammakarzinom (mamma/ |
| Brustdrüsenkrebs = Brustkrebs | karzin/om) ist der ........................................ . |
| | Zur Erkennung eines Brustdrüsenkrebses werden spezielle Röntgenaufnahmen der Brust angefertigt. Die |
| Mammographie (mamm/o/graph/ie) | Röntgendarstellung der Brustdrüse heißt ........................................ . |
| | Neben der Röntgenuntersuchung wird auch die Hautwärmemessung zur Erkennung von Geschwülsten der Brustdrüse eingesetzt. **therm/o** ist ein Wortstamm/eine Bindeform für Wärme, Temperatur. Die Aufzeichnung der (Haut-)Temperatur |
| Thermographie (therm/o/graph/ie) | (Hautwärme) nennt man ........................................ . |

### 15.5

| | |
|---|---|
| | Wird ein Brustdrüsenkrebs festgestellt, ist die operative Entfernung der Brustdrüse die Behandlung der Wahl. Übersetzen Sie die folgenden Fachbegriffe: |
| | a) Mammakarzinom |
| Brustdrüsenkrebs | (mamma/karzin/om) ........................................ , |
| | b) Mastektomie |
| Brustdrüsenentfernung | (mast/ek/tom/ie) ........................................ , |
| operativer Wiederaufbau der Brustdrüse | c) Mammaplastik (mamma/plastik) ........................................ . |

### 15.6

| | |
|---|---|
| | Die Brustdrüse sondert Milch ab. Sie heißt daher auch Milchdrüse. **lakt/o** und **galakt/o** stehen für Milch (griechisch gála, gálaktos, lateinisch lac, lactis). Laktation meint die Milchbildung und Milchabsonderung nach einer Geburt. In |
| Milch | Laktation verweist lakt- auf ........................................ . |
| | Bisweilen sondert die Brüstdrüse auch außerhalb der Stillzeiten Milch ab. Sie kennen bereits |
| Fluss, Fließen | den Wortteil -rrhoe für ........................................ . |
| | Galaktorrhoe (galakt/o/ |
| Milchfluss | rrhoe) bezeichnet den ........................................ . |

### 15.7

| | |
|---|---|
| | Die Brustdrüse wird häufig den weiblichen Geschlechtsorganen zugeordnet. Es handelt sich jedoch um eine Hautdrüse, die auch beim Mann angelegt, aber normalerweise nicht entfaltet |
| derm/o oder dermat/o | wird. In Fachbegriffen über die Haut steht ........................................ . |
| | Dermatitis (dermat/itis) |
| Hautentzündung | ist das Fachwort für ........................................ . |
| | **phot/o** ist ein Wortstamm/eine Bindeform für Licht (griechisch phós, photós). Eine durch Lichteinwirkung verursachte Haut- |
| Photodermatitis (phot/o/dermat/itis) | entzündung nennt der Hautarzt ........................................ . |

**15.7 ff**
Dermatose (dermat/ose)

Photodermatose
(phot/o/dermat/ose)

Nichtentzündliche Erkrankungen der Haut bezeichnet man als .......................................... .
Kommt es nach langanhaltender oder intensiver Lichteinwirkung zu nichtentzündlichen Hautveränderungen, handelt es sich um eine .......................................... .

**15.8**

erythr/o
Erythrodermie
(erythr/o/derm/ie)

Xanthodermie
(xanth/o/derm/ie)

Poikilodermie
(poikil/o/derm/ie)

In vielen Fachbezeichnungen über die Haut steht -**dermie**. Sie kennen den Wortstamm/
die Bindeform für rot .......................................... .
Die Rotfärbung der Haut heißt .......................................... .
**xanth/o** meint gelb. Nimmt die Haut nach reichlichem Genuß von Karotten eine gelbliche Färbung an, spricht man von .......................................... .
Röntgenstrahlen können schwere Hautschäden hervorrufen. Die Haut blaßt an manchen Stellen ab, an anderen hingegen ist sie besonders dunkel gefärbt. Hautgefäße erweitern sich. Es entsteht ein buntes Bild. **poikil/o** bedeutet bunt (griechisch poikílos).
Die „Buntfärbung" der Haut heißt .......................................... .

**15.9**

1-4 Haut (Cutis)
1-3 Oberhaut (Epidermis)
1 Hornschicht (Stratum corneum)
2 Verhornende Schicht
3 Keimschicht
4 Lederhaut (Dermis = Corium)
5 Unterhaut (Tela subcutanea = Hypodermis)

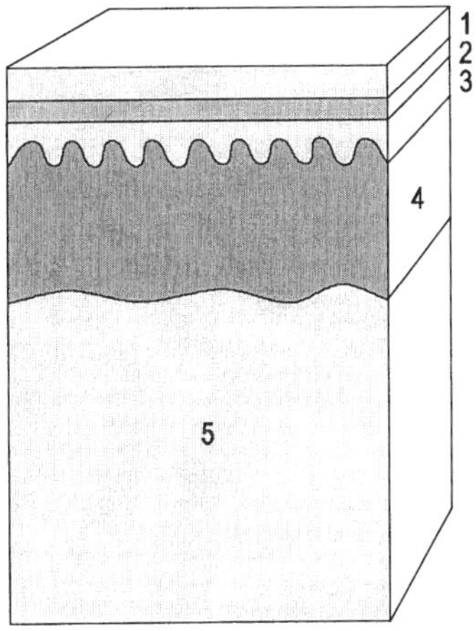


*Schema vom Schichtenbau der Haut.*
*a) Die Oberhaut bildet die Hornschicht. Dazu werden Zellen in Horn umgewandelt. An der Oberfläche geht ständig Horn durch Abrieb verloren. In der Tiefe teilen sich die Zellen lebhaft und bilden so ständig Nachschub für die Verhornung.*
*b) Die Lederhaut ist die zugfeste Schicht, aus der man bei Tierhäuten Leder gewinnt.*
*c) Die Unterhaut besteht hauptsächlich aus Fettgewebe.*

**15.10**
Melanodermie
(melan/o/derm/ie)

melan

-ose

**melan/o** meint schwarz, dunkel (griechisch mélas). Strahlen können eine dunkle Verfärbung der Haut bewirken, eine .......................................... .
Statt Melanodermie liest man häufig auch Melanose. Melanose (melan/ose) setzt sich zusammen
aus dem Wortstamm für schwarz ..........................................
und der Endung für krankhaften Zustand, krankhafte Veränderung .......................................... .

| | |
|---|---|
| **15.10 ff** | In der Haut befinden sich Zellen, die einen schwarzen Farbstoff, das Melanin, bilden, der die Haut gegen schädigende Lichteinwirkung schützt. |
| Melanozyten (melan/o/zyten) | „Schwarze Zellen", die Melanin herstellen, heißen .......... . |
| Melanom (melan/om) | Eine „schwarze" Geschwulst ist ein .......... . Melanome sind sehr bösartig (daher auch schwarzer Hautkrebs genannt) und müssen schnellstmöglich entfernt werden. |
| **15.11** | **alb/o** ist ein Wortstamm/eine Bindeform für weiß (lateinisch albus). Störungen der Melaninbildung führen zur Weißfärbung von Haut und Haaren. Der Arzt nennt dieses Krankheitsbild Weißsucht oder Albinismus. In Albinismus verweist |
| weiß | alb auf die Farbe .......... . |
| **15.12** | **pachy**- meint dick, verdickt (griechisch pachýs). Eine Verdickung der Haut kann bereits angeboren sein oder erst im Laufe des Lebens im Gefolge anderer Krankheiten auftreten. |
| Pachydermie (pachy/derm/ie) | Das Fachwort für Hautverdickung heißt .......... . |
| Pachydaktylie (pachy/daktyl/ie) | **daktyl/o** bedeutet Finger (griechisch dáktylos). Eine seit der Geburt bestehende Verdickung der Finger und Zehen bezeichnet man als .......... . |
| **15.13** | **onych/o** steht in Fachwörtern über die Finger- oder Zehennägel . Die Entzündung des Nagels oder genauer |
| Onychitis (onych/itis) | des Nagelbetts nennt der Hautarzt .......... . |
| Nagel(bett)entzündung | Häufig liest man statt Onychitis Onychie (onych/ie). Beide Begriffe meinen die .......... . |
| neben, daneben | para- kennen Sie als Vorsilbe mit der Bedeutung .......... . |
| Entzündung des Nagelwalls | Der Nagelwall umgibt den Nagel, befindet sich also „neben" dem Nagel. Paronychie (par/onych/ie) bezeichnet die .......... . |
| mit einem Selbstlaut (Vokal) beginnt | para- wird in Paronychie zu par- verkürzt, weil der folgende Wortstamm .......... . |
| Onychomalazie (onych/o/malaz/ie) | Verschiedene Erkrankungen können eine Erweichung des Nagels bewirken. Dieses Krankheitsbild heißt .......... . |
| **15.14** | **trich/o**, seltener auch **pil/o** stehen in Fachbegriffen über die Haare (griechisch tríx, trichós, lateinisch pilus). Hypertrichose |
| übermäßig, über | setzt sich zusammen aus der Vorsilbe hyper- für .......... , |
| Haar | dem Wortstamm trich für .......... |
| krankhafte Veränderung, krankhaften Zustand | und der Endung -ose für .......... . |
| Hypotrichose (hypo/trich/ose) | Hypertrichose (hyper/trich/ose) bezeichnet die übermäßige Körperbehaarung. Eine verminderte Körperbehaarung heißt dann .......... . |
| trich/o und pil/o | Neben Hypertrichose ist Pilose (pil/ose) ein weiterer Fachbegriff für eine verstärkte Körperbehaarung. Die beiden Wortstämme/Bindeformen für Haar lauten .......... . |

| | |
|---|---|
| **15.15** | In Fachbegriffen |
| aden/o | über Drüsen steht ................................................ . |
| | **hidr/o** ist ein Wortstamm/eine Bindeform für Schweiß (griechisch hidrós). **hidraden/o** |
| Schweißdrüse | meint dann die ................................................ . |
| | Besonders in der Scham- und der Achselgegend kann es zu Schweißdrüsenentzündungen kommen. |
| Hidradenitis (hidr/aden/itis) | Eine Schweißdrüsenentzündung ist eine ................................ . |
| Hidradenom (hidr/aden/om) | Eine geschwulstartige Fehlbildung einer Schweißdrüse heißt ................................ . |
| | Hyperhidrose (hyper/hidr/ose) bezeichnet die verstärkte Schweißabsonderung, eine verminderte |
| Hypohidrose (hypo/hidr/ose) | Schweißabsonderung nennt der Hautarzt ................................ . |
| | -rrhoe ist ein |
| Fluss, Fließen | Wortteil für ................................................ . |
| Schweißfluss, starke Schweißabsonderung | Hidrorrhoe (hidr/o/rrhoe) bedeutet ................................ . |

| | |
|---|---|
| **15.16** | Bakterielle Infektionen der Hautdrüsen oder Haarwurzeln werden meist durch Kugelbakterien = Kokken verursacht. **strept/o** bedeutet Kette. (griechisch streptós = gedreht, geflochten, Halsband, Halskette). Kugelbakterien, die in Kettenform |
| Streptokokken (strept/o/kokken) | wachsen, nennt man................................................ . |
| | Die Wundrose (Erysipel) geht mit einer scharf begrenzten Rötung und Schwellung der Haut einher, begleitet von hohem Fieber und Schüttelfrost. Die Ursache der Erkrankung liegt in einer |
| Streptokokken (strept/o/kokken) | Infektion mit Kettenkugelbakterien, mit ................................ . |
| | Kugelbakterien können auch traubenförmige Haufen bilden. **staphyl/o** bezeichnet die (Wein)traube (griechisch staphylé). Staphylokokken (staphyl/o/kokken) |
| Traubenkugelbakterien | sind dann ................................................ . |
| | Ein Furunkel ist eine eitrige Entzündung der Haarzwiebel. Er wird durch traubenförmig zusammengelagerte |
| Staphylokokken (staphyl/o/kokken) | Kugelbakterien ausgelöst, durch ................................ . |

| | |
|---|---|
| **15.17** | Sie kennen den Wortstamm/ |
| py/o | die Bindeform für Eiter ................................................ . |
| | Ein eitriger Hautausschlag |
| Pyodermie (py/o/derm/ie) | ist eine ................................................ . |
| Streptokokken (strept/o/kokken) | Eine Streptodermie (strept/o/derm/ie), ist ein Hautausschlag, der durch ................................ ausgelöst ist. Wird eine Pyodermie durch Traubenkugelbakterien hervorgerufen, so |
| Staphylodermie (staphyl/o/derm/ie) | nennt man sie ................................................ . |

| | |
|---|---|
| **15.18** | **phleg**, **phlog** und **phlegmon** stehen in medizinischen Fachbegriffen für Entzündung (griechisch phlégma = Brand, phlogízein = verbrennen). Eine Phlegmone ist eine eitrige Entzündung, die sich diffus, z.B. in Unterhaut oder Muskeln ausbreitet. |
| entzündlich | phlogistisch (phlog/istisch) bedeutet ................................ . |
| | **anti**- ist eine Vorsilbe für gegen, entgegen (griechisch antí). Antiphlogistisch (anti/ |
| entzündungshemmend | phlog/istisch) meint ................................................ . |

| | |
|---|---|
| **15.18 ff**<br>Antiphlogistika | Entzündungshemmende<br>Arzneimittel sind ............ . |
| **15.19** | Hauterkrankungen können das Unterhautfettgewebe betreffen. **lip/o** bezeichnet das Fett (griechisch lípos). Eine |
| Lipom (lip/om) | Geschwulst aus Fettgewebszellen heißt ............ .<br>Die meisten Lipome sind gutartig. Sie treten u.U. zahlreich in der Unterhaut, aber auch in inneren Organen auf. Lipomatose (lip/om/at/ose) benennt ein Krankheitsbild, bei dem |
| zahlreiche Fettgwebsgeschwülste auftreten | ............ . |
| | Sie erinnern sich an den Wortstamm/die |
| sark/o | Bindeform für entartetes Bindegewebe ............ .<br>Eine bösartige Geschwulst des Fettgewebes, oder genauer des fettspeichernden Bindegewebes, |
| Liposarkom<br>(lip/o/sark/om) | bezeichnet der Hautarzt als ............ . |
| **15.20** | Bösartige Hautgeschwülste müssen schnellstmöglich operiert werden. Bei gutartigen Gefäßwucherungen, Warzen u.a. wird häufig eine Kältebehandlung durchgeführt. **kry/o** bedeutet Kälte, Frost, Eis (griechisch krýos). Die Kryochirurgie (kry/o/chirurgie) behandelt |
| Kälte | krankhafte Veränderungen durch Anwendung von ............ .<br>Sie kennen den Wortstamm |
| ästhes | für Schmerz, Empfindung ............ . |
| Kryästhesie<br>(kry/ästhes/ie) | Eine übermäßige Empfindlichkeit<br>gegenüber Kälte ist eine ............ .<br>Unterkühlung von Nerven führt zu deren Funktionsunfähigkeit. Dann kann z.B. eine Erregung der Schmerzempfänger in der Haut nicht mehr zum Gehirn geleitet werden. Daher wird kein Schmerz wahrgenommen. |
| Kältebetäubung = Kälteanästhesie | Die Kry(o)anästhesie<br>(kry/o/an/ästhes/ie) ist die ............ .<br>Kryoanästhesie (kry/o/an/ästhes/ie) |
| Bindeform für Kälte | setzt sich zusammen aus: kry/o ............ , |
| verneinende Vorsilbe | an- ............ , |
| Wortteil für Empfindung, Gefühl | ästhes ............ , |
| Hauptwortendung | -ie ............ . |

## Zusammenfassung und Wiederholung

| **Antworten** | **Fragen** |
|---|---|
| **15.21** | Geben Sie bitte die Bedeutung an von: |
| Krebs | kanzer/o ............ , |
| Brustdrüse | mamm/o, mast/o ............ , |
| Wärme, Temperatur | therm/o ............ , |
| Milch | lakt/o, galakt/o ............ , |
| Licht | phot/o ............ , |

**15.21 ff**

| | |
|---|---|
| gelb | xanth/o ..................................................... , |
| bunt | poikil/o ..................................................... , |
| schwarz, dunkel | melan/o ..................................................... , |
| weiß | alb/o ..................................................... , |
| dick, verdickt | pachy- ..................................................... , |
| Finger | daktyl/o ..................................................... , |
| Nagel | onych/o ..................................................... , |
| neben, daneben | par- ..................................................... , |
| Haar | trich/o, pil/o ..................................................... , |
| Schweiß | hidr/o ..................................................... , |
| Schweißdrüse | hidraden/o ..................................................... , |
| Kugelbakterien | Kokken ..................................................... , |
| Kette | strept/o ..................................................... , |
| Traube | staphyl/o ..................................................... , |
| Entzündung | phleg, phlog, phlegmon ..................................................... , |
| gegen, entgegen | anti- ..................................................... , |
| Fett | lip/o ..................................................... , |
| Kälte, Frost | kry/o ..................................................... . |

# 16 Drüsen

| Antworten | Lerntext |
|---|---|
| **16.1** | Drüsen geben Sekrete an die Körperoberfläche oder in das Blut ab. Sie kennen bereits den Wortstamm/die |
| krin/o | Bindeform für ausscheiden, absondern .......... |
| | und die Vorsilbe |
| exo- | für außen .......... . |
| | Schweißdrüsen, Talgdrüsen, Milchdrüsen, Verdauungsdrüsen, Schleimdrüsen usw. und geben ihr Sekret nach außen an äußere (Haut) oder innere Körperoberflächen (Verdauungskanal, Atemwege, Harnwege usw.) ab. Es handelt |
| exokrine Drüsen | sich um .......... . |
| | Hormondrüsen scheiden Botenstoffe (Hormone) in Blutgefäße aus, welche die Drüse selbst durchziehen. Die |
| endo- | Vorsilbe für in, innen, innerhalb heißt .......... . |
| | Die Hormondrüsen |
| endokrine Drüsen | bezeichnet der Anatom als .......... . |
| Endokrinologie (end/o/krin/o/log/ie) | Das Fachgebiet, das sich mit den Hormondrüsen befasst, nennt man .......... . |
| Endokrinologe (end/o/krin/o/log/e) | Ein Facharzt für Erkrankungen der Hormondrüsen ist ein .......... . |
| **16.2** | Bei den exokrinen Drüsen unterscheidet man je nach Art der Abgabe des Sekrets verschiedene Formen. In Talgdrüsen verfetten Drüsenzellen und wandeln sich in Talg um. **holo-** bedeutet ganz (griechisch hólos). Wird jeweils die ganze Drüsenzelle zum |
| holokrinen Drüse | Sekret, so spricht man von einer .......... |
| | Die Vorsilbe **apo-** meint von...weg, ab. In der Milchdrüse sammeln sich Fetttröpfchen in den Drüsenzellen an. Sie werden zusammen mit Teilen der Milchdrüsenzellen abgesondert. |
| apokrine Drüsen | Man nennt diese Drüsenart .......... . |
| | Ekkrine Drüsen sondern dünnflüssige Sekrete ab. Die Drüsenzellen bleiben dabei vollständig erhalten. ekkrin |
| aus, hinaus, heraus | (ek/krin) besteht aus der Vorsilbe ek- für .......... |
| | und dem |
| ausscheiden, absondern | Wortteil krin für .......... . |
| | Schweißdrüsen geben dünnflüssigen Schweiß an die Körperoberfläche ab, ohne daß Schweißzellen abgestoßen |
| ekkrine Drüsen | werden. Schweißdrüsen sind .......... . |
| **16.3** | Die wichtigsten endokrinen Drüsen sind die Hirnanhangsdrüse, die Schilddrüse, die Nebenschilddrüsen, die Nebennieren und die Keimdrüsen (Eierstöcke und Hoden). Zwischenhirn und Hirnanhangsdrüse (Hypophyse) bilden Hormone, die die Tätigkeit der meisten anderen Hormondrüsen regeln. **trop** bedeutet eigentlich wenden, auf etwas richten (griechisch trépein). In medizinischen Fachbegriffen steht trop auch für anregen, stimulieren. Man |
| wenden, anregen, stimulieren | unterscheide trop .......... |
| | von |
| ernähren | troph .......... . |

**16.4**

somat/o

trop

Drüsengeschwulst der Hirnanhangsdrüse

**somat/o** bedeutet Körper (griechisch sóma, sómatos). Das somatotrope (somat/o/trop) Hormon der Hirnanhangsdrüse (Hypophyse) regt das Körperwachstum an. Der Wortstamm/
die Bindeform für Körper lautet ........................................................ ,
der Wortteil für
anregen, stimulieren ........................................................................ .
Hypophysenadenome können große Mengen somatotropen Hormons ausschütten. Ein Hypophysenadenom ist eine

........................................................................................................ .

**16.5**

1-4 Gehirn (Encephalon)
1 Großhirn (Cerebrum = Telencephalon)
2 Zwischenhirn (Diencephalon)
3 Hirnstamm (Truncus encephali)
4 Kleinhirn (Cerebellum)
5 Hirnanhangsdrüse (Hypophysis = Glandula pituitaria)

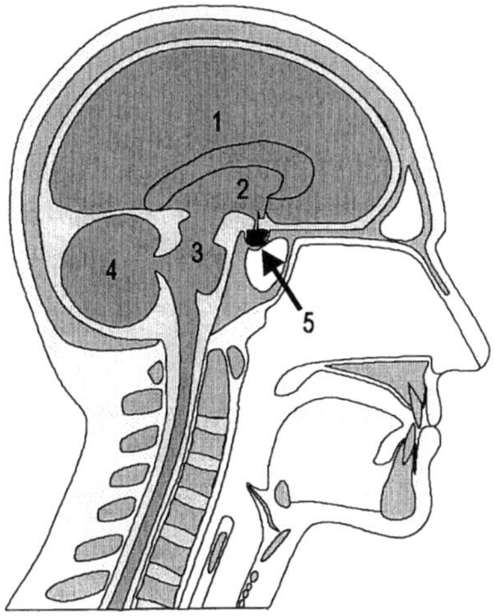


*Medianschnitt durch Kopf und Hals. Die Hirnanhangsdrüse (Hypophyse) liegt versteckt etwa in der Mitte des Kopfes unterhalb des Gehirns im Türkensattel des Keilbeins. Sie wiegt nur etwa 0,7 g.*

**16.6**

Größenzunahme der Körperenden

akr/o

megal

-ie

Eine Überproduktion von somatotropem Hormon führt bei Kindern zum Riesenwuchs, bei Erwachsenen vergrößern sich lediglich die Körperenden. **akr/o** bezieht sich auf die Körperenden, wie z.B. Hände, Füße, Nase, Kinn (griechisch ákros = Spitze, Ende). Die Akromegalie (akr/o/megal/ie) ist
eine ........................................................................................... .
Patienten, die an Akromegalie leiden, bemerken oft als erste Krankheitszeichen, dass Schuhe, Handschuhe, Hüte nicht mehr passen. Akromegalie (akr/o/megal/ie) setzt sich zusammen
aus der Bindeform für Körperenden ............................................ ,
dem Wortstamm
für groß, vergrößert .........................................................................
und der
Hauptwortendung ............................................................................ .

**16.7**

Akromegalie (akr/o/megal/ie)
Akrozyanose (akr/o/zyan/ose)

Bilden Sie Fachbegriffe für
a) Größenzunahme
der Körperenden .............................................................................. ,
b) bläuliche Verfärbung
der Körperenden .............................................................................. ,

**16.7 ff**
Akrodermatitis
Akroparästhesie
(akr/o/par/ästhes/ie)

c) entzündliche Hauterkrankung
an den Körperenden ............ ,
d) Missempfindungen
an den Körperenden ............ .

**16.8**

gonad/o

gonadotropes Hormon

Die Hypophyse schüttet Hormone aus, die die Tätigkeit anderer Hormondrüsen anregen. Sie kennen bereits den
Wortstamm/die Bindeform für Keimdrüsen ............ .
Ein Hormon, das die Keimdrüsenfunktion anregt, ist ein ............ .

**16.9**

1 Rechte Nebenniere (Glandula suprarenalis dextra)
2 Linke Nebenniere (Glandula suprarenalis sinistra)
3 Rechte Niere (Ren dexter)
4 Linke Niere (Ren sinister)

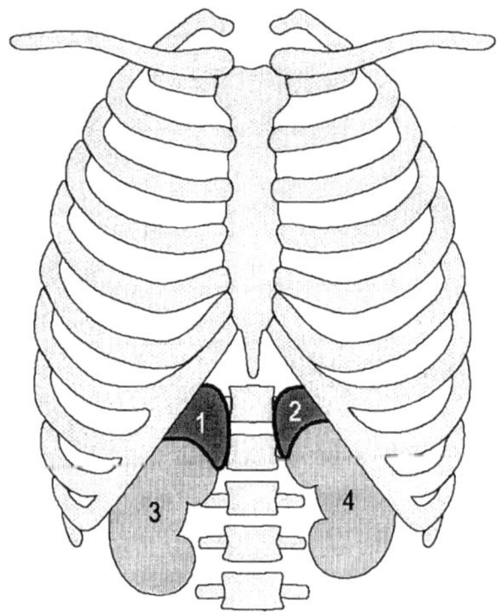


*Die Nebennieren sitzen wie Kappen auf den Nieren. Eine Nebenniere wiegt etwa 10 g. Jede Nebenniere besteht eigentlich aus zwei Hormondrüsen, die bei vielen Tieren noch getrennt im Körper liegen: der Nebennierenrinde und dem Nebennierenmark. Die Nebennierenrinde beteiligt sich mit Steroidhormonen an der Steuerung des Kohlenhydratstoffwechsels und des Mineralhaushalts und liefert Vorstufen der Geschlechtshormone. Das Nebennierenmark erzeugt die Hormone Adrenalin und Noradrenalin, die über das autonome Nervensystem die Leistungsbereitschaft des Körpers erhöhen („Stress“).*

**16.10**
zu, bis zu, bei

Niere
bei der Niere, neben der Niere

adren

auf die Nebennierenrinde gerichtet

Sie kennen die Vorsilbe ad- mit der
mit der Bedeutung ............
und den Wortstamm/
die Bindeform ren/o für ............ .
**adren/o** meint
dann wörtlich ............
und steht in Begriffen über die Nebennieren (Glandulae suprarenales). Das auch dem gebildeten Laien bekannte Stresshormon Adrenalin wird vom Nebennierenmark erzeugt und
enthält im Namen den Wortstamm ............ .
Rinde heißt lateinisch cortex und dient in der Anatomie bei verschiedenen Organen zur Bezeichnung der dichteren Randbereiche, z.B. Großhirnrinde, Nierenrinde, Nebennierenrinde. adrenokortikotrop (ad/ren/o/kortik/o/trop)
bedeutet ............ .

| | |
|---|---|
| **16.10 ff** | Der Namen des adrenokortikotropen = adrenocorticotropen Hormons der Hirnanhangsdrüse wird meist abgekürzt mit ACTH. Es bewirkt die Ausschüttung von Cortison und verwandten Hormonen in der Nebennierenrinde. In Cortison (Kortison) erkennen |
| Rinde | Sie den Wortstamm cort bzw. kort für ............................................ . |
| **16.11** | **thyr(e)/o** steht in Fachbegriffen über die Schilddrüse = Thyreoidea (griechisch thyreós = Schild). Ein Hypophysenhormon, das die Schilddrüse stimuliert, |
| thyreotropes Hormon | nennt man ............................................ . |
| | Die Fachbezeichnung für nichtentzündliche |
| Thyreose (thyre/ose) | liche Schilddrüsenerkrankungen lautet ............................................ , |
| | die Vorsilbe für über, |
| hyper- | übermäßig, oberhalb ............................................ . |
| | Eine Schilddrüsenerkrankung, die mit einer übermäßigen Produktion von |
| Hyperthyreose (hyper/thyre/ose) | Schilddrüsenhormonen einhergeht, heißt ............................................ . |
| | Herzrasen sowie unregelmäßige Herzschlagfolge können durch Schilddrüsenerkrankungen ausgelöst werden. In Thyreo- |
| Schilddrüse | kardiopathie (thyre/o/kardi/o/path/ie) meint thyre/o ............................................ , |
| Herz | kardi/o ............................................ , |
| Erkrankung | pathie ............................................ . |
| **16.12** | Gewichtabnahme, Herzrasen, Schwitzen und Schlafstörungen können auf eine Überfunktion der Schilddrüse hinweisen. Schilddrüsenhormone enthalten Jod. Wird mit der Nahrung zuwenig Jod aufgenommen, kann die Schilddrüse nicht ausreichend Hormone produzieren. Gewichtzunahme, Kälteempfindlichkeit sowie Antriebsarmut sind Kennzeichen einer |
| Hypothyreose (hypo/thyre/ose) | Schilddrüsenunterfunktion, einer ............................................ . |
| | Sinkt im Blut der Gehalt an Schilddrüsenhormonen, schüttet die Hypophyse ein schilddrüsen- |
| thyreotrope Hormon | anregendes Hormon aus, das ............................................ . |
| **16.13** | Das thyreotrope Hormon regt die Hormonbildung in der Schilddrüse an. Kann jedoch wegen Jodmangels die Hormonproduktion nicht gesteigert werden, vergrößert sich die Schilddrüse, und es bildet sich ein Kropf, eine **Struma** (lateinisch struma). Bei der hypothyreoten Struma ist der Kropf |
| Schilddrüsenunterfunktion | bedingt durch eine ............................................ . |
| | Ein Kropf, der sich bei einer Schild- |
| hyperthyreote Struma | drüsenüberfunktion entwickelt, heißt ............................................ . |
| **16.14** | In einigen Fachausdrücken über die Schilddrüse liest man **thyreoid/o** statt thyre/o. Thyreoidektomie |
| Schilddrüsenentfernung | (thyreoid/ek/tom/ie) ist die ............................................ , |
| | Thyreoiditis |
| Schilddrüsenentzündung | (thyreoid/itis) bedeutet ............................................ . |
| Hemithyreoidektomie (hemi/thyreoid/ek/tom/ie) | Die Entfernung der Hälfte der Schilddrüse ist eine ............................................ . |

**16.15**

neben, daneben

Nebenschilddrüsen

hyper-

para-

thyreoid

-ismus

Sie kennen bereits
die Vorsilbe para- für ................................................................ .
Steht in einem medizinischen Fachbegriff
**parathyreoid/o**, denke man an die ................................................ .
Eine Überfunktion der Nebenschilddrüsen geht mit Steinbildung und Verkalkung der Nieren, Knochenabbau und Geschwüren im Magen und im Zwölffingerdarm einher. Hyperparathyreoidismus (hyper/para/thyreoid/ismus) setzt sich zusammen aus der
Vorsilbe für über, übermäßig, oberhalb ........................................ ,
der Vorsilbe
für neben ................................................................................ ,
dem Wortstamm
für Schilddrüse .........................................................................
und der
Hauptwortendung ..................................................................... .

**16.16**

1 Schilddrüse (Glandula thyroidea)
2 Schilddrüsenlappen (Lobus glandulae thyroideae)
3 Schilddrüsenenge (Isthmus glandulae thyroideae)
4 Obere Nebenschilddrüse (Glandula parathyroidea superior)
5 Untere Nebenschilddrüse (Glandula parathyroidea inferior)
6 Luftröhre (Trachea)

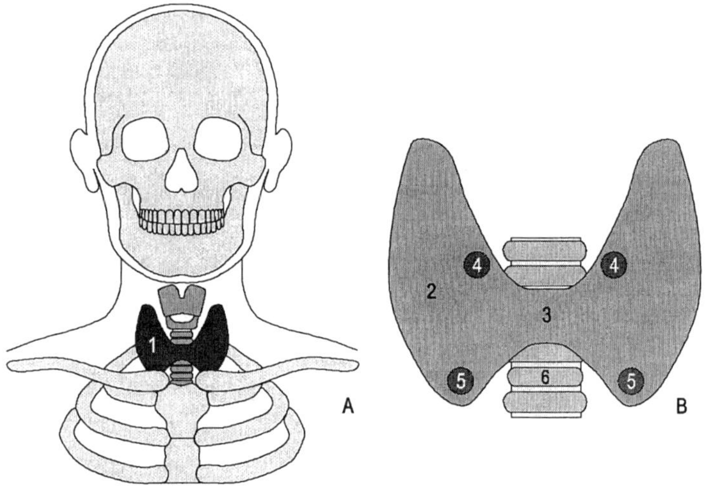


*A Die Lage der Schilddrüse am Hals. Die beiden Schilddrüsenlappen schmiegen sich rechts und links der Luftröhre an. Sie sind in der Mitte durch die Schilddrüsenenge (Isthmus) verbunden. Ein stark wachsender Kropf kann die Luftröhre zusammenpressen und muss spätestens dann operiert werden.*
*B Die vier etwa linsengroßen Nebenschilddrüsen wiegen zusammen nur etwa 0,1-0,2 g. Sie liegen normalerweise an der Hinterwand der Schilddrüse.*

**16.17**

Hypoparathyreoidismus (hypo/para/thyreoid/ismus)

unter, darunter, unterhalb

neben

Zu einer Unterfunktion der Nebenschilddrüsen kommt es am häufigsten nach Halsoperationen, wenn die kleinen Nebenschilddrüsen versehentlich mitentfernt wurden. Die Nebenschilddrüsenunterfunktion
heißt ...................................................................................... .
Krämpfe sind das führende Krankheitszeichen der Nebenschilddrüsenunterfunktion. In Hypoparathyreoidismus
(hypo/para/thyreoid/ismus) bedeutet hypo- ...................................... ,
para- ...................................................................................... ,

| | |
|---|---|
| **16.17 ff** | |
| Schilddrüse | thyreoid ........................................................................................ , |
| | -ismus |
| Hauptwortendung | ist eine ........................................................................................ . |

## Zusammenfassung und Wiederholung

| **Antworten** | **Fragen** |
|---|---|
| **16.18** | Geben Sie bitte die Bedeutung an von: |
| ganz | holo- ........................................................................................ , |
| von...weg, ab | apo- ........................................................................................ , |
| anregen, stimulieren | trop ........................................................................................ , |
| Körper | somat/o ........................................................................................ , |
| Körperenden | akr/o ........................................................................................ , |
| Nebenniere | adren/o ........................................................................................ , |
| Schilddrüse | thyre/o, thyreoid/o ........................................................................ , |
| Kropf | Struma ........................................................................................ , |
| Nebenschilddrüsen | parathyreoid/o ............................................................................ . |

# 17 Mundhöhle und Speiseröhre

**Antworten**

**17.1**
künstliche Öffnung, Mündung, Verbindung, Kunstafter

Stomatitis (stomat/itis)

Mundschleimhautentzündung

**Lerntext**

Sie kennen bereits das griechische Wort stóma = Mund, Rachen und den davon abgeleiteten
Begriff Stoma für ................................................................ .
**stomat/o** steht in Fachwörtern über den Mund bzw. die Mundschleimhaut. Eine Entzündung der
Mundschleimhaut ist eine ................................................................ .
Herpesviren können schwere, ständig wiederkehrende Mundschleimhautentzündungen auslösen. Stomatitis herpetica benennt eine durch Herpesviren
hervorgerufene ................................................................ .

**17.2**

1 + 2 Zahn (Dens)
1 Zahnkrone (Corona dentis)
2 Zahnwurzel (Radix dentis)
3-5 Zahnhartsubstanzen
3 Zahnschmelz (Enamelum)
4 Zahnbein (Dentinum)
5 Zahnzement (Cementum)
6 Zahnhöhle (Cavitas dentis = Cavitas pulparis) mit dem Zahnmark (Pulpa dentis)
7 Zahnfleisch (Gingiva)
8 Zahnfach des Kieferknochens (Alveolus dentalis)
9 Wurzelhaut (Periodontium)

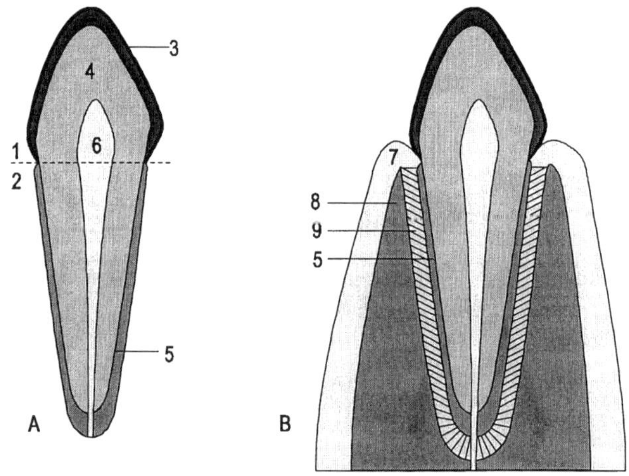


*A Schema vom Bau eines Zahns (Schnittbild). Der erwachsene Mensch hat im Ober- und im Unterkiefer rechts und links je zwei Schneidezähne, einen Eckzahn, zwei vordere Backenzähne (Prämolaren) und drei Mahlzähne (Molaren), insgesamt also 32 Zähne. Sie lösen die 20 kleineren Milchzähne des Kindes ab. Der Zahnarzt bezeichnet die Zähne meist nicht mit ihren Namen, sondern einer Ziffer: Er nummeriert die Zähne von der Mitte ausgehend mit 1-8 und setzt jeweils eine 1 für die rechte Oberkieferhälfte, eine 2 für die linke Oberkieferhälfte, eine 3 für die linke Unterkieferhälfte und eine 4 für die rechte Unterkieferhälfte voran, z.B. 36 = erster Mahlzahn links unten.*
*B Der Zahn ist über den „Zahnhalteapparat" im Kieferknochen federnd aufgehängt. Er besteht aus der straffen Wurzelhaut, deren Fasern in der knochenähnlichen Zementschicht der Zahnwurzel einerseits und dem Knochen des Zahnfachs andererseits verankert sind. Man beachte die Verlaufsrichtung der Fasern!*

**17.3**

Entzündung von Zahnfleisch und Mundschleimhaut

Hartnäckige Entzündungen der Mundschleimhaut und des Zahnfleisches beruhen häufig auf einer Infektion mit Herpesviren. **gingiv/o** meint das Zahnfleisch (lateinisch gingiva). Gingivostomatitis (gingiv/o/stomat/itis) bedeutet
................................................................ .

| | |
|---|---|
| **17.3 ff** | Eine Gingivitis gravidarum ist |
| Zahnfleischentzündung | eine bei Schwangeren auftretende ........................................................ . |
| **17.4** | **odont/o** ist ein Wortstamm/eine Bindeform für Zahn (griechisch odús, odóntos). Leiten Sie Fachbegriffe von odont/o ab: |
| Odontalgie (odont/alg/ie) oder Odontodynie (odont/odyn/ ie) | a) Zahnschmerz........................................................................ , |
| Odontopathie (odont/o/path/ie) | b) Zahnerkrankung ................................................................... , |
| Odontitis (odont/itis) | c) Zahnentzündung ................................................................... , |
| Odontogenese (odont/o/genese) | d) Zahnentwicklung ................................................................... , |
| Odontologie (odont/o/log/ie) | e) Zahn(heil)kunde ................................................................... , |
| Odontologe (odont/o/log/e) | f) Zahnarzt ............................................................................... . |
| **17.5** | Zahnfleisch, Kieferknochen, Wurzelhaut und Zement bilden den Zahnhalteapparat, der für eine feste Verankerung der Zähne sorgt. Sie kennen bereits die Vorsilbe para-. Folgt auf para- ein Selbstlaut (Vokal), fällt das a vor dem Selbstlaut weg. |
| neben, daneben | par- steht wie para- für ....................................................................... . |
| | Parodont ist die Fachbezeichnung für den |
| neben dem Zahn | Zahnhalteapparat, wörtlich das, was sich ............................................. |
| Parodontose | befindet. Ein krankhafter Zustand |
| (par/odont/ose) | des Zahnhalteapparats ist eine ............................................................ . |
| | Die Parodontose (par/odont/ose) führt zu Zahnfleischschwund. Es drohen Zahnlockerung und Zahnausfall. |
| **17.6** | Neben odont/o ist auch **dent/o** ein Wortstamm/eine Bindeform für Zahn (lateinisch dens, dentis). |
| Zahn | dental (dent/al) betrifft den ................................................................ . |
| | Der Durchbruch des Milchgebisses und später des bleibenden Gebisses heißt Dentition. Dentalgie (dent/alg/ie) meint wie Odontalgie (odont/alg/ie) und Odontodynie |
| Zahnschmerz | (odont/odyn/ie) den ............................................................................ . |
| **17.7** | Entzündungen im Mund können auf die Lippen übergreifen. **cheil/o** ist der Wortstamm/die Bindeform für Lippe (griechisch cheílos). „Aufgesprungene Lippen" sind die häufigste |
| Cheilitis (cheil/itis) | Form der Lippenentzündung, der ........................................................ . |
| | Man unterscheide die |
| Lippe | Wortstämme: cheil ................................................................................ |
| | und |
| Hand | cheir (chir) ............................................................................................ . |
| **17.8** | Die „Hasenscharte" oder Lippenspalte ist eine häufige |
| spalten | Missbildung der Oberlippe. schist/o und schiz/o stehen für ...................... . |
| | Der Wortteil –schisis |
| Spalte | bezeichnet die ....................................................................................... . |
| | Cheiloschisis |
| Lippenspalte | (cheil/o/schisis) ist die ......................................................................... . |

**17.8 ff**
Gnathoschisis
(gnath/o/schisis)
Cheilognathoschisis
(cheil/o/gnath/o/schisis)

Lippenspalten treten häufig gemeinsam mit Kieferspalten auf. **gnath/o** verweist auf den Kiefer (griechisch gnáthos). Die Kieferspalte heißt ............................................................ .
Eine Lippen-Kiefer-Spalte
nennt der Arzt ............................................................................... .
Lippen-Kiefer-Spalten behindern das Sprechen. Sie müssen deshalb rechtzeitig operativ verschlossen werden, bevor die betroffenen Kinder zu sprechen beginnen.

**17.9**

1 Speiseweg
2 Luftweg
3 Mundhöhle (Cavitas oris)
4 Zunge ((Lingua)
5 Gaumen (Palatum)
6 Unterkiefer (Mandibula)
7 Rachen (Pharynx)
8 Luftröhre (Trachea)
9 Speiseröhre (Oesophagus)
10 Nasenhöhle (Cavitas nasi)
11 Stirnhöhle (Sinus frontalis)
12 Keilbeinhöhle (Sinus sphenoidalis)
13 Schädelhöhle (Cavitas cranii)

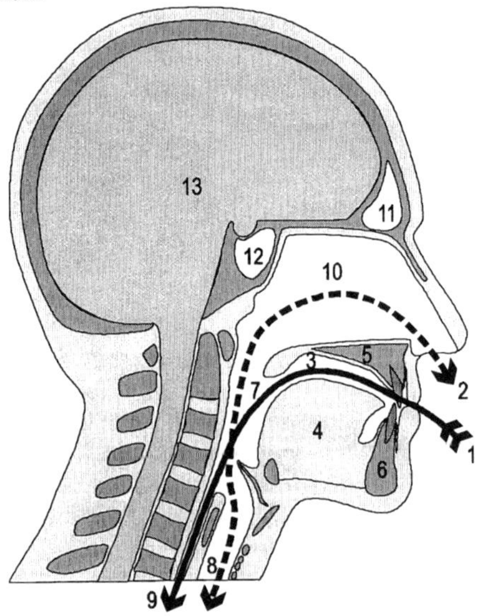


*Medianschnitt durch Kopf und Hals. Der Speiseweg führt durch Mundhöhle und Rachen zur Speiseröhre, der Luftweg durch Nasenhöhle und Rachen zur Luftröhre. Im Rachen überkreuzen sich die beiden Wege. Deshalb wird der Luftweg durch einen Verschluss geschützt: Beim Schlucken wird der Kehldeckel nach unten geklappt. Gelegentlich „verschluckt“ man sich und Speisen gelangen in die Kehlkopflichtung. Dann versucht der Körper mit einem heftigen Hustenanfall die eingedrungenen Speisen wieder auszublasen.*

**17.10**

Palatoschisis
(palat/o/schisis)

Cheilognathopalatoschisis (cheil/o/gnath/o/palat/o/schisis)

cheil/o

gnath/o

palat/o

-schisis

Lippen-Kiefer-Spalten können als „Wolfsrachen“ gemeinsam mit Gaumenspalten auftreten. **palat/o** benennt den Gaumen (lateinisch palatum).
Die Gaumenspalte
ist eine ............................................................................................ .
Lippen-Kiefer-Gaumen-Spalten behindern das Schlucken, später auch das Sprechen. Das Fachwort für Lippen-Kiefer-Gaumen-Spalte lautet

...........................................................................................................
und setzt sich zusammen
aus der Bindeform für Lippe ............................................................ ,
der Bindeform
für Kiefer ........................................................................................ ,
der Bindeform
für Gaumen ......................................................................................
und dem Wortteil
für Spalte ......................................................................................... .

| | |
|---|---|
| **17.11** | Selten betreffen Spaltbildungen die Zunge. Glossoschisis (gloss/o/ schisis) bezeichnet eine Längsspaltung der Zunge. **gloss/o** ist der Wortstamm/die Bindeform für Zunge (griechisch glóssa). Bei Infektionskrankheiten, Abwehrschwäche, nach Verletzungen und bei Allergien kann sich die Zungenschleimhaut entzünden. |
| Glossitis (gloss/itis) | Der Arzt stellt die Diagnose ........................................ . |
| Glossalgie (gloss/alg/ie) oder Glossodynie (gloss/odyn/ie) | Ein Symptom der Glossitis ist der Zungenschmerz, die ........................................ . |
| | Bei Epilepsie u.a. Nervenkrankheiten können Zungenkrämpfe auftreten. Glossospasmus (gloss/o/spasm/us) setzt |
| gloss/o | sich zusammen aus der Bindeform für Zunge ........................................ , dem Wortstamm |
| spasm | für Krampf ........................................ und der |
| -us | Hauptwortendung ........................................ . |
| Glossoplegie (gloss/o/pleg/ie) | Sprach- und Schluckstörungen können auf einer Zungenlähmung beruhen, einer ........................................ . |

| | |
|---|---|
| **17.12** | **phag/o** steht in Fachbegriffen über das Schlucken oder das Essen (griechisch phageín = essen). Sie erinnern sich |
| dys- | an die Vorsilbe für gestört, übel-, miß- ........................................ . Bilden Sie ein Fachwort |
| Dysphagie (dys/phag/ie) | für Schluckstörung ........................................ . |

| | |
|---|---|
| **17.13** | Schluckbeschwerden und Druckgefühl hinter dem Brustbein können auf eine Speiseröhrenerkrankung hinweisen. **ösophag/o** steht für Speiseröhre = Ösophagus (griechisch oísein = bringen, phágema = Speise). Speiseröhrenerkrankungen erfasst man am zuverlässigsten bei einer Speiseröhrenspiegelung, |
| Ösophagoskopie (ösophag/o/skop/ie) | einer ........................................ . |
| Ösophagitis (ösophag/itis) | Verätzungen können schwere Speiseröhrenentzündungen hervorrufen. Der Arzt spricht von ........................................ . |
| | Fließt Magensaft aus dem Magen in die Speiseröhre zurück, entzündet sich die Speiseröhre. |
| Fluss, Fließen | -flux steht für ........................................ , Reflux |
| Rückfluss | (re/flux) bedeutet ........................................ . |
| Refluxösophagitis (re/flux/ösophag/itis) | Eine Speiseröhrenentzündung, die durch Rückfluss von Magensaft in die Speiseröhre verursacht wird, heißt ........................................ . |

| | |
|---|---|
| **17.14** | Speiseröhrenentzündungen heilen unter Narbenbildung ab. Narben schrumpfen, und die Speiseröhre verkürzt sich. Brachyösophagus (brachy/ösophag/us) setzt sich |
| kurz, klein | zusammen aus der Vorsilbe brachy- für ........................................ , dem Wortstamm |
| Speiseröhre | ösophag für ........................................ und der männlichen Endung -us. Langwierige Speiseröhrenentzündungen |
| Ösophaguskarzinom (ösophag/us/karzin/om) | können die Krebsentstehung in der Speiseröhre begünstigen. Ein Speiseröhrenkrebs ist ein ........................................ . |
| Ösophagotomie (ösophag/o/tom/ie) | Speiseröhrenkrebse haben schlechte Heilungsaussichten. Operative Eingriffe an der Speiseröhre sind die Speiseröhreneröffnung, die ........................................ , |

**17.14 ff**
Ösophagektomie
(ösophag/ek/tom/ie)

und die Speiseröhrenentfernung, die ............ .

**17.15**

1-3 Speiseröhre (Oesophagus)
1 Halsteil (Pars cervicalis)
2 Brustteil (Pars thoracica)
3 Bauchteil (Pars abdominalis)
4 Magen (Gaster)

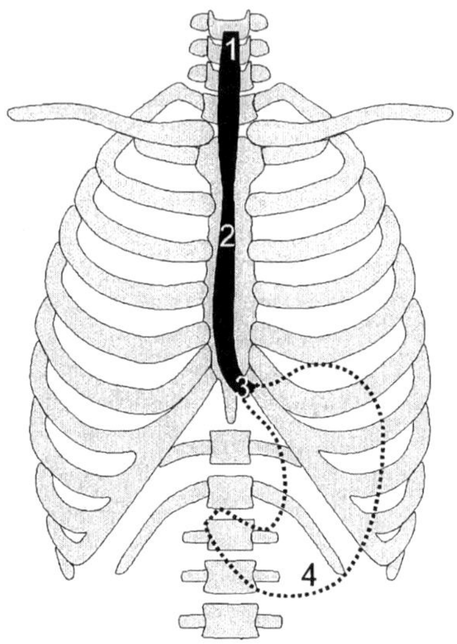


*Die Speiseröhre verbindet den Rachen mit dem Magen und durchquert dabei Hals und Brustraum. Sie ist vom oberen Speiseröhrenmund (an der Grenze zum Rachen) bis zum Mageneingang etwa 25 cm lang.*

**17.16**

Ösophagoenterostomie
(ösophag/o/enter/o/stom/ie)

Ösophagojejunostomie
Ösophagoileostomie
(ösophag/o/ile/o/stom/ie)
Ösophagokolostomie
(ösophag/o/kol/o/stom/ie)

Nach einer Magenentfernung muß eine Anastomose zwischen Speiseröhre und Darm geschaffen werden, um die Nahrungspassage zu gewährleisten. Leiten Sie Fachbegriffe ab für die operative Verbindung der Speiseröhre
a) mit dem Darm ............ ,
b) mit dem Leerdarm ............ ,
c) mit dem Krummdarm ............ ,
d) mit dem Dickdarm ............ .

## Zusammenfassung und Wiederholung

| **Antworten** | **Fragen** |
| --- | --- |
| **17.17** | Geben Sie bitte die Bedeutung an von: |
| Mund(schleimhaut) | stomat/o ............ , |
| Zahnfleisch | gingiv/o ............ , |
| Zahn | odont/o, dent/o ............ , |
| Lippe | cheil/o ............ , |
| Kiefer | gnath/o ............ , |

| | |
|---|---|
| **17.17 ff** | |
| Gaumen | palat/o ......................................................................................... , |
| Zunge | gloss/o ......................................................................................... , |
| Schlucken, Essen | phag/o ......................................................................................... , |
| Speiseröhre | ösophag/o ..................................................................................... . |

# 18 Nasenhöhle, Rachen, Kehlkopf, Luftröhre

| Antworten | Lerntext |
|---|---|
| **18.1** | Fachbegriffe über die Nase leiten sich von **rhin/o** ab (griechisch rhís). Erkrankungen der Nasenhöhle erkennt der Hals-Nasen-Ohren-Arzt bei einer Nasenspiegelung, |
| Rhinoskopie (rhin/o/skop/ie) | einer ........................................ . |
| Rhinitis (rhin/itis) | Schnupfen geht mit einer entzündlichen Schwellung und Rötung der Nasenschleimhaut einher. Die Entzündung der Nase bzw. der Nasenschleimhaut heißt ........................................ . |
| Rhinorrhoe (rhin/o/rrhoe) | Bei akuten Nasenschleimhautentzündungen kommt es häufig zu starker Schleimabsonderung (Nasenlaufen) zur ........................................ . |
| Rhinorrhagie (rhin/o/rrhag/ie) | Heftiges Nasenbluten nennt man ........................................ . |

**18.2**

1 Schädelhöhle (Cavitas cranii), enthält das Gehirn (Encephalon)
2 Stirnhöhle (Sinus frontalis)
3 Augenhöhle (Orbita)
4 Siebbeinzellen (Cellulae ethmoidales)
5-7 Obere + mittlere + untere Nasenmuschel (Concha nasalis superior + media + inferior)
8 Nasenhöhle (Cavitas nasi)
9 Nasenscheidewand (Septum nasi)
10 Kieferhöhle (Sinus maxillaris)
11 Gaumen (Palatum)
12 Mundhöhle (Cavitas oris)
13 Zunge (Lingua)
14 Wange (Bucca)
15 Unterkiefer (Mandibula)

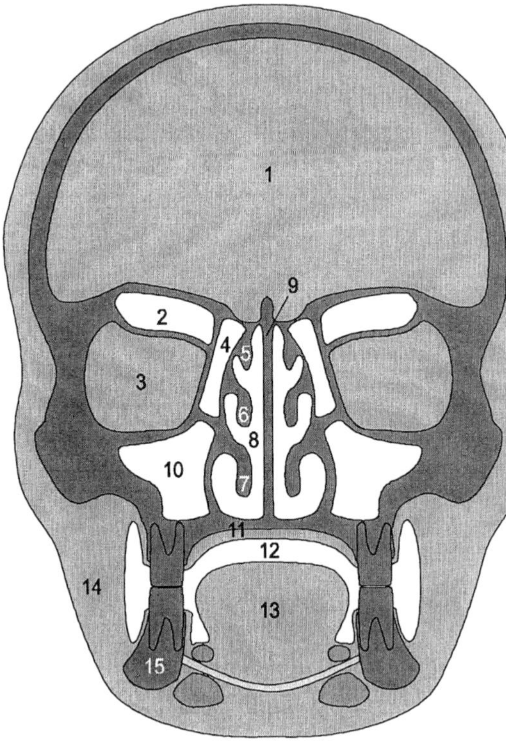


*Frontalschnitt durch den Kopf auf Höhe der Mahlzähne. Der Schädel (dunkelgrau) enthält viele lufthaltige Hohlräume (weiß): Nasenhöhle mit Nasennebenhöhlen, Mundhöhle und (in diesem Bild nicht sichtbar) Rachen, Ohrtrompete und Paukenhöhle mit Warzenfortsatzzellen.*

**18.3**

Beim Kind wächst Nasenschleimhaut von der Nasenhöhle in die benachbarten Knochen ein und bildet dort Hohlräume, die „Nasennebenhöhlen“. Das lateinische Wort **sinus** bedeutet Bucht, Ausbuchtung, Erweiterung,

**18.3 ff**

Entzündung der Nasennebenhöhlen

Hirnhautentzündung

Knochenmarkentzündung

Blutvergiftung

Aushöhlung. In der medizinischen Fachsprache bezeichnet sinus u.a. die Nasennebenhöhlen. Eine Sinusitis (sinus/itis) ist eine

.............................................................................................................. .

Eine chronische Nasennebenhöhlenentzündung kann ernste Komplikationen nach sich ziehen. Unter anderem drohen Meningitis (mening/itis) ........................................................ , Osteomyelitis (oste/o/myel/itis) .................................................................................... und Sepsis .................................................................................................... .

**18.4**

1 Augenhöhle (Orbita)
2 Nasenhöhle (Cavitas nasi)
3 Kieferhöhle (Sinus maxillaris)
4 Stirnhöhle (Sinus frontalis)

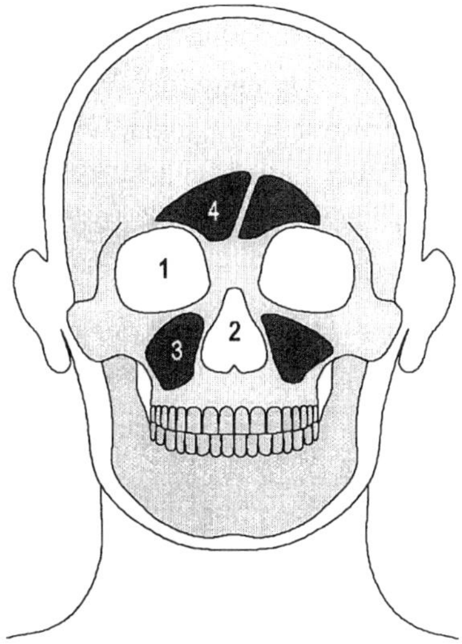


*Projektion der großen Nasennebenhöhlen auf den Schädel. Die Scheidewand zwischen den beiden Stirnhöhlen steht häufig schräg.*

**18.5**

Nase bzw. Nasenschleimhaut

Pharyngitis (pharyng/itis)

Rhinopharyngitis (rhin/o/pharyng/itis)

Akute Schleimhautentzündungen der Nase und der Nasennebenhöhlen werden häufig durch Rhinoviren hervorgerufen. Rhinoviren tragen ihren Namen zu Recht, denn sie verursachen Entzündungen der ............................................................ . Rhinoviren befallen nicht ausschließlich die Nasenschleimhaut, oft ist auch die Rachenschleimhaut betroffen. **pharyng/o** bezieht sich auf den Rachen (griechisch phárynx). Eine Rachenentzündung nennt man ............................................................... . Eine Entzündung der Nase und des Rachens ist eine ........................................................................ .

**18.6**

chronischer Rhinopharyngitis

Fachwort für Rachen

Ständiges Räuspern, Schluckbeschwerden, Reizhusten sowie Nasenbluten sind Zeichen chronischer Entzündungen der Nase und des Rachens. Der Arzt spricht von ........................................................................................... . Geschwüre der Nasen- und Rachenschleimhaut, die nicht abheilen, lassen an eine Krebserkrankung denken. Pharynxkarzinom (pharynx/karzin/om) setzt sich zusammen aus pharynx .................................................................. ,

**18.6 ff**

Wortstamm für Krebs — karzin ..................
und
Endung für Geschwulst — -om .................. .

**18.7**

1 + 2 Kehlkopf (Larynx)
1 Schildknorpel (Cartilago thyroidea) mit Adamsapfel (Prominentia laryngea)
2 Ringknorpel (Cartilago cricoidea)
3-5 Luftröhre (Trachea)
3 Halsteil (Pars cervicalis)
4 Brustteil (Pars thoracica)
5 Luftröhrengabelung (Bifurcatio tracheae)
6 Rechter Hauptbronchus (Bronchus principalis dexter)
7 Linker Hauptbronchus (Bronchus principalis sinister)
8 Schilddrüse (Glandula thyroidea)

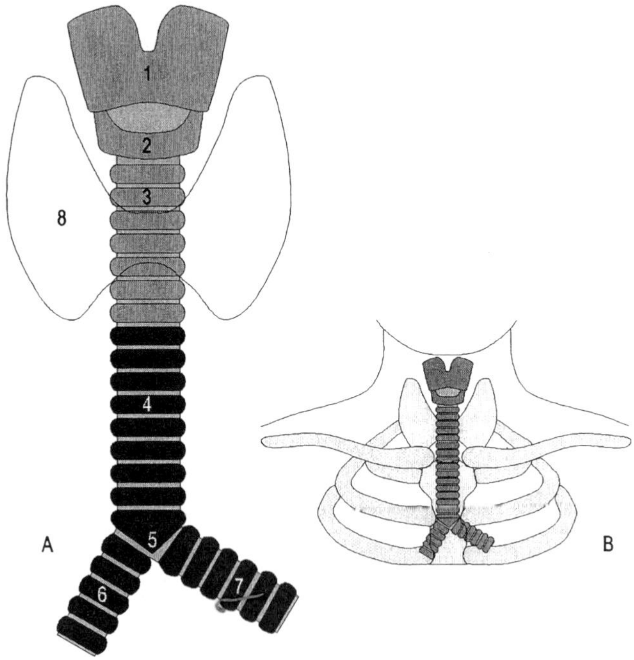


*A Kehlkopf, Luftröhre und Hauptbronchen von vorn gesehen. Die Luftröhre besteht aus 16-20 hufeisenförmigen Knorpeln, die durch elastische Bänder verbunden sind. Dadurch kann sie Form und Länge den Bewegungen des Halses anpassen. Die Luftröhre ist 10-12 cm lang und 16-18 mm weit. Sie teilt sich etwa auf Höhe des Knicks im Brustbein in die beiden Hauptbronchen. Der rechte Hauptbronchus steht etwas steiler als der linke. Deshalb fallen versehentlich in die Luftröhre gelangte Fremdkörper häufiger in die rechten Bronchen als in die linken.*
*B Die Lage der Luftwege zum Skelett.*

**18.8**

Viruserkrankungen der Nasen- und Rachenschleimhaut können auf die Kehlkopfschleimhaut übergreifen. **laryng/o** bezieht sich auf den Kehlkopf (griechisch lárynx). Die

Laryngitis (laryng/itis) — Kehlkopfentzündung ist eine .................. .

Heiserkeit ist ihr führendes Krankheitszeichen. Besteht eine Heiserkeit länger als vier Wochen, sollte durch eine Kehlkopfspiegelung, evtl. auch durch eine Röntgendarstellung des Kehlkopfs, ein Kehlkopfkrebs ausgeschlossen werden. Bilden Sie Fachwörter für

Laryngoskopie (laryng/o/skop/ie) — a) Kehlkopfspiegelung .................. ,

Laryngographie (laryng/o/graph/ie) — b) Kehlkopfdarstellung .................. ,

Larynxkarzinom (larynx/karzin/om) — c) Kehlkopfkrebs .................. .

| | |
|---|---|
| **18.8 ff** | Man unterscheide |
| Wortstamm/ Bindeform für Kehlkopf | laryng/o ........................................ |
| Wortstamm/Bindeform für Rachen | von pharyng/o ........................................ . |

| | |
|---|---|
| **18.9** | Kleine Kehlkopfkrebse sowie gutartige Kehlkopfgeschwülste können ohne operative Eröffnung des Kehlkopfs bei einer Kehlkopfspiegelung abgetragen werden. Diese Eingriffe von innen werden unter dem Oberbegriff endolaryngeale Mikrochirurgie |
| innen | zusammengefasst. endo- bedeutet ........................................ , |
| Kehlkopf | laryngeal betrifft den ........................................ , |
| klein | mikr/o meint ........................................ . |
| Laryngektomie (laryng/ek/tom/ie) | Bei fortgeschrittenem Wachstum oder ungünstigem Sitz eines Larynxkarzinoms kommt als Behandlung oft nur die vollständige Kehlkopfentfernung in Frage, die ........................................ . |

| | |
|---|---|
| **18.10** | **trache/o** ist der Wortstamm/die Bindeform für Luftröhre (in der Anatomie Trachea). Ein Tracheostoma |
| Luftröhre | (trache/o/stom/a) ist eine künstliche Öffnung der ........................................ . |
| Tracheotomie (trache/o/tom/ie) | Verletzungen, Entzündungen oder Geschwülste des Kehlkopfs können die Atmung stark behindern. Die betroffenen Patienten drohen zu ersticken. Zur Sicherung des Luftwegs kann dann ein Luftröhrenschnitt vorgenommen werden, eine ........................................ . |
| Tracheomalazie (trache/o/malaz/ie) | Die meisten Luftröhrenschnitte werden bei Kranken ausgeführt, die lange Zeit künstlich beatmet werden müssen. Über den Luftröhrenschnitt wird eine Trachealkanüle in die Luftröhre eingesetzt. Trachealkanülen können auf die Luftröhrenknorpel drücken. Dann droht die Luftröhrenerweichung, die ........................................ . |
| Luftröhre | Als Spätfolge kann sich nach einem Luftröhrenschnitt eine Trachealstenose ausbilden. tracheal (trache/al) meint die ........................................ , |
| Enge, Engstelle, Verengung | stenose (sten/ose) bedeutet ........................................ . |

## Zusammenfassung und Wiederholung

| **Antworten** | **Fragen** |
|---|---|
| **18.11** | Geben Sie bitte die Bedeutung an von: |
| Nase | rhin/o ........................................ , |
| Bucht, Hohlraum, u.a. Nasennebenhöhle | Sinus ........................................ , |
| Rachen | pharyng/o ........................................ , |
| Kehlkopf | laryng/o ........................................ , |
| Luftröhre | trache/o ........................................ . |

# 19 Vertiefung für Fortgeschrittene

## 19.1 Begriffe der Fachsprache, die in die Umgangssprache eingegangen sind

Die folgenden Begriffe dürften den meisten Lesern bekannt sein und wurden daher in den Kapiteln 1-18 nicht näher erläutert. Hier soll nun die sprachliche Analyse nachgeholt werden.

| | |
|---|---|
| Aerosol | in einem Gas verteilte feinste Teilchen, z.B. Nebel (griechisch aér = Luft), Aerosoltherapie = Inhalationsbehandlung mit künstlichen Aerosolen; der Wortstamm aer = Luft, Sauerstoff erscheint auch in aerob = Sauerstoff benötigend (z.B. Stoffwechselvorgänge, Bakterien); anaerob = keinen Sauerstoff benötigend; Aerophagie = Luftschlucken. |
| Akupunktur | Methode der traditionellen chinesischen Medizin, bei der mit dünnen Nadeln an bestimmten Hautpunkten eingestochen wird (lateinisch acus = Nadel, pungere = stechen). |
| akut | plötzlich auftretend (lateinisch acutus = scharf, spitz), im Gegensatz zu chronisch. |
| alimentär | die Ernährung betreffend (lateinisch alimentum = Nahrungsmittel). |
| ambulant | ohne Aufnahme in eine Bettenstation (lateinisch ambulare = umhergehen), im Gegensatz zu stationär; Ambulanz = Krankenhausabteilung für ambulante Patientenbetreuung und Kurzform für Ambulanzwagen = Krankentransportwagen. |
| Aqua | Wasser (lateinisch aqua = Wasser), Aqua bidestillata = zweimal destilliertes Wasser; Aquädukt (lateinisch aquae ductus = Wasserleiter) = Verbindungskanal zwischen dritter und vierter Hirnkammer. |
| Atom | mit chemischen Mitteln nicht mehr teilbares kleinstes Teilchen eines chemischen Elements (a = verneinende Vorsilbe, tom = Wortstamm Schneiden). |
| autonom | selbständig, unabhängig, nach eigener Gesetzmäßigkeit ablaufend (auto = Vorsilbe selbst, unmittelbar, nom = Wortstamm regelrecht), Autonomie = Unabhängigkeit, z.B. autonomes Adenom = Drüsengeschwulst, die sich der hormonellen Steuerung entzieht; autonomes Nervensystem = vegetatives Nervensystem. |
| Biologie | Lehre vom Leben und den Lebewesen (griechisch bíos = Leben, logie = Wortteil Lehre, Wissenschaft); biologisch = auf Lebewesen bezogen, natürlich; Biochemie = Chemie der Lebensvorgänge; Biopsie (ops = Wortstamm Sehen) = Untersuchung von Proben aus dem lebenden Organismus. |
| chronisch | langsam verlaufend (griechisch chrónos = Zeit), im Gegensatz zu akut, Chronizität = schleichender Verlauf; synchron = zeitgleich; Chronobiologie = Lehre von den rhythmischen Vorgängen in Lebewesen. |
| Defloration | Entjungferung (lateinisch deflorare = die Blüten abpflücken) durch Einriss des Jungfernhäutchens (Hymen). |
| Delir | Delirium = akute Psychose mit Bewusstseinstrübung und wahnhafter Verkennung der Umgebung (lateinisch delirare = von der geraden Linie abweichen). |
| Dosis | Gabe (griechisch dósis = Gabe), z.B. zugemessene Arzneimittelmenge, Röntgendosis; effektive Dosis = wirksame Dosis; letale Dosis = tödliche Dosis. |
| endogen | im Körperinnern entstehend, aus innerer Ursache (endo = Vorsilbe innen, innerhalb, gen = Wortstamm entstehen, entwickeln, erzeugen), im Gegensatz zu exogen = von außen stammend. |
| Energie | Fähigkeit, Arbeit zu leisten (Wortstamm erg = Leistung, Arbeit); Energiebilanz = Differenz zwischen Energiezufuhr (Nahrung) und Energieverbrauch. |
| essentiell | wesentlich, unerlässlich (lateinisch essentia = Wesen), z.B. essentielle = lebensnotwendige Aminosäuren; Essenz = konzentrierte Zubereitung von Aromastoffen. |
| Faktor | Teilursache eines Vorgangs (lateinisch = Verfertiger), z.B. Gerinnungsfaktor, Rhesusfaktor, Wachstumsfaktor. |
| feminin | weiblich (lateinisch femina = Weib), im Gegensatz zu maskulin; Feminisierung = Verweiblichung = Auftreten sekundärer weiblicher Geschlechtsmerkmale beim Mann, z.B. nach Behandlung mit weiblichen Geschlechtshormonen. |
| fixieren | befestigen, haltbar machen (lateinisch fixus = fest); Fixation = Fixierung, z.B. eines Knochenbruchs, des Blicks, des Trieblebens in frühen Entwicklungsstufen, eines histologischen Präparats (durch Behandeln mit einer Fixierungsflüssigkeit). |
| Fluor | Ausfluss (lateinisch fluor = Fließen), besonders als Ausfluss aus der Scheide; in der Chemie Element der Halogengruppe; konfluieren = zusammenfließen, z.B. von Effloreszenzen („Hautblüten"); fluid = flüssig; Fluktuation = Wellenbewegung; Influenza = echte Grippe (früher auf himmlische Einflüsse zurückgeführt). |
| Fragment | Bruchstück (lateinisch frangere = brechen); Fraktion = Teil, Einzelportion; fraktioniert = in Einzelportionen aufgeteilt, z.B. fraktionierte Bestrahlung. |
| Frequenz | Häufigkeit eines Vorgangs in einer Zeiteinheit (lateinisch frequens = häufig), z.B. Herzfrequenz (Zahl der Herzschläge pro Minute), Atemfrequenz (Zahl der Atemzüge pro Minute). |
| Furunkel | Eiterbeule (lateinisch furunculus = kleiner Dieb, elender Spitzbube); Furunkulose = Auftreten zahlreicher Eiterbeulen; dicht nebeneinander stehende Furunkel bilden einen Karbunkel. |

**Genetik** Vererbungslehre (Wortstamm gen = entstehen, entwickeln, erzeugen), genetisch = erblich bedingt, die Vererbung betreffend. Gentechnologie = Übertragung von Genen auf fremde Organismen.

**genital** zu den Geschlechtsorganen (Genitalorganen = Genitale) gehörend (gen = Wortstamm entstehe-n, entwickeln, erzeugen); Genitaltuberkulose = Tuberkulose der Geschlechtsorgane; Genitalzyklus = Menstruationszyklus; Urogenitaltrakt = Harn- und Geschlechtsorgane; genitofemoral = Geschlechtsorgane und Oberschenkel betreffend.

**Homöopathie** Heilverfahren, bei dem Arzneimittel in hoher Verdünnung nach Ähnlichkeit der Krankheitserscheinungen mit dem Wirkungsbild des Arzneimittels gegeben werden (griechisch homoíos = gleichartig, path = Wortstamm Erkrankung, Leiden).

**homogen** von gleicher Beschaffenheit (homo, homöo = Vorsilbe gleichartig, gen = Wortstamm entstehen), Homogenität; homonym = gleichnamig (onym = Wortstamm Name); homosexuell = gleichgeschlechtlich.

**human** menschlich (lateinische humanus), in der Medizin meist dann gebraucht, wenn der Bezug auf den Menschen betont werden soll, z.B. Humanmedizin im Gegensatz zur Veterinärmedizin = Tiermedizin, Humaninsulin im Gegensatz zu tierischen Insulinen (Hormon der Bauchspeicheldrüse).

**Humor** Körperflüssigkeit (lateinisch humor = Flüssigkeit), z.B. Humor aquosus = das Kammerwasser des Auges; humoral = Körperflüssigkeiten betreffend; Humoralpathologie = antike Medizintheorie, wonach alle Krankheiten aus einer fehlerhaften Mischung der Körpersäfte (Blut, Schleim, gelbe Galle, schwarze Galle) hervorgehen, in der Umgangssprache haben sich davon die Bezeichnungen der Temperamente erhalten: sanguinisch = lebhaft, bewegt (lateinisch sanguis = Blut), phlegmatisch = träg, schwerfällig (griechisch phlégma = zäher Schleim), cholerisch = reizbar, jähzornig (griechisch chólos = Galle), melancholisch = trübsinnig, schwermütig (griechisch melancholía = Schwarzgalligkeit).

**Hygiene** Lehre von der Gesunderhaltung des Menschen (griechisch hygieinós = der Gesundheit zuträglich); hygienisch = gesundheitsdienlich.

**Hysterie** Der Wortstamm hyster für Gebärmutter, z.B. Hysterektomie = Gebärmutterentfernung, liegt auch der früher beliebten Krankheitsbezeichnung Hysterie zugrunde, weil man in der Antike viele psychosomatische Störungen als Erkrankung der Gebärmutter deutete. Heute wird Hysterie nur noch in der Umgangssprache verwendet, fachsprachlich bevorzugt man die Begriffe Konversionsneurose oder dissoziative Persönlichkeitsstörung.

**infantil** kindlich (lateinisch infans = „nicht sprechend“, Kleinkind), Infantilismus = Stehenbleiben auf kindlicher Entwicklungsstufe.

**Injektion** Einspritzung (lateinisch inicere = hineinwerfen, einflößen), injizieren; Infusion = Einspritzung größerer Flüssigkeitsmengen (lateinisch infundere = hineingießen), infundieren.

**Inkubationszeit** Zeitspanne zwischen dem Eindringen der Krankheitserreger in den Körper und dem Ausbruch der durch sie verursachten Infektionskrankheit (lateinisch incubare = auf etwas liegen, bebrüten), z.B. Virusgrippe (Influenza) 1-5 Tage, Paratyphus 1-10, Scharlach (Scarlatina) 2-5, Diphtherie 2-5, Tripper (Gonorrhö) 2-5, Masern (Morbilli) 7-14, Typhus 7-14, Keuchhusten (Pertussis) 7-21, Mumps (Parotitis epidemica) 12-25, Röteln (Rubeolen) 14-21, Syphilis (Lues) 14-28 Tage.

**Ion** elektrisch geladenes Teilchen, das aus einem Atom oder Molekül durch Zufuhr (negatives Ion = Anion) oder Entzug (positives Ion = Kation) von Elektronen entsteht.

**Kalorie** Einheit der Energie (Einheitenzeichen cal), im internationalen Einheitensystem abgelöst durch Joule (Einheitenzeichen J), 1 cal = 4,1855 J, aber in der Medizin immer noch üblich für den Energiegehalt der Nahrungsmittel, Tagesbedarf je nach Körpergewicht und Tätigkeit etwa 2000-3000 kcal (Kilokalorien); kalorisch = die Wärme betreffend (lateinisch calor = Wärme).

**Kanal** röhrenförmiger Durchgang (griechisch kánna = Rohr), z.B. Wirbelkanal, Leistenkanal; Kanüle („Röhrchen“), z.B. Injektionskanüle, Punktionskanüle, Trachealkanüle.

**Klimakterium** Wechseljahre, Übergangsphase von der Geschlechtsreife zum Alter (griechisch klimaktér = Stufenleiter, kritischer Zeitpunkt im menschlichen Leben), bei der Frau gekennzeichnet durch das Aufhören der Regelblutungen (Menopause), beim Mann Abnahme der Menge des Samenergusses (Ejakulats); klimakterisch = die Wechseljahre betreffend.

**Klinik** Krankenhaus mit hochwertiger Ausstattung, z.B. Universitätsklinik (griechisch klíne = Bett), und Erscheinungsbild (klinisches Bild) einer Krankheit (Krankheitszeichen, Verlauf); Kliniker = in einer Klinik tätiger Arzt oder Medizinstudent im klinischen Teil des Studiums (nach dem Bestehen der ärztlichen Vorprüfung); Vorkliniker = Medizinstudent in den ersten Semestern bis zur ärztlichen Vorprüfung, in denen er sich mit den vorklinischen Fächern Anatomie, Physiologie und Biochemie beschäftigt, oder ein in diesen Fachgebieten tätiger Wissenschaftler; Poliklinik = an Krankenhaus angeschlossene Abteilung zur ambulanten Patientenbetreuung (griechisch pólis = Stadt).

**Koitus** Beischlaf (lateinische coire = zusammenkommen) = Kohabitation (lateinisch cohabitare = beisammenwohnen); postkoital = nach dem Beischlaf.

**Kolonie** Kurzform von Bakterienkolonie (lateinisch colonia = Bauerngut, Pflanzstadt) = aus einem Keim hervorgegangene umschriebene Bakterienzellgemeinschaft.

Konglomerat Zusammenballung (lateinisch glomus = Knäuel), Konglomerattumor = entzündliche Verwachsung von Organen; Glomerulus („kleiner Knäuel") = Gefäßknäuel der Nierenrinde; Glomerulonephritis = von den Gefäßknäueln ausgehende Nierenentzündung.

konservieren haltbar machen, vor Zersetzung schützen (lateinisch servare = behüten); konservierende Zahnheilkunde = Zahnerhaltungskunde; konservativ = bewahrend, erhaltend, z.B. konservative Therapie im Gegensatz zur operativen; Blutkonserve = unter aseptischen Bedingungen gewonnenes Blut zur Transfusion; Präservativ = Vorbeugungsmittel, z.B. Kondom.

Kontraktion Zusammenziehung (lateinisch contrahere = zusammenziehen), besonders eines Muskels oder der Muskelwand eines Hohlorgans, kontrahieren; kontraktil = fähig, sich zusammenzuziehen; Kontraktur = dauernde Verkürzung von Weichteilen, z.B. Muskelkontraktur, Narbenkontraktur; Extrakt = Auszug, z.B. aus Heilpflanzen; Extraktion = Herausziehen, z.B. Zahnextraktion; Tractus = Faserzug, Strang, Nervenbündel.

Krise akute Verschlimmerung im Verlauf einer chronischen Krankheit (griechisch krísis = Entscheidung), auch Wendepunkt zum Guten oder Schlechten; kritisch = krisenhaft; verwandt ist der Wortstamm krin = ausscheiden.

Kultur Züchtung von Kleinlebewesen oder Zellen auf einem Nährboden (lateinisch cultura = Bearbeitung, Anbau), z.B. Bakterienkultur, Gewebekultur.

Kur Vorsorgebehandlung (lateinisch cura = Sorge, Fürsorge); kurabel = heilbar; inkurabel = unheilbar; kurativ = auf Heilung ausgerichtet, z.B. kurative Therapie im Gegensatz zur palliativen; Kurpfuscher = umgangssprachlich: schlechter Arzt, juristisch: wer ohne behördliche Genehmigung Kranke behandelt.

Labor Kurzform von Laboratorium = „Arbeitsstätte" (lateinisch labor = Arbeit), Laborantin = „Arbeitende".

letal tödlich, zum Tode führend (lateinisch letalis); Letaldosis = tödliche Giftmenge; Letalität = Zahl der Todesfälle im Verhältnis zur Zahl der Neuerkrankungen bei einer bestimmten Krankheit; Mortalität = Sterbeziffer = Zahl der Todesfälle an einer Krankheit in einem bestimmten Zeitraum im Verhältnis zur Zahl der Einwohner.

liquid flüssig (lateinisch liquidus), im übertragenen Sinn verfügbar (bei Geld); Liquor = Flüssigkeit; Liquefaktion = Verflüssigung; liquidieren = in Rechnung stellen; Liquidation = Rechnung.

lokal örtlich (lateinisch localis = örtlich), lokalisiert; Lokalisation = auf ein bestimmtes Körpergebiet beschränkt; Lokalanästhesie = örtliche Betäubung.

Manie Gemütskrankheit mit gehobenem Lebensgefühl (griechisch manía = Raserei, Wahnsinn), als Wortteil Sucht, krankhafte Leidenschaft, z.B. Dipsomanie = Trunksucht, Kleptomanie = triebhaftes Stehlen, Nymphomanie = gesteigerter heterosexueller Geschlechtstrieb bei Frauen; manisch = krankhaft heiter.

Manifestation Erkennbarwerden einer Krankheit (lateinisch manifestus = offenbar) im Gegensatz zur Latenz = Verborgensein, Symptomlosigkeit, z.B. während der Inkubationszeit; manifest = deutlich erkennbar; latent = versteckt.

manuell mit der Hand (lateinisch manus = Hand), z.B. manuelle Medizin = Chirotherapie; bimanuell = mit beiden Händen; Manipulation = bestimmter Handgriff, Masturbation = Selbstbefriedigung, Onanie.

maskulin männlich (lateinisch masculinus), im Gegensatz zu feminin; Maskulinisierung = Vermännlichung (der Frau); Andrologie = Männerheilkunde im Gegensatz zur Gynäkologie (griechisch anér, andrós = Mann).

Medizin Heilkunde, Arzneimittel (lateinisch medicina), medizinisch = die Medizin betreffend; Mediziner = Arzt oder Medizinstudent.

Mikroskop optisches Gerät für starke Vergrößerungen (Vorsilbe mikro = klein, gering, unbedeutend, Wortteil -skop = Gerät zum Betrachten), Vergrößerungen im Lichtmikroskop bis etwa 2000-fach, im Elektronenmikroskop bis 1,5-millionenfach; mikroskopisch = das Mikroskop oder sehr kleine Gegenstände betreffend; mikroskopieren = mit dem Mikroskop arbeiten.

Mitose indirekte Zellteilung (griechisch mítos = Faden), weil hierbei die Chromosomen sichtbar werden; mitotisch = die indirekte Zellteilung betreffend; Mitosehemmer = Gift, das die Zellteilung blockiert; Mitochondrion = Zellorganelle für aerobe Energiegewinnung.

Morbidität Erkrankungsrate = Zahl der Erkrankungsfälle an einer Krankheit in einem bestimmten Zeitraum im Verhältnis zur Zahl der Einwohner; Morbus = Krankheit (lateinisch morbus), z.B. Morbus Alzheimer = Alzheimer-Krankheit.

Morphologie Lehre von Bau und Gestalt der Lebewesen (griechisch morphé = Gestalt), z.B. Anatomie; polymorph = vielgestaltig; amorph = gestaltlos.

Muskel hauptsächlich aus Muskelgewebe bestehendes Organ („Mäuschen", lateinisch mus = Maus); Muskelgewebe = Gewebe mit der Fähigkeit, sich aktiv zu verkürzen und dabei mechanische Arbeit zu leisten; viele klinische Begriffe werden mit dem Wortstamm my = Muskel gebildet.

Neonatus Neugeborenes (neo = Vorsilbe neu, lateinisch natus = geboren); neonatal = die Zeit nach der Geburt betreffend; Neonatologie = Lehre von der Neugeborenenperiode; perinatal = die Zeit um die Geburt betreffend; Perinatalperiode = 28. Schwangerschaftswoche bis 7. Lebenstag.

Okular dem Auge zugewandter Teil eines optischen Systems (okul = Wortstamm Auge), im Gegensatz zu Objektiv = dem Objekt zugewandter Teil.

| | |
|---|---|
| Operation | zu Heilzwecken ausgeführter Eingriff (lateinisch operari = werktätig sein, arbeiten), operieren = einen Eingriff vornehmen, operativ = einen Eingriff betreffend, operabel = mit Aussicht auf Heilung durch einen Eingriff. |
| Optik | Lehre vom Licht (Wortstamm opt = Sehen), auch Linsensystem eines optischen Geräts, z.B. eines Endoskops; Nervus opticus = Sehnerv (zweiter Hirnnerv). |
| Organ | Körperteil mit bestimmten Aufgaben (griechisch órganon = Werkzeug), Organismus = Gesamtsystem der Organe des lebenden Körpers, organisch = auf ein Organ bezogen, organische Chemie = Chemie der Kohlenstoffverbindungen; Organell = Organelle („kleines Organ") = charakteristische Struktur mit spezieller Funktion innerhalb einer Zelle, z.B. Mitochondrion. |
| Orthopädie | Lehre von den Form- und Funktionsfehlern des Bewegungsapparats (wörtlich: Erziehung zu gerader Körperhaltung, Vorsilbe ortho = aufgerichtet, gerade, päd = Wortstamm Kind, griechisch paideía = Erziehung); Orthopädin = Fachärztin für Orthopädie. |
| Parasit | Schmarotzer (griechisch parásitos = bei einem anderen essend, Vorsilbe para = neben), Parasitologie = Lehre von den Schmarotzern, parasitär = Schmarotzer betreffend, Parasitämie = Vorkommen von Parasiten im Blut; Parasitophobie = krankhafte Angst vor Parasiten. |
| Passage | Hindurchgehen (passieren) durch ein Hohlorgan (französisch passer = überschreiten), z.B. Magen-Darm-Passage; passager = vorübergehend. |
| Patient | Kranker, vom Arzt betreute Person (lateinisch pati = erdulden, leiden). |
| Periode | Zeitraum (griechisch períodos = Umgang); periodisch = regelmäßig wiederkehrend, in Schüben verlaufend; Periodizität = regelmäßige Wiederkehr. |
| peripher | im äußeren Körperbereich liegend (griechisch periphérein = herumtragen), im Gegensatz zu zentral, z.B. peripheres Nervensystem; Peripherie = äußerer Körperbereich. |
| Phallus | männliches Glied, Penis (griechisch phallós); phallisch = das männliche Glied betreffend, z.B. phallische Phase in der Psychoanalyse; Phallographie = Aufzeichnen der Erektionsperioden des Penis im Schlaf. |
| Phänomen | Erscheinung, Zeichen (griechisch phaínesthai = erscheinen); Phänomenologie = (in der Medizin) die Lehre von den Krankheitszeichen. |
| Phantom | Trugbild, auf Sinnestäuschung beruhende Wahrnehmung (französisch fantôme), auch anatomisches Übungsmodell; Phantomschmerz = Schmerzempfindung in amputierter Gliedmaße. |
| Phase | Abschnitt einer stetigen Entwicklung (griechisch phásis = Erscheinung), z.B. orale Phase in der frühkindlichen Entwicklung, Phasen des Menstruationszyklus; in der Chemie Aggregatzustand eines Stoffes (fest, flüssig, gasförmig); phasisch = in Phasen ablaufend, z.B. biphasisch = zwei abwechselnde Phasen. |
| phon | Wortstamm Stimme (griechisch phoné = Laut, Ton, Stimme), z.B. Telefon, Grammofon, Sinfonie; Phonetik = Lehre von der Laut- und Stimmbildung; Phoniatrie = Stimm- und Sprachheilkunde; Phonasthenie = Stimmschwäche; Phonokardiographie = Aufzeichnen des Herzschalls; Phonophobie = krankhafte Sprechangst, z.B. bei Stotterern; Dysphonie = Stimmbildungsstörung, z.B. heisere, raue, belegte Stimme. |
| Physiologie | Lehre von den normalen Lebensvorgängen (griechisch phýsis = Natur); physiologisch = natürliche Lebensvorgänge betreffend; Pathophysiologie = Lehre von den krankhaften Lebensvorgängen. |
| Pol | Endpunkt der Erdachse (griechisch pólos = Drehpunkt), in der Anatomie Enden eines Organs, z.B. oberer und unterer Nierenpol; polarisiertes Licht = in einer Ebene schwingende Lichtwellen. |
| präparieren | vorbereiten (lateinisch praeparare), in der Medizin das Darstellen von Strukturen, z.B. mit Pinzette und Skalpell. |
| primär | zuerst vorhanden (lateinisch primarius = zu den ersten gehörend), im Gegensatz zu sekundär, tertiär usw., z.B. Primär-, Sekundär- und Tertiärfollikel im Eierstock; Primärherd = erster Ort einer Erkrankung; Primärtumor = die zuerst entstandene Geschwulst, von der die Tochtergeschwülste (Metastasen) ausgehen; Sekundärinfektion = Infektion des bereits infizierten Organismus durch einen zweiten Erreger. |
| Psychose | Gemütskrankheit, Geisteskrankheit, Oberbegriff für seelische Erkrankungen mit erheblicher Beeinträchtigung seelischer Funktionen (psych = Wortstamm Seele, -ose = Endung abnormer Zustand), z.B. Schizophrenie; psychotisch = gemütskrank, geisteskrank. |
| Reflex | das von einem spiegelnden Körper zurückgeworfene Licht (lateinisch reflectere = zurückbiegen), in der Medizin die unmittelbare und unwillkürliche Antwort eines Gewebes auf einen Reiz vermittelt durch das Nervensystem, z.B. Pupillenreflex (enger werden der Pupille nach Lichteinfall). |
| Sediment | Bodensatz einer Flüssigkeit (lateinisch sedimentum), z.B. Harnsediment; sedimentieren = sich als Bodensatz ablagern. |
| Sektion | Schnitt (lateinisch secare = schneiden), in der Pathologie Leichenöffnung = Obduktion; sezieren = eine Leichenöffnung ausführen; Sektio = Kurzform von Sectio caesarea (Kaiserschnitt) = Schnittentbindung. |
| Sensibilität | Empfindlichkeit (lateinisch sensibilis = empfindsam), in der Physiologie die Fähigkeit des Nervensystems Reize aufzunehmen und zu interpretieren; sensibel = empfindlich; sensible = sensorische Nerven leiten Reize von Sinnesorganen zum Zentralnervensystem, motorische Nerven vom Zentralnervensystem zu Muskeln und Drüsen; Sensibilisierung = Verstärkung der Empfindlichkeit gegenüber einem Reiz bei |

| | |
|---|---|
| Serum | ungerinnbarer Teil der Blutflüssigkeit (lateinisch serum = wässriger Teil der geronnenen Milch); Blut besteht je etwa zur Hälfte aus Blutzellen und der Blutflüssigkeit = Blutplasma, dieses enthält ein das faserige Gerüst eines Blutgerinnsel bildendes Eiweiß (Fibrinogen), nach dessen Ausfällung das Blutserum übrig bleibt; den Anteil der Blutzellen am Gesamtblut nennt man Hämatokrit; serös = ähnlich wie Blutserum; Serologie = Lehre von den Immuneigenschaften des Blutserums; Serumdiagnostik = Diagnose von Krankheiten mit Hilfe des Nachweises bestimmter Serumbestandteile, z.B. Antikörper. |
| Station | Abteilung eines Krankenhauses (lateinisch statio = Stehen, Aufenthaltsort); stationär = auf einer Krankenstation (im Gegensatz zu ambulant) oder unverändert bleibend. |
| Status | Zustand, Entwicklungsphase (lateinisch status), Kurzbezeichnung für Status praesens = gegenwärtiger klinischer Befund; Status idem = unveränderter Befund; Status epilepticus = Serie epileptischer Anfälle. |
| Suizid | Selbstmord (lateinisch suus = sein, caedere niederhauen, töten); suizidal = selbstmörderisch; Wortteil -zid = tötend, z.B. bakterizid = Bakterien tötend, fungizid = Pilze tötend, viruzid = Viren inaktivierend. |
| sympathisch | (griechisch sympatheín = mitleiden) in der Medizin auf den Sympathikus bezogen = Teil des autonomen = vegetativen Nervensystems, Gegenspieler des Parasympathikus. |
| tele | Vorsilbe Ende, Ziel (griechisch télos) oder fern, weit (griechisch téle), z.B. Telefon (Fernruf), Television (Fernsehen), Telencephalon = Endhirn (Großhirn), Teleangiektasie = Erweiterung der Endstrombahngefäße, Telemetrie = Übertragung von Messwerten über größere Strecken. |
| Typ | (griechisch týpos = Schlag, Gepräge, Form, Muster), z.B. Untertypen einer Krankheit, Lagetypen des Herzens oder der Gebärmutter, Konstitutionstypen = Körperbautypen (schmalwüchsig, breitwüchsig); typisch = üblich; atypisch = unüblich, z.B. atypischer Verlauf einer Erkrankung. |
| vegetativ | in der Medizin meist auf das vegetative = autonome Nervensystem bezogen (lateinisch vegere = beleben) mit überwiegend unwillkürlichen und unbewussten Reaktionen, im Gegensatz zum animalen Nervensystem; Vegetation = in der Medizin im Sinne von Wucherung; Vegetarier = jemand, der sich vorwiegend von pflanzlicher Kost ernährt, 3 Hauptformen: Laktovegetarier (Milchprodukte + Pflanzen), Ovolaktovegetarier (Eier + Milchprodukte + Pflanzen), extreme Form Veganer (ausschließlich Pflanzenkost, also auch keinen Honig). |
| vital | lebenskräftig, lebenswichtig (lateinisch vita = Leben); Vitamin = lebensnotwendiger Nahrungsbestandteil; Vitalmikroskopie = Beobachtung lebender Strukturen im Mikroskop. |
| Zyklus | sich kreisförmig schließender Verlauf von Ereignissen (griechisch kýklos = Kreis), z.B. Menstruationszyklus; zyklisch = periodisch auftretend, in der Chemie auf Ringverbindungen bezogen; der Wortstamm zykl = wird u.a. auch auf den (ringförmigen) Strahlenkörper des Auges angewandt, z.B. Zyklitis = Strahlenkörperentzündung. |

## 19.2 Beispiele für doppeldeutige Begriffe

| | |
|---|---|
| an | Die verneinende Vorsilbe an (vor Selbstlauten) kann mit dem Wortstamm an für After verwechselt werden: Analgesie (an-algesie) = Fehlen von Schmerz, Analekzem (anal-ekzem) = Hautausschlag am After. Mit beiden haben die Wörter nichts zu tun, die sich von den Wortstämmen angi (Gefäß) und angin (Enge) ableiten. |
| arteriell + venös | Arterien sind in der Anatomie Blutgefäße, die das Blut vom Herzen wegleiten, Venen führen es dem Herzen zu. Im Körperkreislauf enthalten die Arterien sauerstoffreiches Blut, die Venen sauerstoffarmes. Danach wird sauerstoffreiches Blut als arterielles Blut und sauerstoffarmes als venöses Blut bezeichnet. Dies schafft Probleme beim Lungenkreislauf: In den Lungenarterien strömt sauerstoffarmes = venöses Blut zur Lunge, wird dort mit Sauerstoff angereichert und kehrt als sauerstoffreiches = arterielles Blut in den Lungenvenen zum Herzen zurück. Entsprechendes gilt im vorgeburtlichen Leben für den Plazentakreislauf: Sauerstoffarmes = venöses Blut fließt vom Kind durch die Nabelarterien zum Mutterkuchen = Plazenta und kehrt von dort als sauerstoffreiches = arterielles Blut in der Nabelvene zum Kind zurück. In Arterien kann also venöses Blut und in Venen arterielles Blut fließen! |
| Digitus + daktyl | Digitus heißt im Lateinischen sowohl Finger als auch Zehe. Das gleiche gilt für den Wortstamm daktyl. Die Unterscheidung ergibt sich aus dem Zusammenhang. |
| Kahnbein | Der Mensch hat ein Kahnbein in der Handwurzel (Os scaphoideum) und ein Kahnbein in der Fußwurzel (Os naviculare). |
| kardi | Der Wortstamm kardi ist nicht immer auf das Herz bezogen, er kann auch den Mageneingang (Cardia) betreffen. Eine Kardiainsuffizienz ist keine Herzschwäche, sondern eine Verschlussschwäche des Mageneingangs. Ein Kardiakarzinom ist kein Herzkrebs, sondern ein Krebs des Mageneingangs. Man achte daher bei kardi auf den Zusammenhang! |
| Keilbein | Der Mensch hat ein Keilbein in der Schädelbasis (Os sphenoidale) und drei Keilbeine in jeder Fußwurzel (Os cuneiforme mediale, intermedium und laterale). |
| myel | Der Wortstamm myel für Mark bezieht sich sowohl auf das Knochenmark als auch auf das Rückenmark. In neurologischen Texten wird myel meist das Rückenmark betreffen, z.B. Enzephalomyelitis = Entzün- |

dung von Gehirn und Rückenmark. In der Hämatologie bezieht sich myel meist auf das Knochenmark, z.B. Myeloblast = unreife Knochenmarkzelle, myeloische Leukämie = Blutkrebs, der von Knochenmarkzellen ausgeht.

**Os** Os heißt im Lateinischen sowohl Knochen als auch Mund. Die abgeleiteten Begriffe unterscheiden sich jedoch, weil die Wortstämme verschieden sind:
oss für Knochen: Ossa = die Knochen (Mehrzahl), ossal = Knochen betreffend, Ossifikation = Verknöcherung.
or für Mund: oral = den Mund betreffend (z.B. orale Phase in der Psychoanalyse), aboral = vom Mund entfernt, peroral = durch den Mund.

**phren** Den Wortstamm phren haben wir mit der Bedeutung Seele, Gemüt bei der Schizophrenie kennen gelernt. Ursprünglich bezieht sich phren aber auf das Zwerchfell, z.B. liegt ein subphrenischer Abszess unter dem Zwerchfell. Die alten Griechen nahmen als Sitz der Seele das Zwerchfell an.

**Tube** Der Mensch hat zwei Arten von „Tuben“: Der Hals-Nasen-Ohren-Arzt versteht darunter die Ohrtrompete (Tuba auditoria), der Frauenarzt den Eileiter (Tuba uterina).

**Ventrikel** Ventrikel = Kammer dient sowohl zur Bezeichnung der Herzkammern (rechter und linker Ventrikel) als auch der Hirnkammern (Seitenventrikel, dritter und vierter Ventrikel).

## 19.3 Beispiele für ähnlich klingende Begriffe

**chrom, chron** Der Wortstamm chrom bedeutet Farbe, der Wortstamm chron Zeit. Beispiele: isochrom (gleichfarbig), isochron (gleichzeitig).

**holo, homo** Die Vorsilbe holo bedeutet ganz, die Vorsilbe homo gleich, gemeinsam. Die holokrine Drüsenzelle wandelt sich vollständig in Sekret um. Eine homogene Strahlung besteht nur aus Strahlen gleicher Wellenlänge.

**hydr, hidr** Der Wortstamm hydr bedeutet Wasser, der Wortstamm hidr Schweiß. Eine Hyperhidrose ist eine übermäßige Schweißbildung, eine Hyperhydratation eine vermehrte Wassereinlagerung im Körper.

**Ileum, Ilium, Ileus** Ileum ist der Krummdarm (der Endteil des Dünndarms), Ileus der Darmverschluss, Ilium das Darmbein (einer der drei Teile des Hüftbeins). Eine Ileitis ist eine Krummdarmentzündung, eine Iliitis eine Darmbeinentzündung. Ileozäkal bezieht sich auf Krummdarm und Blinddarm, z.B. Ileozäkalklappe, iliosakral auf Darmbein und Kreuzbein, z.B. Iliosakralgelenk. Ein paralytischer Ileus ist ein Darmverschluss infolge Darmlähmung.

**infra, intra** Die Vorsilbe infra bedeutet unterhalb, die Vorsilbe intra innerhalb. Beispiele: infrakardial (unterhalb des Herzens), intrakardial (innerhalb des Herzens).

**kalor, kolor** Der Wortstamm kalor steht für Wärme, der Wortstamm kolor für Farbe. Kalorimetrie ist die Wärmemessung (zur Bestimmung des Energieumsatzes), Kolorimetrie dient dem Farbvergleich bei Laboruntersuchungen.

**Kolon, Kollum** Das Kolon ist der Grimmdarm (Dickdarm), das Kollum der Hals (meist auf ein Organ bezogen, z.B. Gebärmutterhals, Schenkelhals). Das Kolonkarzinom ist der Dickdarmkrebs, unter Kollumkarzinom versteht man meist den Gebärmutterhalskrebs.

**Larynx, Pharynx** Der Larynx ist der Kehlkopf, der Pharynx der Rachen. Die Wortstämme enden auf g: laryng und pharyng.

**pexie, rhexie** Der Wortteil pexie bedeutet Befestigung, der Wortteil rhexie Riss. Beispiele: Gastropexie (operative Befestigung des Magens), Gastrorrhexie (Magenzerreißung, z.B. bei Unfällen).

**rhagie, rhaphie** Der Wortteil rhagie bedeutet Riss und das dadurch bedingte Ausfließen, z.B. Hämorrhagie = die durch einen Gefäßriss bedingte Blutung. Der Wortteil rhaphie meint Naht, z.B. Kolporrhaphie = Scheidennaht. Nach Selbstlauten wird das r verdoppelt!

**Soma, Stoma, Stroma** Das Soma ist der Leib, das Stoma die Öffnung. Die Wortstämme enden auf t, z.B. ist somatisch der Gegensatz zu psychisch. Die Stomatitis ist die Mundschleimhautentzündung. Das Stroma ist das bindegewebige Grundgerüst eines Organs, in das das eigentliche Funktionsgewebe (Parenchym) eingelagert und befestigt ist.

**top, trop, troph** Der Wortstamm top bedeutet Ort, der Wortstamm trop anregen, stimulieren, der Wortstamm troph ernähren.

**Ureter, Urethra, Uterus** Der Ureter ist der Harnleiter, der die Niere mit der Harnblase verbindet. Die Urethra ist die Harnröhre, die den Harn aus der Harnblase nach außen entleert. Von den beiden Wortstämmen ureter und urethr gibt es zahlreiche ähnlich klingende Ableitungen, z.B. Ureteritis = Harnleiterentzündung, Urethritis = Harnröhrenentzündung. Der Uterus ist die Gebärmutter (Wortstämme metr und hyster).

**Valva, Valvula, Vulva** Eine Valva ist eine Klappe, z.B. Valva aortae = Aortenklappe. Eine Valvula ist eine kleine Klappe und bezeichnet auch einen Teil einer größeren Klappe, so besteht z.B. die Aortenklappe aus drei Valvulae semilunares (halbmondförmigen Taschen). Die Vulva ist die weibliche Scham = äußere weibliche Geschlechtsorgane.

## 19.4 Mehrzahl nach Herkunftssprachen

In den meisten Fällen wird bei eingedeutschten Fremdwörtern die Mehrzahl (Plural) wie bei entsprechenden deutschen Wörtern gebildet. Es gibt einige Ausnahmen nach der Mehrzahlbildung im Lateinischen:

| | |
|---|---|
| -a, -ata | Koma – Komata (auch Komas), Soma – Somata (auch Somas), Sperma – Spermata (auch Spermen), Stoma – Stomata (auch Stomas), Trauma – Traumata (auch Traumen) |
| -a, -en | Angina – Anginen, Aorta – Aorten, Plazenta – Plazenten, Struma – Strumen, Urethra – Urethren, Vagina – Vaginen, Vulva – Vulven usw. |
| -er, -eren | Ureter – Ureteren |
| -ion, -ionen | Funktion – Funktionen, Luxation – Luxationen, Menstruation – Menstruationen, Operation – Operationen, Punktion – Punktionen, Region – Regionen, Sektion – Sektionen. Ausnahmen: Amnion – Amnien, Ganglion – Ganglien (Nervenknoten) |
| -itis, -itiden | Die Endung itis für Entzündung bildet die Mehrzahl itiden, z.B. Gastritis – Gastritiden (Magenschleimhautentzündungen). Dabei können schwierig auszusprechende Wörter entstehen, z.B. Epididymitis – Epididymitiden (Nebenhodenentzündungen) |
| -o, -onen | Komedo – Komedonen (Mitesser), Embryo – Embryonen (auch Embryos) |
| -or, oren | Tumor – Tumoren (Geschwülste), Abduktor – Abduktoren (abspreizende Muskeln) usw. Die vom Duden auch zugelassene Form „Tumore" tut dem sprachlich Gebildeten weh. |
| -um, -en | Bakterium – Bakterien, Delirium – Delirien, Klimakterium – Klimakterien, Labium – Labien, Ostium – Ostien (Mündungen), Ovarium – Ovarien, Septum – Septen, Serum – Seren, Stadium – Stadien, Zentrum – Zentren usw. |
| -us, -en | Bronchus – Bronchen, Diskus – Disken, Radius – Radien, Rhythmus – Rhythmen, Thrombus – Thromben, Virus – Viren usw. Ausnahmen: Korpus– Korpora, Ulkus – Ulzera |
| -x, -gen | Larynx – Laryngen, Meninx – Meningen, Phalanx – Phalangen, Pharynx – Pharyngen, Salpinx – Salpingen |

## 19.5 Unterschiedliches Geschlecht im Deutschen und im Lateinischen

Zwar stimmt in den meisten Fällen das Geschlecht überein, doch gibt es bei einigen wichtigen Begriffen Ausnahmen:

| | |
|---|---|
| männlich: | der Pulmo (die Lunge), der Ren (die Niere), der Splen, der Lien (die Milz) |
| weiblich: | die Auris (das Ohr), die Cartilago (der Knorpel), die Cervix (der Hals), die Febris (das Fieber), die Gaster (der Magen), die Pelvis (das Becken), die Pleura (das Brustfell) |
| sächlich: | das Abdomen (der Bauch), das Caput (der Kopf), das Femur (der Oberschenkelknochen), das Hepar (die Leber), das Kolon (der Grimmdarm), das Korpus (der Körper), das Os (der Knochen, der Mund), das Ovar (der Eierstock), das Pankreas (die Bauchspeicheldrüse), das Sperma, das Semen (der Samen) |

## 19.6 Richtungsbegriffe

Zur Orientierung im Körper sind in der Medizin folgende Begriffe üblich:

| | |
|---|---|
| superior – inferior | oben – unten |
| kranial – kaudal | oben („kopfwärts") – unten („schwanzwärts") |
| anterior – posterior | vorn – hinten |
| ventral – dorsal | vorn („bauchwärts") – hinten („rückwärts") |
| dexter – sinister | rechts – links |
| lateral – medial | seitlich – zur Mitte zu |
| median | in der Körpermittelebene |
| proximal – distal | rumpfnahe – rumpffern (an Armen und Beinen) |
| radial – ulnar | speichenseitig – ellenseitig (an Hand und Unterarm) |
| palmar – dorsal | hohlhandseitig – handrückenseitig (an Hand und Unterarm) |
| tibial – fibular | schienbeinseitig – wadenbeinseitig (an Unterschenkel und Fuß) |
| plantar – dorsal | fußsohlenseitig – fußrückenseitig (am Fuß) |
| extra – intra | außerhalb – innerhalb (als Vorsilben bei Eigenschaftswörtern) |
| supra – infra | oberhalb – unterhalb (als Vorsilben bei Eigenschaftswörtern) |
| zentral – peripher | z.B. im Nervensystem: in Gehirn und Rückenmark – im übrigen Körper |

## 19.7 Gliederung bei Krankheitsbeschreibungen

In Lehrbüchern sind folgende Begriffe üblich:

| | |
|---|---|
| Epidemiologie | Die Epidemiologie ist nicht nur die Lehre von den Epidemien (dem massenhaften Auftreten einer ansteckenden Krankheit), sondern ganz allgemein die Lehre von der Häufigkeit und der Verteilung von Krankheiten in der Bevölkerung (griechisch epidemía = im ganzen Volk verbreitet). |
| Ätiologie | Die Ätiologie ist die Lehre von den Ursachen der Krankheiten (griechisch aitía = Ursache). |
| Pathogenese | Die Pathogenese befasst sich mit der Entstehung und Entwicklung des krankhaften Geschehens (mit den bekannten Wortstämmen path + gen). |
| Symptomatik | Die Symptomatik ist die Summe der Symptome = Krankheitszeichen (griechisch sýmptoma = vorübergehende Eigentümlichkeit). |
| Diagnostik | Die Diagnostik ist die Lehre von der Erkennung (Diagnose) der Krankheit, wobei besonders die Differentialdiagnose (die Unterscheidung von anderen Krankheiten) eine große Rolle spielt. |
| Therapie | Die Therapie = Behandlung wird je nach Krankheit in kausale (die Ursachen bekämpfend) oder symptomatische = palliative (nur die Beschwerden lindernd), in spezifische (gegen die Krankheitserreger gerichtet) oder unspezifische (allgemein heilungsfördernd), in konservative (ohne Operation) oder chirurgische (mit Operation) Therapie, ferner in Pharmakotherapie (mit Arzneimitteln), Diät (durch Ernährungsumstellung), Radiotherapie (durch Bestrahlungen), Physiotherapie = physikalische Therapie (Kälte und Wärme, Bewegung, Massage, Bäder, Klima, Licht, Elektrizität usw.) und Psychotherapie gegliedert. |
| Prognose | Unter Prognose (griechisch prógnosis = das Vorherwissen) werden der voraussichtliche Verlauf, die Dauer und der Ausgang des Leidens beschrieben. Eine besondere Rolle spielt dabei der Hinweis auf mögliche Komplikationen = ungünstige Zwischenfälle oder Verlaufsformen. |
| Prophylaxe | Nach dem Sprichwort „vorbeugen ist besser als heilen" kommt der Verhütung (griechisch prophylássein = vor etwas Wache halten) der Krankheit besondere Bedeutung zu (z.B. Impfungen, Unfallverhütung). |
| Kasuistik | In der Kasuistik werden einzelne Krankheitsfälle (lateinisch casus = Fall) dargestellt. Die Beschreibung des einzelnen Falls wird meist nach Anamnese (Vorgeschichte), Untersuchungsbefunden, Diagnose, Therapie, Verlauf und Epikrise (abschließende kritische Beurteilung) gegliedert. |

## 19.8 Injektionen

| | |
|---|---|
| intraarteriell | nach Arterienpunktion in das arterielle Blut |
| intraartikulär | nach Gelenkpunktion in die Gelenkhöhle |
| intrakardial | nach Herzpunktion in das Herz, vor allem zur Reanimation (Wiederbelebung) |
| intrakutan | in die Haut (genauer: in die Lederhaut) zu Impfungen und Allergietestungen |
| intralumbal | nach Lumbalpunktion in den Hirnwasserraum (Liquorraum) des Rückenmarks |
| intramuskulär | in einen Muskel, z.B. als intragluteale Injektion in die Gesäßmuskeln |
| intraperitoneal | in die Bauchfellhöhle |
| intravenös | nach Venenpunktion in das venöse Blut |
| paravertebral | neben die Wirbel zur Anästhesierung von Nerven |
| subkutan | in das Unterhautgewebe |

## 19.9 Anatomische Abkürzungen

Bei lateinischen anatomischen Begriffen werden fast immer abgekürzt:

| | | | |
|---|---|---|---|
| A. | Arteria (Arterie = Schlagader) | Aa. | Arteriae (Arterien = Schlagadern) |
| Lig. | Ligamentum (Band) | Ligg. | Ligamenta (Bänder) |
| M. | Musculus (Muskel) | Mm | Musculi (Muskeln) |
| N. | Nervus (Nerv) | Nn. | Nervi (Nerven) |
| R. | Ramus (Ast von Gefäß oder Nerv) | Rr. | Rami (Äste) |
| V. | Vena (Vene) | Vv. | Venae (Venen) |

## 19.10 Häufig gebrauchte klinische Abkürzungen

| | | | |
|---|---|---|---|
| a.-v. | arteriovenös oder atrioventrikulär | i.-m. | intramuskulär |
| CT | Computertomogramm | i.-v. | intravenös |
| EEG | Elektroenzephalogramm | o.B. | ohne pathologischen Befund |
| EKG | Elektrokardiogramm | s.-c. | subkutan |

## 19.11 Einheiten bei Laborbefunden

Bei vielen Laboruntersuchungen wird die Menge eines Stoffes in einer Körperflüssigkeit (Blut, Harn, Hirnwasser) bestimmt. Das Ergebnis kann auf zweifache Weise in Ziffern angegeben werden: als Gewicht oder als Stoffmenge in einem bestimmten Rauminhalt (Volumen). Das Bezugsvolumen ist beim Gewicht meist 1 dl (Deziliter) = 100 ml (Milliliter), bei der Stoffmenge 1 l (Liter). 1 l = 1 $dm^3$ (Kubikdezimeter), 1 ml (Milliliter) = 1 $cm^3$ (Kubikzentimeter), 1 µl (Mikroliter) = 1 $mm^3$ (Kubikmillimeter).

g/dl — g/dl (Gramm pro Deziliter) bzw. mg/dl (Milligramm pro Deziliter) oder µg/dl (Mikrogramm pro Deziliter) sind die traditionellen Gewichtseinheiten für die meisten Laborwerte.

mol/l — mol/l (Mol pro Liter) bzw. mmol/l (Millimol pro Liter) oder µmol/l (Mikromol pro Liter) sind die von der Weltgesundheitsorganisation (WHO) empfohlenen Stoffmengeneinheiten, die weltweit seit etwa 30 Jahren von den meisten Universitätskliniken benützt werden, aber sich noch nicht allgemein durchgesetzt haben. Die Angaben in Mol erleichtern das Verständnis für chemische Vorgänge, weil je ein Mol eines beliebigen Stoffes gleich viel Einzelteilchen (z.B. Moleküle) enthält (Avogadro-Konstante, ungefähr $6 \times 10^{23}$). Nachteil der Angabe in Mol ist, dass man für jeden Stoff einen eigenen Umrechnungsfaktor benötigt, wenn man von g/dl auf mol/l umrechnen will.

Für die dezimalen Vielfachen und Teile von Einheiten werden folgende Vorsilben verwendet:

| *Vorsilbe* | *Zeichen* | *Definition* | *Vorsilbe* | *Zeichen* | *Definition* |
|---|---|---|---|---|---|
| hekto | h | hundertfach ($10^2$) | dezi | d | zehntel ($10^{-1}$) |
| kilo | k | tausendfach ($10^3$) | zenti | c | hundertstel ($10^{-2}$) |
| mega | M | millionenfach ($10^6$) | milli | m | tausendstel ($10^{-3}$) |
| giga | G | milliardenfach ($10^9$) | mikro | µ | millionstel ($10^{-6}$) |
| tera | T | billionenfach ($10^{12}$) | nano | n | milliardstel ($10^{-9}$) |
| | | | piko | p | billionstel ($10^{-12}$) |
| | | | femto | f | billiardstel ($10^{-15}$) |

Alle genannten Vorsilben werden in der Medizin verwendet, z.B. beträgt der Blutfarbstoffgehalt eines einzelnen roten Blutkörperchens etwa 30 pg (Pikogramm) und sein Volumen etwa 90 fl (Femtoliter) = 0,000 000 000 000 09 Liter.

## 19.12 Übung zur Erweiterung des Wortschatzes

Die folgenden Begriffe können Sie mit Hilfe der bisher erlernten Wortstämme, Vorsilben und Endungen wohl ohne größere Schwierigkeit erklären. Decken Sie dazu jeweils die Definition (rechts) ab, versuchen Sie selbst eine Erläuterung und vergleichen Sie dann mit der Definition!

| *Begriff* | *Definition* |
|---|---|
| Abduktor | abspreizender Muskel |
| aboral | vom Mund entfernt |
| Adaktylie | angeborenes Fehlen der Finger oder Zehen |
| Adduktor | heranführender Muskel |
| Adenokarzinom | aus Drüsengewebe hervorgegangener Krebs |
| adrenal | die Nebenniere betreffend |
| Adrenalektomie | operative Entfernung einer Nebenniere |
| adrenogenital | Nebenniere und Geschlechtsorgane betreffend |
| Agalaktie | Fehlen der Milchabsonderung |
| Aglossie | angeborenes Fehlen der Zunge |
| Agnathie | angeborenes Fehlen der Kiefer |
| Agonadismus | angeborenes Fehlen der Keimdrüsen |
| Agranulozytose | Fehlen der Granulozyten im Blut |
| Agraphie | Schreibunfähigkeit (als Großhirnstörung) |
| Akranie | Fehlen des Schädels (Missbildung) |
| Algophobie | krankhafte Angst vor Schmerz |
| Amastie | angeborenes Fehlen der Brustdrüse |
| Analgetikum | schmerzlinderndes Arzneimittel |
| Analkarzinom | Afterkrebs |
| Anenzephalie | angeborenes Fehlen des Gehirns |
| Angialgie | Gefäßschmerz |
| Angiektomie | operative Entfernung eines Gefäßes |
| Angiodynie | Gefäßschmerz |
| Angiographie | Gefäßdarstellung im Röntgenbild |
| Angiospasmus | Gefäßkrampf |
| Anhidrose | fehlende Schweißbildung |
| Anodontie | Zahnlosigkeit |
| anorektal | After und Mastdarm betreffend |
| Anotie | Fehlen der Ohrmuscheln |
| anovulatorisch | ohne Eisprung |
| antekolisch | vor dem Grimmdarm |
| Antiemetikum | Arzneimittel gegen Erbrechen |
| antiseptisch | gegen Krankheitserreger gerichtet |
| Antitoxin | „Gegengift“ |
| Aortitis | Entzündung der Hauptschlagader |
| Aphagie | Unfähigkeit zu schlucken |
| apnoisch | durch einen Atemstillstand bedingt |
| Arteriitis | Schlagaderentzündung |
| Arteriospasmus | Schlagaderkrampf |
| Arthralgie | Gelenkschmerz |
| Arthrologie | Gelenklehre |
| Asomnie | Schlaflosigkeit |

| | |
|---|---|
| Asplenie | angeborenes Fehlen der Milz |
| asynchron | ungleichzeitig |
| atretisch | nicht durchgängig (ohne Lichtung) |
| atrioventrikulär | Vorhof und Herzkammer betreffend |
| autogen | von selbst entstehend |
| Autolyse | Selbstverdauung |
| Autophobie | krankhafte Angst vor dem Alleinsein |
| Blepharoadenitis | Liddrüsenentzündung |
| Blepharoplegie | Lidlähmung |
| Brachydaktylie | Kurzfingrigkeit |
| bronchopulmonal | Bronchen und Lunge betreffend |
| bukkal | die Wange betreffend |
| Cheilotomie | Lippenschnitt |
| Chirotherapie | „Behandlung mit der Hand" |
| Choledochusstenose | Engstelle im Hauptgallengang |
| Cholezystektasie | Ausweitung der Gallenblase |
| Chondritis | Knorpelentzündung |
| Choroiditis | Aderhautentzündung |
| Daktylogramm | Fingerabdruck |
| Dentinogenese | Zahnbeinbildung |
| dentogen | von den Zähnen ausgehend |
| Dermatomykose | Pilzerkrankung der Haut |
| dermatotrop | auf die Haut gerichtet |
| Dezerebration | Ausfall des Großhirns (Enthirnung) |
| diabetogen | Zuckerkrankheit auslösend |
| dienzephal | das Zwischenhirn betreffend |
| Duodenalstenose | Einengung des Zwölffingerdarms |
| Duodenitis | Entzündung des Zwölffingerdarms |
| Dysplasie | Fehlbildung |
| Dystrophie | durch Fehlernährung entstandene Störung |
| Elektroenzephalographie | Aufzeichnen der Hirnströme |
| Elektrokardiographie | Aufzeichnen der Herzströme |
| Elektromyographie | Aufzeichnen der Aktionsströme in Muskeln |
| Embolektomie | Herausschneiden eines Blutpfropfs |
| Embryopathie | Erkrankung der Leibesfrucht |
| embryotoxisch | die Leibesfrucht schädigend |
| Endokrinopathie | Erkrankung einer Hormondrüse |
| Endoskop | Gerät zum Besichtigen des Körperinneren |
| Endoskopie | Besichtigen des Körperinneren mit einem optischen Gerät |
| enterohepatisch | Darm und Leber betreffend |
| Enteromykose | Pilzerkrankung des Darms |
| Enterotomie | operatives Eröffnen des Darms |
| Enuresis | Einnässen (Bettnässen) |
| Epidermolyse | Ablösung der Oberhaut (Blasenbildung) |
| ergotrop | auf Leistungssteigerung gerichtet |
| Erythrozyturie | rote Blutkörperchen im Harn |
| Euchromatopsie | normales Farbensehen |
| Exostose | Knochenauswuchs |
| extraabdominal | außerhalb des Bauches |
| extraartikulär | außerhalb des Gelenks |
| extrahepatisch | außerhalb der Leber |
| extrakorporal | außerhalb des Körpers |
| extrakranial | außerhalb des Schädels |
| extraokulär | außerhalb des Auges |
| extrapulmonal | außerhalb der Lunge |
| extrarenal | außerhalb der Niere |

| | |
|---|---|
| extrathorakal | außerhalb des Brustkorbs |
| extrazellulär | außerhalb der Zelle |
| extrazerebral | außerhalb des (Groß-)Hirns |
| Femuraplasie | (angeborenes) Fehlen des Oberschenkelbeins |
| Femurfraktur | Oberschenkelbruch |
| Fibulafraktur | Wadenbeinbruch |
| Galaktographie | (Röntgen-)Darstellung der Milchgänge |
| Gastrektasie | Magenerweiterung |
| gastrisch | den Magen betreffend |
| gastroduodenal | Magen und Zwölffingerdarm betreffend |
| Gastropathie | Magenerkrankung |
| Gastropexie | (operative) Befestigung des Magens |
| Gastroptose | Tiefstand des Magens |
| Gastroskop | optisches Instrument zur Besichtigung des Magens |
| Gastrospasmus | Magenkrampf |
| Glossotrichie | Haarzunge |
| Gynäkomastie | weibliche Brustdrüsenform beim Mann |
| gynäkotrop | vorwiegend Frauen befallend |
| Hämangiom | Blutgefäßgeschwulst |
| Hämarthros | Blutansammlung im Gelenk (z.B. bei der Bluterkrankheit) |
| hämatogen | auf dem Blutweg entstanden |
| Hämatosalpinx | Blutansammlung im Eileiter |
| Hämoglobinurie | Ausscheidung von Blutfarbstoff im Harn |
| Hämoperikard | Blutansammlung im Herzbeutel |
| Hämoperitoneum | Blutansammlung in der Bauchfellhöhle |
| hämostatisch | blutstillend |
| Hemigastrektomie | Entfernen einer Magenhälfte |
| Hemikolektomie | Entfernen einer Grimmdarmhälfte |
| Hemiparese | Muskelschwäche einer Körperhälfte |
| Hemiplegie | Halbseitenlähmung |
| Hepatitisvirus | Erreger der ansteckenden Leberentzündung |
| hepatogen | von der Leber ausgehend |
| hepatolienal | Leber und Milz betreffend |
| Hepatologie | Lehre von der Leber |
| Hepatoptose | Lebersenkung |
| hepatotoxisch | leberschädigend |
| hepatotrop | auf die Leber gerichtet |
| hepatozellulär | die Leberzellen betreffend |
| Humerusfraktur | Oberarmbruch |
| Hydroperikard | Flüssigkeitsansammlung im Herzbeutel |
| hydrophil | zu Wasseraufnahme neigend („wasserliebend") |
| hydrophob | Wasser abstoßend |
| Hydrophobie | krankhafte Angst vor Wasser |
| Hydrosalpinx | Flüssigkeitsansammlung im Eileiter |
| Hydrotherapie | Wasserbehandlung |
| Hydroureter | gestauter Harnleiter |
| Hypalgie | verminderte Schmerzempfindung |
| Hypästhesie | verminderte Empfindlichkeit (für Berührungsreize) |
| Hyperalgie | gesteigerte Schmerzempfindung |
| Hyperämie | vermehrte Blutfülle |

| | |
|---|---|
| Hyperästhesie | gesteigerte Empfindlichkeit (für Berührungsreize) |
| Hypergalaktie | überschießende Milchbildung |
| Hyperglykämie | erhöhter Blutzuckerspiegel |
| Hyperkalzämie | erhöhter Blutkalziumspiegel |
| Hyperkeratose | übermäßige Verhornung |
| Hyperlipidämie | vermehrter Fettgehalt im Blut |
| Hypermnesie | gesteigertes Gedächtnis („Kalendergedächtnis“) |
| Hyperodontie | Überzahl an Zähnen |
| Hypersomnie | vermehrtes Schlafbedürfnis |
| Hyperthermie | Überwärmung des Körpers |
| Hypodontie | Unterzahl an Zähnen |
| Hypogalaktie | unzureichende Milchbildung |
| Hypoglykämie | gesenkter Blutzuckerspiegel |
| Hypokalzämie | gesenkter Blutkalziumspiegel |
| Hypolipidämie | verminderter Fettgehalt im Blut |
| Hypomnesie | eingeschränktes Gedächtnis |
| Hyposomnie | vermindertes Schlafbedürfnis |
| Hypothermie | Unterkühlung des Körpers |
| ileozäkal | Krummdarm und Blinddarm betreffend |
| infraklavikulär | unterhalb des Schlüsselbeins |
| infraorbital | unterhalb der Augenhöhle |
| infrasternal | unterhalb des Brustbeins |
| inhomogen | von ungleichmäßiger Beschaffenheit |
| interatrial | zwischen den Vorhöfen |
| interdigital | zwischen den Fingern oder Zehen |
| Interkostalarterie | Zwischenrippenschlagader |
| Interkostalvene | Zwischenrippenvene |
| interlobär | zwischen den Lappen |
| intermammär | zwischen den Brustdrüsen |
| intermenstruell | zwischen zwei Regelblutungen |
| interossär | zwischen Knochen |
| interphalangeal | zwischen den Finger- oder Zehengliedern |
| interspinal | zwischen den Dornfortsätzen |
| interventrikulär | zwischen den (Herz- oder Hirn-) Kammern |
| intervertebral | zwischen den Wirbeln |
| interzellulär | zwischen den Zellen |
| Intoxikation | Vergiftung |
| intraabdominal | innerhalb des Bauches |
| intraartikulär | innerhalb des Gelenks |
| intraatrial | innerhalb des Vorhofs |
| intragastral | innerhalb des Magens |
| intrahepatisch | innerhalb der Leber |
| intrakranial | innerhalb des Schädels |
| intrakutan | innerhalb der Haut |
| intralaryngeal | innerhalb des Kehlkopfs |
| intralobär | innerhalb eines (Organ-)Lappens |
| intramuskulär | innerhalb eines Muskels |
| intraokulär | innerhalb des Auges |
| intraperitoneal | innerhalb der Bauchfellhöhle |
| intrapulmonal | innerhalb der Lunge |
| intrarenal | innerhalb der Niere |
| intrathorakal | innerhalb des Brustkorbs |
| intratracheal | innerhalb der Luftröhre |
| intraurethral | innerhalb der Harnröhre |
| intrauterin | innerhalb der Gebärmutter |
| intrazellulär | innerhalb der Zelle |
| intrazerebral | innerhalb des (Groß-)Hirns |

| | |
|---|---|
| Iritis | Regenbogenhautentzündung |
| Ischurie | Harnsperre |
| Jejunalatresie | (angeborener) Verschluss der Leerdarmlichtung |
| kanzerogen | die Entstehung von Krebs fördernd |
| Kardiomegalie | Herzvergrößerung |
| Kardioptose | Herzsenkung, Tiefstand des Herzens |
| kardiotoxisch | herzschädigend |
| Karotisstenose | Verengung der Halsschlagader |
| Karzinogen | die Entstehung von Krebs fördernder Stoff |
| Kavographie | (Röntgen-)Darstellung der (unteren) Hohlvene |
| Kephalometrie | Schädelmessung |
| Keratokonjunktivitis | Hornhaut- und Bindehautentzündung |
| Keratometrie | Messen der Hornhaut des Auges |
| Keratoplastik | Wiederherstellen der Hornhaut des Auges |
| Keratose | Verhornungsstörung der Haut |
| Keratotomie | Durchtrennen der Hornhaut des Auges |
| Kinesitherapie | Bewegungsbehandlung |
| Kinetose | Reisekrankheit („Bewegungskrankheit“) |
| Klaustrophilie | krankhafte Neigung, sich einzuschließen |
| Klavikulafraktur | Schlüsselbeinbruch |
| Kolondivertikel | Ausbuchtung der Grimmdarmwand |
| Kolonkarzinom | Dickdarmkrebs (Grimmdarmkrebs) |
| kolorektal | Grimmdarm und Mastdarm betreffend |
| Kolpoplastik | Wiederherstellen der Scheide |
| Kolpotomie | Schnitt durch die Scheidenwand |
| kortikal | die Rinde (z.B. Großhirnrinde, Nebennierenrinde) betreffend |
| kortikospinal | von der Großhirnrinde zum Rückenmark |
| kortikotrop | die Rindenschicht anregend |
| Kostotomie | Durchtrennen von Rippen |
| Koxalgie | Hüftschmerz |
| Koxarthrose | (degenerative) Erkrankung des Hüftgelenks |
| Koxitis | Hüftgelenksentzündung |
| Kryalgesie | Kälteschmerz |
| Kryopathie | Zustand nach Kälteschädigung |
| Kryotherapie | Kältebehandlung |
| kryptogen | mit unbekannter („verborgener“) Ursache |
| Kryptospermie | stark verminderte Zahl von Samenzellen |
| Labyrinthektomie | Entfernen des Innenohrs |
| Labyrinthitis | Innenohrentzündung |
| Labyrinthotomie | Eröffnen des Innenohrs |
| laktotrop | die Milchbildung anregend |
| Laryngologie | Lehre vom Kehlkopf |
| Laryngopharyngitis | Kehlkopf- und Rachenentzündung |
| Laryngoplegie | Kehlkopflähmung |
| Laryngospasmus | Kehlkopfkrampf |
| Laryngotracheitis | Kehlkopf- und Luftröhrenentzündung |
| Leukonychie | Weißfärbung des Nagels |
| Leukozyturie | weiße Blutkörperchen im Harn |

| | |
|---|---|
| lingual | die Zunge betreffend |
| Lipatrophie | Schwund (Ernährungsstörung) des Fettgewebes |
| Lipoblast | junge Fettzelle |
| Lipodystrophie | Schwund (Ernährungsstörung) des Fettgewebes |
| Lipogenese | Fettentstehung |
| Lipoid | fettähnlicher Stoff |
| lipophil | fettlöslich („fettliebend") |
| Lipozyt | Fettzelle |
| Liquordiagnostik | Untersuchung des Hirnwassers |
| lithogen | die Steinbildung fördernd |
| lobär | einen (Organ-)Lappen betreffend |
| Lobärpneumonie | Entzündung eines Lungenlappens |
| Logopädie | Stimm- und Sprachheilkunde |
| Logopädin | Stimm- und Sprachtherapeutin |
| Logopathie | Sprachstörung |
| Logophobie | krankhafte Sprechangst |
| Logorrhö | ungehemmter Redefluss |
| lumbosakral | Lenden und Kreuzbein betreffend |
| Lunatummalazie | Mondbeinerweichung |
| Luxationsfraktur | Knochenbruch mit gleichzeitiger Verrenkung |
| luxieren | verrenken |
| Lymphadenitis | Lymphknotenentzündung |
| Lymphadenopathie | Erkrankung der Lymphknoten |
| Lymphangiopathie | Lymphgefäßerkrankung |
| Lymphangitis | Lymphgefäßentzündung |
| Makrodontie | übergroße Zähne |
| Makroglossie | Vergrößerung der Zunge |
| Makrosomie | Riesenwuchs („großer Körper") |
| Makrostomie | überbreiter Mund |
| Makrotie | übergroße Ohrmuschel |
| Makrozephalie | übergroßer Kopf |
| Mammaabszess | Eiterung in der Brustdrüse |
| Mammabiopsie | Entnahme einer Gewebeprobe aus der Brustdrüse |
| Mammatumor | Geschwulst in der Brustdrüse |
| mammotrop | auf die Brustdrüse wirkend |
| Mastalgie | Brustdrüsenschmerz |
| Mastodynie | Brustdrüsenschmerz |
| Mastoptose | Hängebrust (Tiefstand der Brustdrüse) |
| Megakolon | überweiter (übergroßer) Dickdarm |
| melanotrop | Pigmentzellen anregend („auf schwarz gerichtet") |
| Meningoenzephalitis | Hirnhaut- und Gehirnentzündung |
| Meningokokken | Kugelbakterien, die Hirnhautentzündung erregen |
| Menorrhagie | verlängerte und verstärkte Monatsblutung |
| Metakarpalfraktur | Bruch von Mittelhandknochen |
| metastasierend | Absiedlungen bildend |
| metastatisch | durch Absiedlung entstanden |
| Metralgie | Gebärmutterschmerz |
| Metrodynie | Gebärmutterschmerz |
| Metrorrhagie | Gebärmutterblutung außerhalb der Monatsblutung |
| Mikrobiologie | Lehre von den Kleinlebewesen |
| Mikrocheilie | Kleinheit der Lippen |
| Mikrodaktylie | Kleinheit der Finger und Zehen |
| Mikrodontie | zu kleine Zähne |
| Mikroglossie | zu kleine Zunge |
| Mikrokranie | Kleinheit des (Hirn-)Schädels |
| Mikrorchie | Kleinheit der Hoden |
| Mikrosomie | Kleinwuchs („kleiner Körper") |
| Mikrostomie | zu kleiner Mund |
| Mikrotie | zu kleine Ohrmuschel |
| Mikrotrauma | geringfügige Verletzung |
| Mikrozephalie | zu kleiner Kopf |
| mitral | die linke Vorhof-Kammer-Klappe betreffend |
| monartikulär | nur ein Gelenk betreffend |
| monochrom | einfarbig |
| monokular | einäugig |
| Mononeuritis | Entzündung nur eines Nervs |
| Monophobie | Angst vor dem Alleinsein |
| Monopie | Einäugigkeit |
| Monoplegie | Lähmung nur einer Gliedmaße |
| Monorchie | nur ein Hoden im Hodensack |
| mukolytisch | schleimlösend |
| Mukorrhö | vermehrte Ausscheidung von Schleim |
| mukös | schleimig |
| multizellulär | vielzellig |
| Myelitis | (Rücken- oder Knochen-)Markentzündung |
| Myelodysplasie | Fehlbildung des Rückenmarks |
| Myelomalazie | Rückenmarkerweichung |
| Myelopathie | (Rücken- oder Knochen-)Markerkrankung |
| Mykologie | Lehre von den Pilz(erkrankung)en |
| mykotisch | eine Pilzerkrankung betreffend |
| Mykotoxin | Pilzgift |
| Myokardbiopsie | Entnahme einer Herzmuskelgewebeprobe |
| Myokardruptur | Herzmuskelriss |
| Myologie | Lehre von den Muskeln |
| Myositis | Muskelentzündung |
| myotrop | auf Muskeln gerichtet |
| nekrotisch | abgestorben |
| nekrotisierend | Gewebetod verursachend |
| Neogenese | Neubildung |
| nephrogen | von der Niere ausgehend |
| Nephrorrhagie | Nierenblutung |
| Nephrorrhaphie | Nierennaht |
| nephrotrop | auf die Niere gerichtet |
| Nephrozirrhose | Schrumpfniere |
| neuralgisch | mit Nervenschmerzen verbunden |
| Neurasthenie | Erschöpfung des Nervensystems |
| neuritisch | durch Nervenentzündung bedingt |
| neurogen | in Nerven entstehend |
| neuromuskulär | Nerven und Muskeln betreffend |
| Neuropathie | Nervenleiden |
| Neuroradiologie | Strahlendiagnostik und -therapie des Nervensystems |
| Neurotoxin | Nervengift |
| neurotoxisch | nervenschädigend |
| neurotrop | auf Nerven wirkend |
| neurovaskulär | Nerven und Gefäße betreffend |
| normotop | am regelrechten Ort |
| ödematös | mit Gewebewassersucht einhergehend |
| odontogen | von den Zähnen ausgehend |

| | |
|---|---|
| Oligodontie | stark verminderte Zahl der Zähne |
| Oligozythämie | stark verminderte Zahl der Blutzellen |
| onkogen | Geschwulst erregend |
| Onycholyse | Nagelablösung |
| Onychomykose | Pilzerkrankung des Nagels |
| Onychophagie | Nägelkauen („Nägelessen") |
| Ophthalmopathie | Augenleiden |
| Ophthalmoplegie | Lähmung der Augenmuskeln |
| Ophthalmoskop | Augenspiegel |
| Ophthalmoskopie | Augenspiegelung |
| optisch | das Sehen betreffend |
| Optometrie | Bestimmung der Brechkraft des Auges („Sehmessung") |
| Orbitafraktur | Bruch der Augenhöhlenwand |
| orbital | zur Augenhöhle gehörend |
| Orchialgie | Hodenschmerz |
| oropharyngeal | Mund und Rachen betreffend |
| ösophageal | die Speiseröhre betreffend |
| Ösophagodynie | Speiseröhrenschmerz |
| Ösophagographie | (Röntgen-)Darstellung der Speiseröhre |
| Ösophagojejunostomie | operative Verbindung der Speiseröhre mit dem Leerdarm |
| Ösophagopathie | Speiseröhrenleiden |
| Ösophagospasmus | Speiseröhrenkrampf |
| Ösophagusatresie | angeborene Undurchgängigkeit der Speiseröhre |
| Ösophagusektasie | abnorme Weite der Speiseröhre |
| Ösophagusruptur | Riss der Speiseröhre |
| Ösophagusstenose | Speiseröhrenenge |
| Osteochondritis | Knochen- und Knorpelentzündung |
| Osteodynie | Knochenschmerz |
| osteogen | von Knochen ausgehend |
| Osteogenese | Knochenbildung |
| Osteologie | Lehre von den Knochen |
| osteolytisch | Knochen auflösend |
| Osteotomie | Knochendurchtrennung |
| Otalgie | Ohrenschmerz |
| Otodynie | Ohrenschmerz |
| otogen | vom Ohr ausgehend |
| Otologe | Ohrenarzt |
| Otoskop | Ohrenspiegel |
| ototoxisch | ohrenschädigend (Arzneimittelnebenwirkung) |
| Ovarialgie | Eierstockschmerz |
| ovulatorisch | den Eisprung betreffend |
| Pachyonychie | Verdickung des Nagels |
| Pädologie | Lehre vom Kind |
| Pädophilie | Neigung zu Kindern |
| palatinal | den Gaumen betreffend |
| Palatodynie | Gaumenschmerz |
| Palmarflexion | Beugung zur Handflächenseite |
| Panalgesie | Schmerz am ganzen Körper |
| Pankreasinsuffizienz | Funktionsschwäche der Bauchspeicheldrüse |
| Panmyelopathie | Erkrankung des gesamten Knochenmarks |
| Panophthalmie | Entzündung des gesamten Augapfels |
| Panotitis | Entzündung des gesamten Ohrs (Mittel- und Innenohr) |
| Panphobie | krankhafte Angst vor allem |
| Pansinusitis | Entzündung aller Nasennebenhöhlen |
| Panzytopenie | Verminderung aller Blutzellarten im Blut |
| paraartikulär | neben dem Gelenk |
| parakardial | neben dem Herzen |
| paramedian | neben der Körpermittelebene |
| Parametritis | Entzündung neben der Gebärmutter |
| paraneural | neben dem Nerv |
| paraösophageal | neben der Speiseröhre |
| pararenal | neben der Niere |
| parasternal | neben dem Brustbein |
| parathyreogen | von den Nebenschilddrüsen ausgehend |
| paravasal | neben dem Gefäß |
| paravenös | neben der Vene |
| paravertebral | neben der Wirbelsäule |
| paravesikal | neben der Blase |
| parenteral | unter Umgehung des Darms |
| paretisch | unvollständig gelähmt (muskelschwach) |
| Parodontitis | Entzündung des Zahnhalteapparats |
| parurethral | neben der Harnröhre |
| Patellafraktur | Kniescheibenbruch |
| Patellektomie | Entfernung der Kniescheibe |
| pathogen | krankmachend |
| pelvin | das Becken betreffend |
| Peniskarzinom | Gliedkrebs |
| perianal | um den After |
| Periarthritis | Entzündung der Gelenkumgebung |
| Perichondrium | Knorpelhaut („um den Knorpel") |
| Perikardektomie | Entfernung des Herzbeutels |
| perikardial | den Herzbeutel betreffend |
| perikorneal | um die Hornhaut des Auges |
| Periösophagitis | Entzündung der Speiseröhrenumgebung |
| Periost | Knochenhaut („um den Knochen") |
| Periostitis | Knochenhautentzündung |
| Periphlebitis | Entzündung der Venenumgebung |
| perirenal | um die Niere |
| Peritonsillitis | Entzündung der Mandelumgebung |
| perivesikal | um die Blase |
| Phagophobie | krankhafte Schluckangst |
| Phagozyt | Fresszelle |
| pharyngeal | den Rachen betreffend |
| Pharyngospasmus | Rachenkrampf |
| phlebogen | von Venen ausgehend |
| Phlebographie | (Röntgen-)Darstellung von Venen |
| Phlebotomie | Aufschneiden einer Vene |
| phlegmonös | eitrig entzündet |
| phobisch | mit Angst verbunden |
| Photophobie | krankhafte Lichtscheu („Lichtangst") |
| Plantarflexion | Beugung zur Fußsohlenseite |
| Pleurakarzinose | auf dem Brustfell verstreute Krebsabsiedlungen |
| polychrom | vielfarbig |
| Polydaktylie | Vielfingrigkeit (mehr als 5 Finger oder Zehen an einer Gliedmaße) |
| Polyneuritis | Entzündung mehrerer Nerven |
| Polyneuropathie | (nichtentzündliche) Erkrankung mehrerer Nerven |
| polynukleär | vielkernig |

| | |
|---|---|
| Polypathie | gleichzeitiges Vorliegen mehrerer Krankheiten |
| Polyphagie | Fresssucht („viel Essen“) |
| polytop | an mehreren Orten |
| polytrop | mit mehreren Angriffspunkten |
| polyzystisch | mehrere Hohlräume enthaltend |
| posthepatisch | nach der Leber (im Pfortaderkreislauf) |
| posthepatitisch | nach der Leberentzündung |
| postmenstruell | nach der Regelblutung |
| postovulatorisch | nach dem Eisprung |
| prähepatisch | vor der Leber (im Pfortaderkreislauf) |
| präkardial | vor dem Herzen |
| prämenstruell | vor der Regelblutung |
| präovulatorisch | vor dem Eisprung |
| präpartal | vor Beginn der Geburt |
| präpatellar | vor der Kniescheibe |
| präperitoneal | vor dem Bauchfell |
| prärenal | vor der Niere |
| präsakral | vor dem Kreuzbein |
| prätibial | vor dem Schienbein |
| prävertebral | vor der Wirbelsäule |
| Proktektomie | Entfernung des Mastdarms |
| Proktologie | Lehre vom Mastdarm |
| Prostatabiopsie | Gewebeprobeentnahme aus der Vorsteherdrüse |
| proteolytisch | eiweißverdauend |
| Pseudarthrose | Falschgelenk |
| psychogen | durch seelische Vorgänge verursacht |
| Psychosomatik | Wechselbeziehungen zwischen Seele und Körper |
| psychotrop | auf seelische Vorgänge gerichtet |
| Pylorusstenose | Enge des Magenausgangs |
| pyogen | eiterbildend |
| Radiodermatitis | strahlenbedingte Hautentzündung |
| radiogen | durch Strahlen bedingt |
| Radionekrose | Zelltod nach Bestrahlung |
| Radiozystitis | strahlenbedingte Harnblasenentzündung |
| Refraktur | erneuter Knochenbruch (nach zu früher Belastung) |
| rektal | den Mastdarm betreffend |
| Rektumbiopsie | Gewebeprobeentnahme aus dem Mastdarm |
| Rektumkarzinom | Mastdarmkrebs |
| Relaparotomie | erneute Öffnung des Bauchraums |
| Reluxation | erneute Verrenkung (nach Einrenkung) |
| renotrop | auf die Niere gerichtet |
| renovaskulär | die Nierengefäße betreffend |
| respiratorisch | die Atmung betreffend |
| retrokardial | hinter dem Herzen |
| retrokolisch | hinter dem Dickdarm (Grimmdarm) |
| retropatellar | hinter der Kniescheibe |
| retroperitoneal | hinter dem Bauchfell |
| retropharyngeal | hinter dem Rachen |
| retrosternal | hinter dem Brustbein |
| retrotonsillär | hinter der (Gaumen-)Mandel |
| retrouterin | hinter der Gebärmutter |
| retrozäkal | hinter dem Blinddarm |
| rhinogen | von der Nase ausgehend |
| Rhinopathie | Nasenleiden |

| | |
|---|---|
| Sakralgie | Kreuzbeinschmerz |
| Sakrum | Kreuzbein |
| Salpingektomie | Entfernung des Eileiters |
| Salpingographie | (Röntgen-)Darstellung des Eileiters |
| Salpingotomie | Eröffnen des Eileiters |
| Schizonychie | Aufsplitterung des freien Nagelrandes |
| Sigmoidektomie | Entfernung des s-förmigen Grimmdarms |
| Sigmoiditis | Entzündung des s-förmigen Grimmdarms |
| Sklerektomie | (Teil-)Entfernung der Lederhaut des Auges |
| Sklerenikterus | Gelbfärbung der Lederhaut des Auges |
| Skleritis | Entzündung der Lederhaut des Auges |
| Sklerodermie | Verhärtung von Hautbereichen |
| Sklerotomie | Schnitt in die Lederhaut des Auges |
| skrotal | den Hodensack betreffend |
| Skrotalabszess | Eiterung im Hodensack |
| Skrotalhernie | Hodensackbruch |
| Skrotitis | Hodensackentzündung |
| somatogen | körperlich bedingt |
| Sonogramm | Ultraschallbild |
| sonor | tönend, klingend |
| spasmogen | krampfauslösend, krampfbedingt |
| Spasmolytikum | krampflösendes Arzneimittel |
| spasmolytisch | krampflösend |
| spasmophil | zu Krämpfen neigend |
| spastisch | krampfartig |
| Spermatorrhö | Samenfluss (ohne Wollustgefühl) |
| Spermaturie | Samenzellen im Harn |
| Spermium | Samenzelle |
| splenogen | durch die Milz bedingt |
| Splenographie | (Röntgen-)Darstellung der Milz |
| spondylogen | von der Wirbelsäule ausgehend |
| Stasophobie | krankhafte Angst vor dem Stehen |
| statisch | auf das Stehen bezogen |
| stenosierend | verengend |
| sternal | das Brustbein betreffend |
| Sternalgie | Brustbeinschmerz |
| Sternalpunktion | Brustbeinstich (zur Knochenmarkuntersuchung) |
| sternoklavikular | Brust- und Schlüsselbein betreffend |
| Sternotomie | Brustbeindurchtrennung |
| sthenisch | energisch, zäh |
| stomatogen | von der Mundhöhle ausgehend |
| strumigen | kropferzeugend |
| subchondral | unter dem Knorpel |
| subfebril | leicht erhöhte Körpertemperatur („unter Fieber“) |
| subgingival | unter dem Zahnfleisch |
| subikterisch | leicht gelbsüchtig |
| subinguinal | unter der Leistengegend |
| subkonjunktival | unter der Bindehaut |
| sublingual | unter der Zunge |
| submandibular | unter dem Unterkiefer |
| submukös | unter der Schleimhaut |
| subperiostal | unter der Knochenhaut |
| subskapulär | unter dem Schulterblatt |
| subtotal | nahezu vollständig |

| | |
|---|---|
| subungual | unter dem Nagel |
| supraklavikulär | oberhalb des Schlüsselbeins |
| supraorbital | oberhalb der Augenhöhle |
| suprarenal | oberhalb der Niere |
| suprasternal | oberhalb des Brustbeins |
| supravaginal | oberhalb der Scheide |
| synchron | gleichzeitig |
| Syndaktylie | Verwachsung von Fingern oder Zehen |
| Synergie | Zusammenwirken |
| Synostose | Verschmelzung benachbarter Knochen |
| Tachyphagie | hastiges Essen |
| Talusfraktur | Sprungbeinbruch |
| Talusluxation | Sprungbeinverrenkung |
| tendinogen | von einer Sehne ausgehend |
| tendinös | eine Sehne betreffend |
| Tendodynie | Sehnenschmerz |
| Tendomyopathie | Sehnen- und Muskelleiden |
| teratogen | Missbildungen erzeugend |
| terminal | das Ende betreffend |
| testikulär | die Hoden betreffend |
| Tetraparese | Muskelnschwäche aller 4 Gliedmaßen |
| Thermanästhesie | Verlust der Temperaturempfindung |
| thermogen | wärmebedingt |
| thermolabil | hitzeempfindlich |
| thermostabil | hitzebeständig |
| Thermotherapie | Wärmebehandlung |
| thorakal | den Brustkorb betreffend |
| Thorakodynie | Brustkorbschmerz |
| Thoraxempyem | Eiteransammlung im Brustraum |
| Thrombangiitis | Gefäßwandentzündung mit Gerinnselbildung |
| Thrombogenese | Entstehung eines Blutgerinnsels |
| thrombotisch | Blutgerinnsel betreffend |
| Thrombozytose | vermehrte Zahl von Blutplättchen |
| thyreogen | durch die Schilddrüse verursacht |
| Tibiafraktur | Schienbeinbruch |
| Tomogramm | Schichtaufnahme (Schnittbild) |
| tonisieren | die Spannung vermehren |
| tonsillär | die Mandeln betreffend |
| topisch | die Lage betreffend |
| topographisch | Lagebeziehungen beschreibend |
| Toxämie | Blutvergiftung („Gift im Blut“) |
| Toxizität | Giftigkeit |
| tracheal | die Luftröhre betreffend |
| Tracheitis | Luftröhrenentzündung |
| Tracheopathie | Luftröhrenleiden |
| Tracheorrhagie | Luftröhrenblutung |
| transanal | durch den After |
| transdermal | durch die Haut |
| transduodenal | durch den Zwölffingerdarm |
| transfrontal | durch das Stirnbein |
| transkutan | durch die Haut |
| transnasal | durch die Nase |
| transorbital | durch die Augenhöhle |
| transplazentar | durch den Mutterkuchen |
| transthorakal | durch den Brustkorb |
| transzellulär | durch die Zelle |
| Traumatologie | Lehre von den Verletzungen/ Unfällen |
| Trichalgie | Schmerz beim Berühren der Haare |
| Trichoklasie | Haarbrüchigkeit |
| Trichomegalie | sehr lange Haare (besonders der Augenwimpern) |
| Trichorrhexie | Haarbrüchigkeit |
| trophisch | die Ernährung betreffend |
| trophotrop | auf die Ernährung gerichtet |
| Ulnafraktur | Ellenbruch |
| ulzerieren | schwären (Geschwür bilden) |
| Urämie | Harnvergiftung („Harn im Blut“) |
| Ureteratonie | Harnleiterschlaffheit |
| Ureterektomie | Harnleiterentfernung |
| Ureterkarzinom | Harnleiterkrebs |
| Ureterolith | Harnleiterstein |
| Ureteropyelitis | Harnleiter- und Nierenbeckenentzündung |
| Ureterotomie | Harnleiterdurchtrennung |
| ureterovesikal | Harnleiter und Harnblase betreffend |
| Ureterspasmus | Harnleiterkrampf |
| Urethralgie | Harnröhrenschmerz |
| urethral | die Harnröhre betreffend |
| Urethrographie | (Röntgen-)Darstellung der Harnröhre |
| Urethrorrhagie | Harnröhrenblutung |
| Urethrotomie | Harnröhrenschnitt |
| urogen | vom Harn oder den Harnwegen ausgehend |
| urogenital | Harn- und Geschlechtsorgane betreffend |
| Uropoese | Harnbereitung |
| uterin | die Gebärmutter betreffend |
| Uterusaplasie | angeborenes Fehlen der Gebärmutter |
| Uterusatrophie | Rückbildung der Gebärmutter, z.B. im Alter |
| Uterusruptur | Gebärmutterriss |
| valvulär | eine Klappe betreffend |
| varikös | krampfadrig |
| Varikektomie | Ausschneiden von Krampfadern |
| vaskulär | Gefäße betreffend |
| vaskulös | Gefäße betreffend |
| vasoaktiv | die Gefäßwandspannung beeinflussend |
| vasogen | von Gefäßen ausgehend |
| ventrikulär | eine (Herz-, Hirn-)Kammer betreffend |
| vertebragen | von der Wirbelsäule ausgehend |
| Vesicula | kleine Blase, Bläschen |
| vesikulös | bläschenreich |
| vesikourethral | Harnblase und Harnröhre betreffend |
| vesikovaginal | Harnblase und Scheide betreffend |
| Virämie | Viren im Blut |
| Virologie | Lehre von den Viren |
| Virusenteritis | Darmgrippe |
| Virushepatitis | ansteckende Leberentzündung |
| Viruspneumonie | virusbedingte Lungenentzündung |
| Vulvitis | Entzündung der weiblichen Scham |
| Vulvovaginitis | Entzündung von Schamgegend und Scheide |
| Xanthodontie | Gelbfärbung der Zähne |
| Xerodermie | trockene Haut |
| Xerorhinie | Trockenheit der Nasenschleimhaut |
| Xerostomie | Trockenheit der Mundschleimhaut |
| Zäkomegalie | abnorm großer Blinddarm |

| | |
|---|---|
| Zäkotomie | Eröffnung des Blinddarms |
| Zäkumkarzinom | Blinddarmkrebs |
| zerebellar | das Kleinhirn betreffend |
| Zerebralparese | auf Großhirnerkrankung beruhende Muskelschwäche |
| zervikal | den Hals betreffend |
| Zervixkarzinom | Gebärmutterhalskrebs |
| zirrhotisch | bindegewebig verhärtet |
| Zyanopsie | Blausehen |
| zyanotisch | bläulich verfärbt (Haut und Schleimhäute) |
| Zystalgie | Harnblasenschmerz |
| Zystodynie | Harnblasenschmerz |
| Zystektasie | Ausweitung der Harnblase |
| zystisch | blasig |
| Zystopyelitis | Harnblasen- und Nierenbeckenentzündung |
| Zystoskop | Harnblasenspiegel |
| Zytodiagnostik | (mikroskopische) Untersuchung von Zellen |
| Zytolyse | Zellauflösung |
| Zytometrie | Messung der Zellgrößen |
| zytotoxisch | zellvergiftend |

# 20 Anhang: Medizinische Kreuzworträtsel zur Wiederholung

*Alle in den folgenden Kreuzwortgitterrätseln vorkommenden Begriffe sind bereits in den Kapiteln 1-19 erläutert worden. Man findet die Stellen leicht über das Sachverzeichnis!*

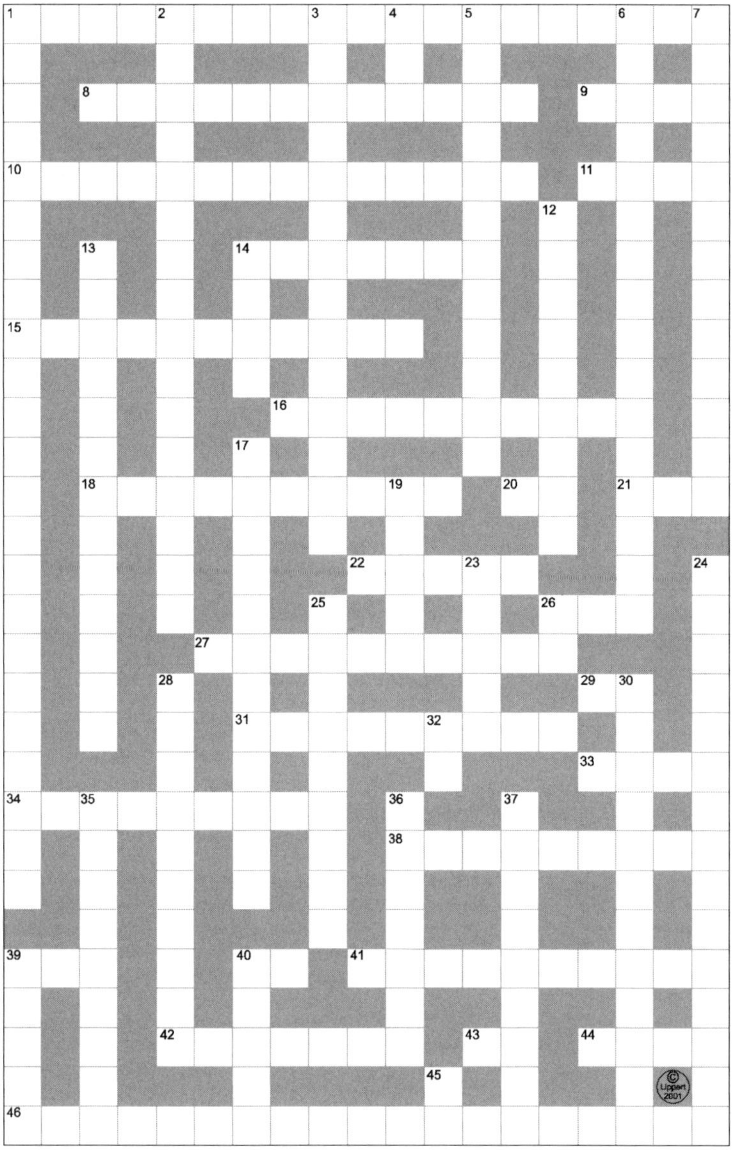

## 20.1

*Waagerecht:*

1 Blut- und Luftansammlung im Brustfellraum
8 hinter dem Schambein
9 Wortstamm Schweiß
10 Speiseröhreneröffnung
11 Wortstamm Scheide
14 Wortstamm Arzneimittel
15 schmerzlinderndes Arzneimittel
16 schwären (Geschwür bilden)
18 einseitig
20 Knochen
21 Wortstamm Krummdarm
22 Wortstamm Ernährung
26 Vorsilbe gestört, übel-, miss-
27 durch die Nase
29 Vorsilbe hinaus, heraus, draußen
31 zu Wasseraufnahme neigend („wasserliebend")
33 Vorsilbe billionstel
34 wärmebedingt
38 Tochtergeschwulst
39 Endung abnormer Zustand
40 Abkürzung Venae (Venen)
41 wesentlich, unerlässlich
42 Wortteil Erweichung
43 Wortstamm Ohr
44 Abkürzung Ligamenta
46 Verbinden der Speiseröhre mit dem Grimmdarm

*Senkrecht:*

1 Harnblasenentzündung mit Blutungen (2 Wörter)
2 entzündungshemmend
3 Nerven und Gefäße betreffend
4 Vorsilbe ein, eine, eines
5 Hodenentfernung
6 Entzündung der Nase und des Rachens
7 Trockenheit des Auges
12 fehlende Schweißbildung
13 durch den Zwölffingerdarm
14 Wortstamm Erkrankung, Leiden
17 Zerreißung eines Blutgefäßes, Blutung
19 Körperenden
23 Wortstamm Vorhaut
24 Lehre von den Krankheitszeichen
25 Zahnlosigkeit
26 Einheitenzeichen Deziliter
28 Blutgefäßgeschwulst
30 Wechseljahre
32 Wortstamm Eiter
35 Oberhaut
36 Erinnerungslücke
37 Scheidenentzündung
39 Vorsilbe wenig, klein, vermindert
40 weibliche Scham
45 Einheitenzeichen Milliliter

## 20.2

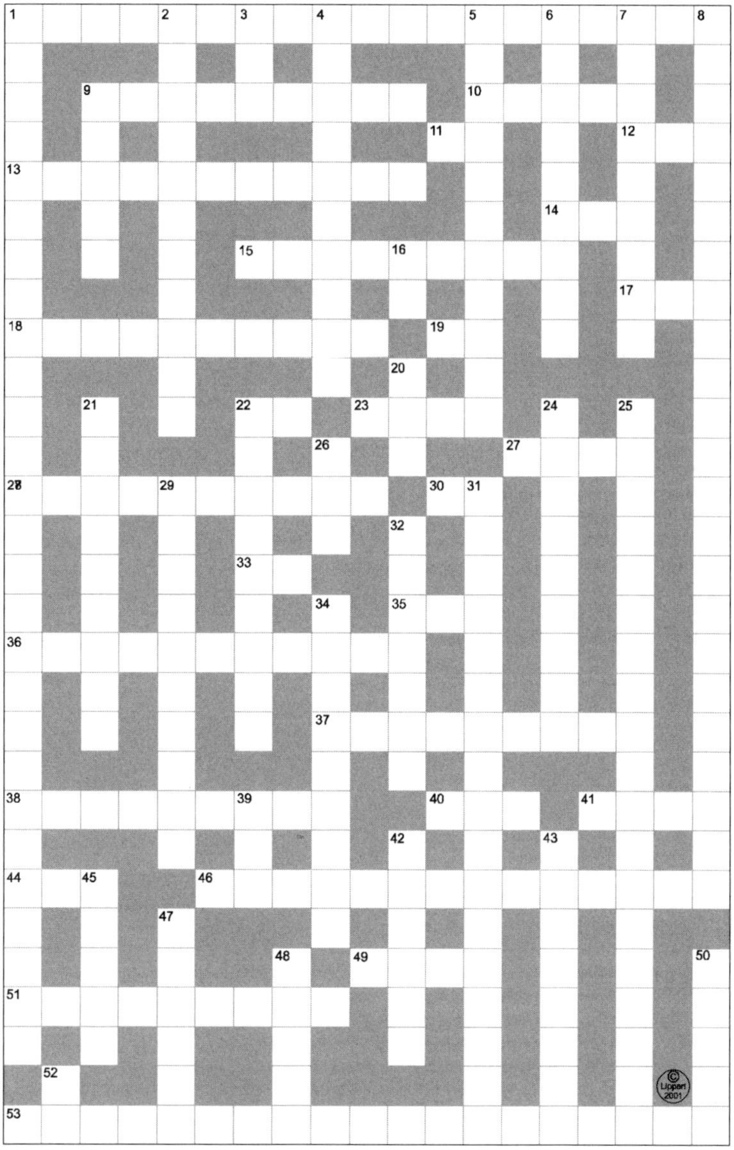

*Waagerecht:*
1 Hirnhaut- und Gehirnentzündung
9 Verbindungskanal zwischen 3. und 4. Hirnkammer
10 Blutwasser
11 Wortstamm Ohr
12 Wortstamm Sehen
13 innerhalb der Vene
14 Wortstamm Alter
15 Auftreten zahlreicher Muskelgeschwülste
17 Vorsilbe allein, einzeln, einzig
18 Besichtigen des Körperinneren mit optischem Gerät
19 Vorsilbe wieder, erneut, zurück
22 Abkürzung Computertomogramm oder Computertomographie
23 Wortteil binden, verbinden
27 Wortstamm Kreuzbein
28 rotes Blutkörperchen
30 Vorsilbe von – weg
33 Vorsilbe darin, in, hinein
35 Wortstamm Spannung, Druck
36 innerhalb eines (Organ-) Lappens
37 optisches Gerät für starke Vergrößerungen
38 Instrument zum Betrachten des Mastdarms
40 Vorsilbe auf, darauf, oberhalb
41 Knochen (Mehrzahl)
44 Vorsilbe von – weg, ab
46 Enge des Magenausgangs
49 Vorsilbe milliardstel
51 ungehemmter Redefluss
53 Bereich zwischen Spinnwebenhaut und weicher Hirnhaut

*Senkrecht:*
1 Einheit des Blutdrucks
2 mit Nervenschmerzen verbunden
3 Endung abnormer Zustand
4 Lehre von den Nervenkrankheiten
5 Eingeweidebruch, der die Gebärmutter enthält
6 den Kehlkopf betreffend
7 Schichtaufnahme (Schnittbild)
8 Kammerscheidewand des Herzens (2 Wörter)
9 Wortstamm Gelenk
16 Vorsilbe zu, bis zu, bei
20 Abkürzung Hirnstromableitung
21 Entzündung des Nagelbetts
22 Wortstamm Hauptgallengang
24 Beschreibung einzelner Krankheitsfälle
25 Arzneimittel, die Krämpfe der Bronchialmuskeln lösen
26 Vorsilbe gestört, übel-, miss-
29 geschwulstartige Fehlbildung einer Schweißdrüse
31 Lösen von Bronchialkrämpfen
32 Auszug
34 Blutspucken
39 Wortstamm Kälte, Frost, Eis
42 Wortstamm Haut
43 den Damm betreffend
45 Vorsilbe wenig, klein, vermindert
47 Wortstamm Großhirn
48 Wortstamm Vorhaut
50 Geschwulst aus Gliazellen
52 Vorsilbe gut, wohl, normal

*Man erinnere sich, dass viele Fachbegriffe mit zwei Wortstämmen (einem vom Lateinischen und einen vom Griechischen abgeleiteten) gebildet werden können, z.B. tub- und salping- für Eileiter!*

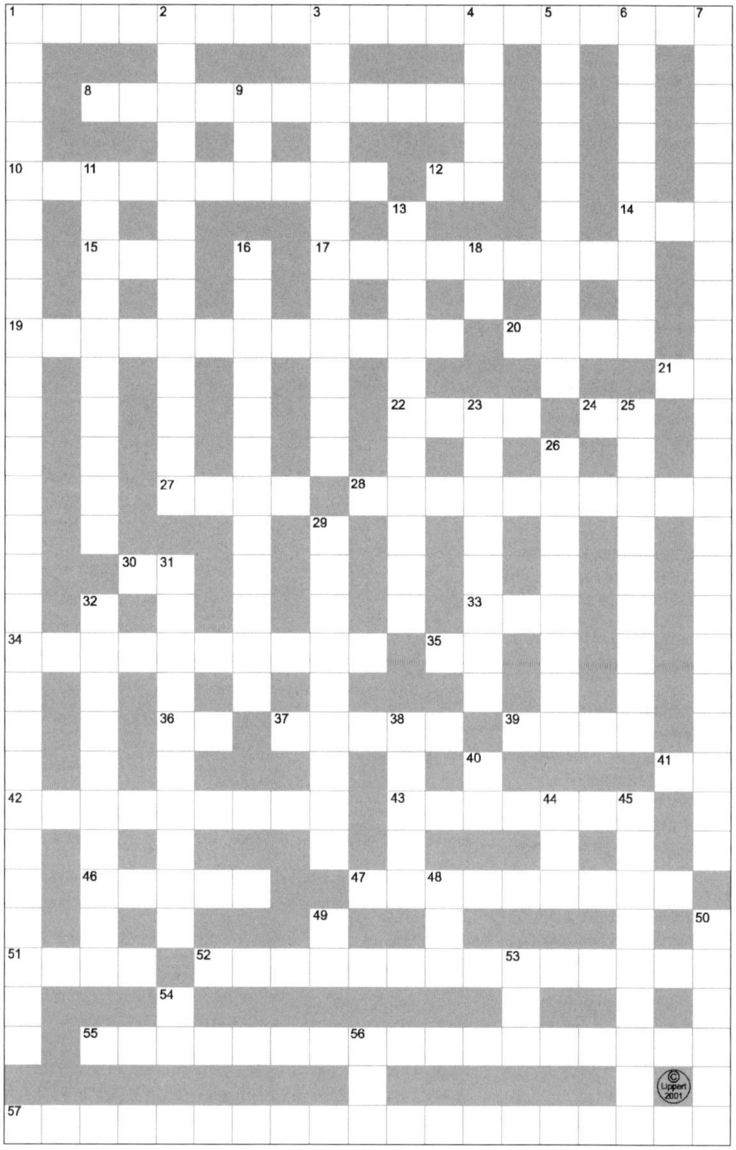

## 20.3

*Waagerecht:*

1 Lippen-Kiefer-Spalte
8 um die Blase
10 Weißsucht
12 Abkürzung Rami
14 Vorsilbe gleich, ebenso groß
15 Endung abnormer Zustand
17 eine Sehne betreffend
19 Zahnerkrankung
20 Wortstamm Stein
21 Vorsilbe zwei, beide
22 Muskelgeschwulst
24 Abkürzung arteriovenös oder atrioventrikulär
27 Vorsilbe innen, innerhalb
28 ohrenschädigend (Arzneimittelnebenwirkung)
30 Abkürzung Arteriae (Schlagadern)
33 Wortstamm Zelle
34 Schilddrüse
35 Abkürzung Computertomogramm oder Computertomographie
36 Knochen oder Mund
37 Wortteil Bildung
39 Zahn
41 Wortstamm Sehen
42 Tripper
43 durch den Mund
46 künstliche Öffnung für Organ an Körperoberfläche
47 Fersenbein
51 Wortstamm Blut
52 Arzneimittel, die auf Seele oder Gemüt wirken
55 Harnleiterschnitt zur Entfernung eines Harnleitersteins
57 unzureichende Funktion der Herzkranzgefäße

*Senkrecht:*

1 Darstellung der Gallenwege und des Bauchspeichelgangs
2 Kehlkopfentfernung
3 Abhören
4 Wortstamm Verhärtung
5 erhöhter Blutdruck
6 krampfartig
7 nur auf die Krankheitszeichen ausgerichtete Behandlung (2 Wörter)
9 Gefäß
11 auf Lebewesen bezogen, natürlich
13 zahlreiche geschwulstartige Gefäßneubildungen
16 Überzahl an Zähnen
18 Endung ähnlich wie
23 Knochenzelle
25 Gefäße betreffend
26 Knochenauswuchs
29 Erscheinung, Zeichen
31 Ausbleiben der Regelblutungen
32 eingeschränktes Gedächtnis
38 Vorsilbe oberhalb, oben
40 Wortstamm Harn
44 Niere
45 Blutkrebs
48 Wortstamm Fett
49 Abkürzung subkutan
50 Verborgensein, Symptomlosigkeit
53 Vorsilbe von – weg, ab
54 Vorsilbe wieder, erneut, zurück
56 Wortstamm auflösen, trennen

## 20.4

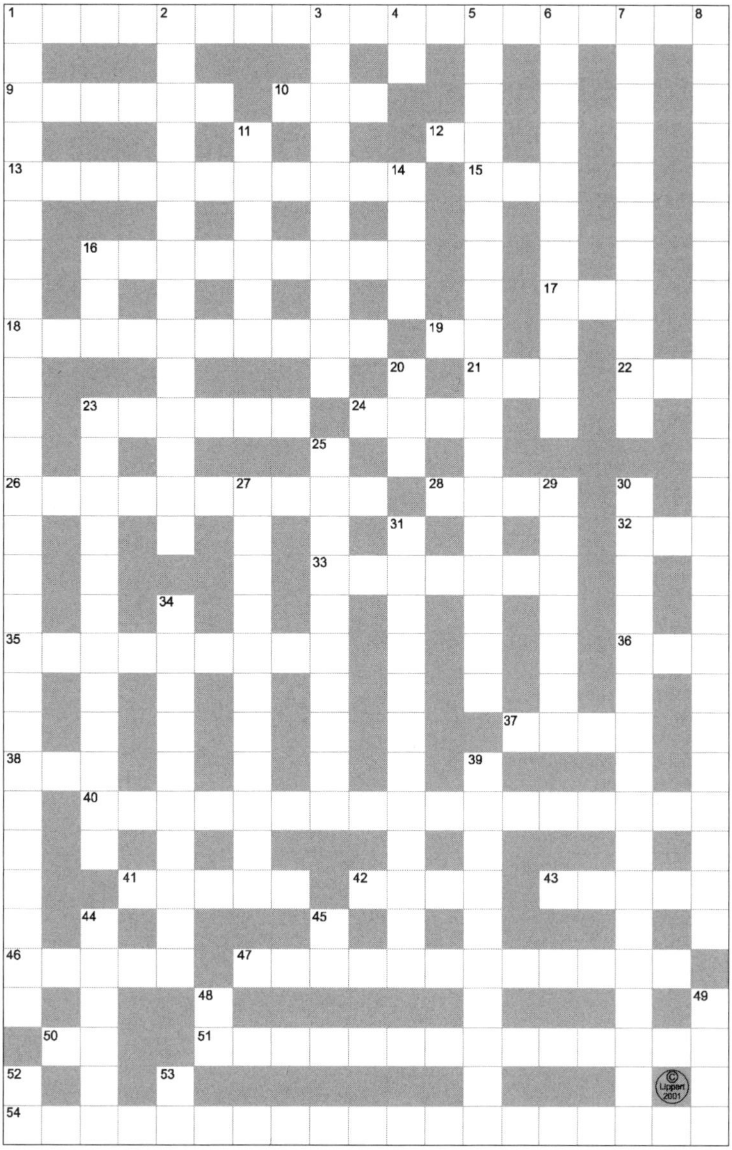

*Waagerecht:*

1 Vergrößerung der Vorsteherdrüse infolge Zellvermehrung
9 Kehlkopf
10 Wortstamm Sehen
12 Einheitenzeichen Milliliter
13 Mittelohrentzündung (2 Wörter)
15 Vorsilbe ein, eine, eines
16 den Gaumen betreffend
17 Vorsilbe auf, darauf, oberhalb
18 Entfernung eines Lappens
19 Knochen
21 Endung abnormer Zustand
22 Herz
23 Wortstamm Mund, Mundschleimhaut
24 Wortstamm Scheide
26 unter der Zunge
28 Wortstamm Brustdrüse
32 Wortstamm Körperenden
33 oben („kopfwärts")
35 Fallsucht
36 Vorsilbe neu
37 Vorsilbe innen, innerhalb
38 Wortstamm Knochen
40 auf die Nebennierenrinde gerichtet
41 Wortstamm Kraft, Stärke
42 Wortstamm Schlucken, Essen
43 Wortstamm Rücken, Wirbelsäule
46 Geschwulst
47 haltbar machen, vor Zersetzung schützen
50 Einheitenzeichen Nanogramm
51 Bandriss
54 kombinierte Schädel- und Wirbelsäulenspalte

*Senkrecht:*

1 epidemische Kinderlähmung (3 Wörter)
2 Entfernen der Gaumenmandeln
3 Unterzahl an Zähnen
4 Wortstamm Eiter
5 Speiseröhrenentzündung infolge Rückflusses von Magensaft
6 in Rechnung stellen
7 lebhaft, bewegt (Temperament)
8 Aufzeichnung der elektrischen Herzströme bei körperlicher Arbeit
11 Abhebung
14 Vorsilbe anders, fremd
16 Wortstamm Schambein, Schamgegend
20 Wortstamm Gift
23 unter der Knochenhaut
25 Wortstamm Bauchspeichelgang
27 Zungenschmerz
29 schwarzer Hautfarbstoff
30 Kehlkopf- und Luftröhrenentzündung
31 Milchfluss
34 Vergrößerung des Harnleiters
39 Zahnfleischentzündung
44 Vorhautschmiere
45 verneinende Vorsilbe vor Selbstlauten (Vokalen)
48 Einheitenzeichen Femtoliter
49 Wortstamm Loch, Öffnung, Lichtung
52 Vorsilbe hinaus, heraus, draußen
53 Vorsilbe zwei, zweimal, beide, beidseitig

## 20.5

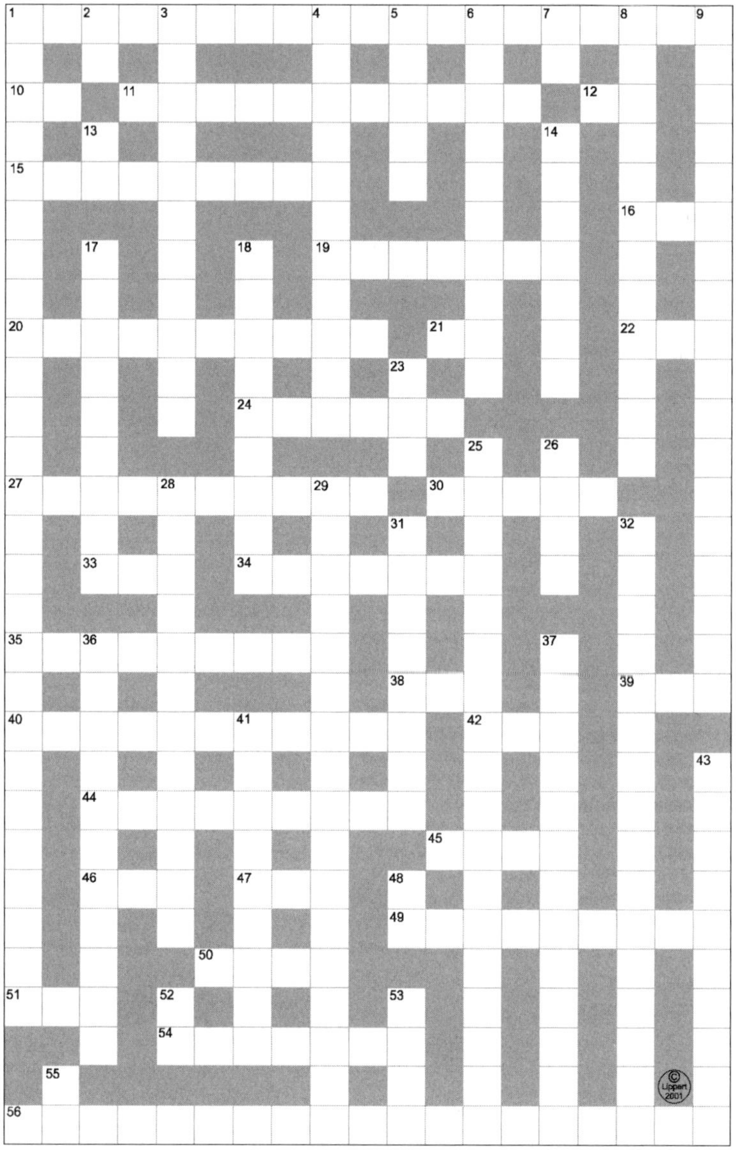

*Waagerecht:*

1 Steinbefall des Hauptgallengangs
10 Knochen oder Mund
11 Drüsenerkrankung
12 Wortstamm Sehen
15 Gerät zum Messen der körperlichen Leistung
16 Vorsilbe vor, für, gemäß
19 Hormon der Bauchspeicheldrüse
20 von einer Sehne ausgehend
21 Vorsilbe zwei, beide
22 Vorsilbe gleich, ebenso groß
24 Erbrechen
27 Gesamtsystem der Organe des lebenden Körpers
30 Vorsilbe innerhalb
33 Vorsilbe außen, heraus
34 Verengung
35 Altersheilkunde
38 Vorsilbe neu
39 Vorsilbe gesamt, ganz, alles
40 krankhafte Verminderung von Knochengewebe
42 Wortstamm Schall, Laut, Ton
44 Entwicklung der Eizelle
45 Stütz- und Nährgewebe im Nervensystem
46 Vorsilbe drei
47 Vorsilbe von – weg, ab
49 Knorpel
50 Wortstamm Gelenkscheibe, Bandscheibe
51 Vorsilbe um – herum, ringsum
54 Einäugigkeit
56 Entfernung einer Hälfte der Schilddrüse

*Senkrecht:*

1 Röntgenuntersuchung der Gallenblase und der Gallengänge
2 Abkürzung „ohne pathologischen Befund"
3 Gebärmutterschleimhaut
4 übermäßige Bewegung, „Bewegungsunruhe"
5 tödlich, zum Tode führend
6 Schmerz beim Berühren der Haare
7 Abkürzung intravenös
8 oberhalb des Schambeins
9 wachstumsfördernder Botenstoff der Hirnanhangsdrüse
13 Einheitenzeichen Milligramm
14 Blaufärbung von Haut und Schleimhäuten
17 Zahnschmerz
18 von den Harnwegen ausgehende Blutvergiftung
23 Wortteil tötend
25 Zwischenrippenschlagader
26 Wortstamm wenden, auf etwas richten, anregen
28 Lehre von der Neugeborenenperiode
29 Spiegeluntersuchung von Harnleiter und Niere
31 Entwicklung der Eizelle
32 Drüsengeschwulst der Hirnanhangsdrüse
36 hinter der Gebärmutter
37 am ganzen Körper auftretend
41 zu Heilzwecken ausgeführter Eingriff
43 Lehre vom Kind
48 Abkürzung subkutan
52 Abkürzung intramuskulär
53 Vorsilbe auf, darauf, oberhalb
55 Vorsilbe wieder, erneut, zurück

## 20.6

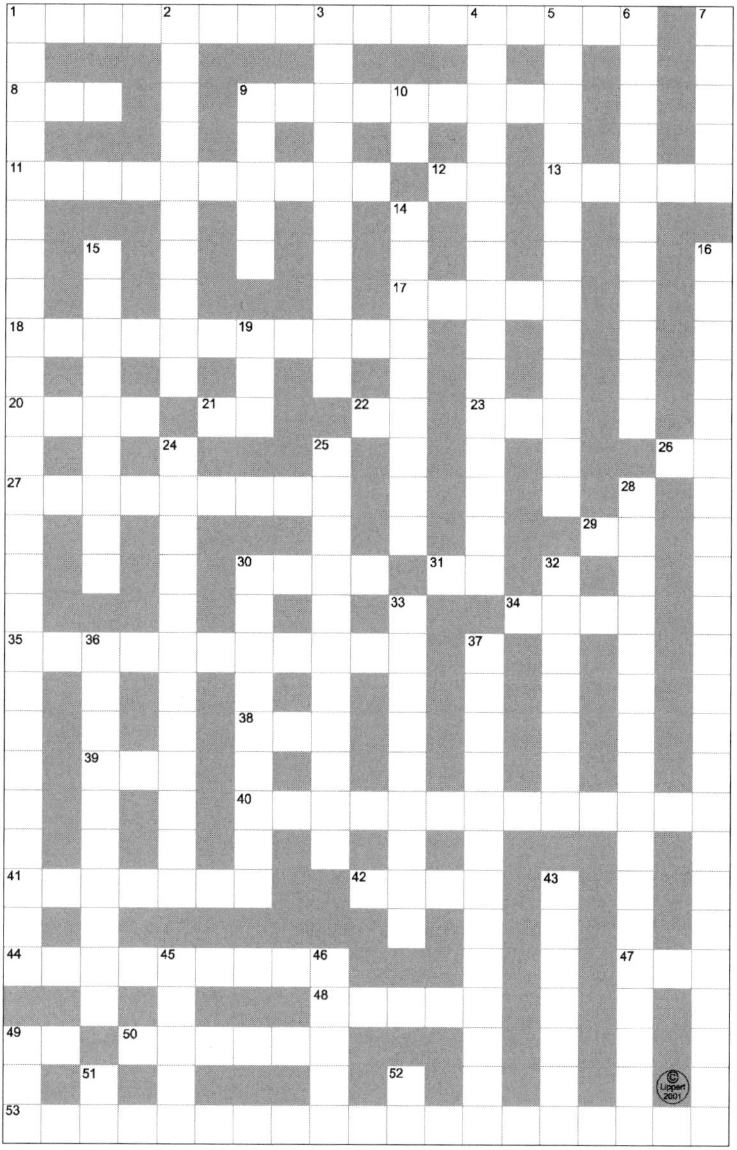

*Waagerecht:*

1 Vorhof und Herzkammer betreffend
8 Niere
9 Verschmelzung benachbarter Knochen
11 Nervengift
12 Vorsilbe wieder, erneut, zurück
13 Wortstamm Zahn
17 Wortstamm Darm
18 Wiederbelebung
20 Regenbogenhaut
21 Einheitenzeichen Pikogramm
22 Endung Geschwulst
23 Wortstamm Spannung, Druck
26 Vorsilbe zwei, zweimal, beide, beidseitig
27 Eisprung
29 Wortstamm Harn
30 Wortstamm Drüse
31 Abkürzung Computertomogramm oder Computertomographie
34 Wortstamm Stimme
35 eitrig entzündet
38 Vorsilbe außen, heraus
39 Vorsilbe von –weg, ab, ausgehend von
40 sehr lange Haare (besonders der Augenwimpern)
41 mit der Hand
42 Wortstamm Schlaf
44 auf Nerven wirkend
47 Wortstamm Zelle
48 Wortstamm Geschwür
49 Endung ähnlich wie
50 unten („schwanzwärts")
53 Entfernen von Nebenhoden und Samenleiter

*Senkrecht:*

1 die Nebennierenrinde anregender Botenstoff der Hirnanhangsdrüse
2 Eierstockentzündung
3 Sehnenentzündung
4 Harn- und Geschlechtsorgane
5 aus Drüsengewebe hervorgegangener Krebs
6 Nasenleiden
7 Kopf (lateinisch)
9 künstliche Öffnung für Organ an Körperoberfläche
10 Abkürzung subkutan
14 Geschwulst aus Drüsen- und Muskelgewebe
15 Schlüsselbein
16 Entfernen der Gebärmutter durch die Bauchwand (2 Wörter)
19 Wortstamm Schmerz
24 Lehre vom Kehlkopf
25 Eröffnen des Darms
28 Krebs der Bronchen
30 After und Mastdarm betreffend
32 Wortstamm Rachen
33 ungleichzeitig
36 Band
37 Regelblutungen in kürzeren Abständen
43 Gewebeuntergang infolge Durchblutungsstops
45 Wortstamm Eierstock
46 Lunge
49 Wortstamm Krummdarm
51 Vorsilbe zwei, beide
52 Abkürzung Arteriae (Schlagadern)

## 20.7

*Waagerecht:*

1 Erkrankung der Gefäße und des Herzens
9 Wortstamm Öffnung
10 Abstieg
11 Wortstamm Schnitt
12 Gehirn
14 Wortstamm weiß
16 Endung abnormer Zustand
18 Wortstamm Ort, Stelle
19 Vorsilbe zwei, zweimal, beide, beidseitig
21 die Ernährung betreffend
22 Wortstamm Milch
24 Vorsilbe auf, darauf, oberhalb
25 Vorsilbe vor, für, gemäß
26 Operation, bei der Organe wiederhergestellt oder aufgebaut werden
27 Vorsilbe wieder, erneut, zurück
28 Neubildung
30 Wortstamm Knochen
31 Aderhautentzündung
33 Knochen oder Mund
35 Wortstamm Gebärmutter
36 die Milchbildung anregend
38 Wortstamm Schlucken, Essen
41 Vorsilbe hindurch, während
42 Wortendteil gebären
44 Wortstamm Sehen
46 Harnblasenschmerz
49 Wortstamm Atemnot
50 Vorsilbe von –weg, ab, ausgehend von
51 Blasenbruch
52 Wortstamm Sehen
53 Vorsilbe durch, über, jenseits
55 Hoden
56 Wortstamm Harn
57 Spiegelung von Magen und Zwölffingerdarm

*Senkrecht:*

1 Undichtigkeit der Hauptschlagaderklappe
2 die Speiseröhre betreffend
3 Auflösung der geschädigten Bandscheibe
4 Knochen (Mehrzahl)
5 operativer Wiederaufbau eines Gelenks
6 Entfernung einer Leberhälfte
7 Entzündung der Herzaußenhaut
8 Vorsilbe alt
13 angeborenes Fehlen der Finger oder Zehen
15 Abkürzung Computertomogramm oder Computertomographie
17 stark verminderte Zahl der Zähne
20 Einpflanzen der Harnleiter in den s-förmigen Dickdarm
23 Innenohr
26 Brustfellentzündung
29 Vorsilbe gut, wohl, normal
31 Einheitenzeichen Kalorie
32 Vorsilbe gleich, ebenso groß
34 Instrument zur Spiegelung des Hauptgallengangs
37 Fehlen von Schmerz
39 neben der Vene
40 operativer Wiederaufbau der Brustdrüse
43 Gelenk
45 Kinderheilkunde
47 Entzündung der Nasennebenhöhlen
48 Eiteransammlung in einer Körperhöhle
54 Wortstamm Leistung, Arbeit

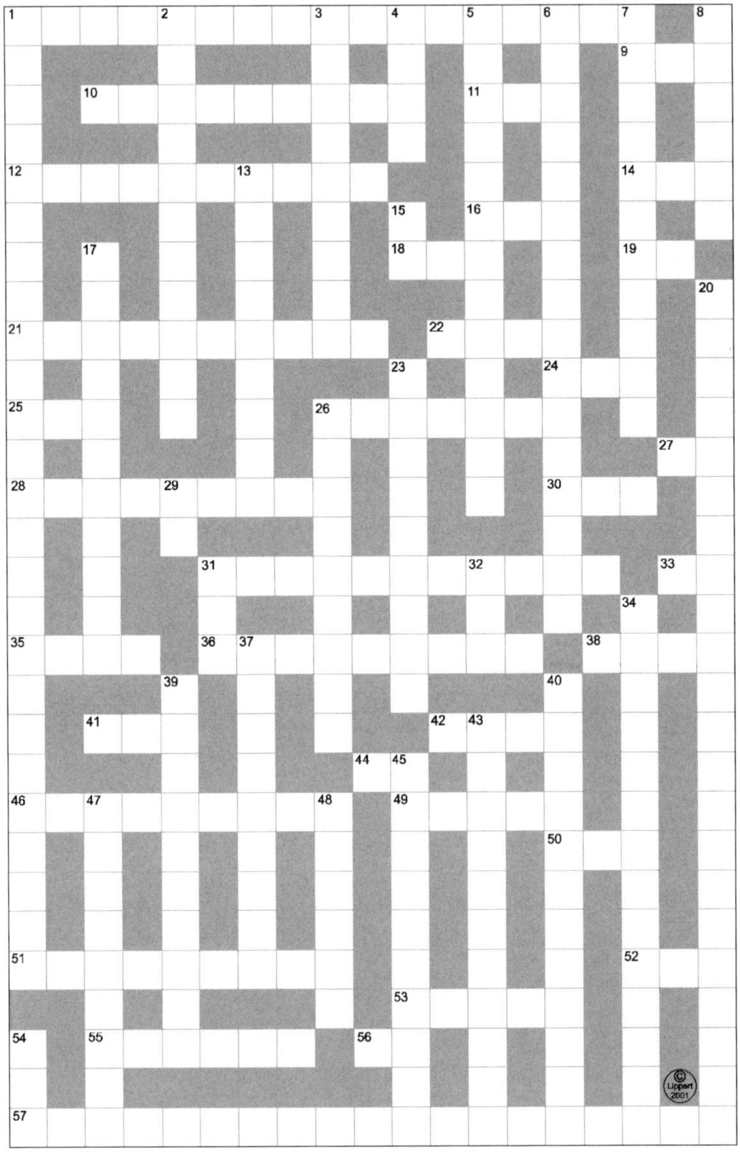

## 20.8

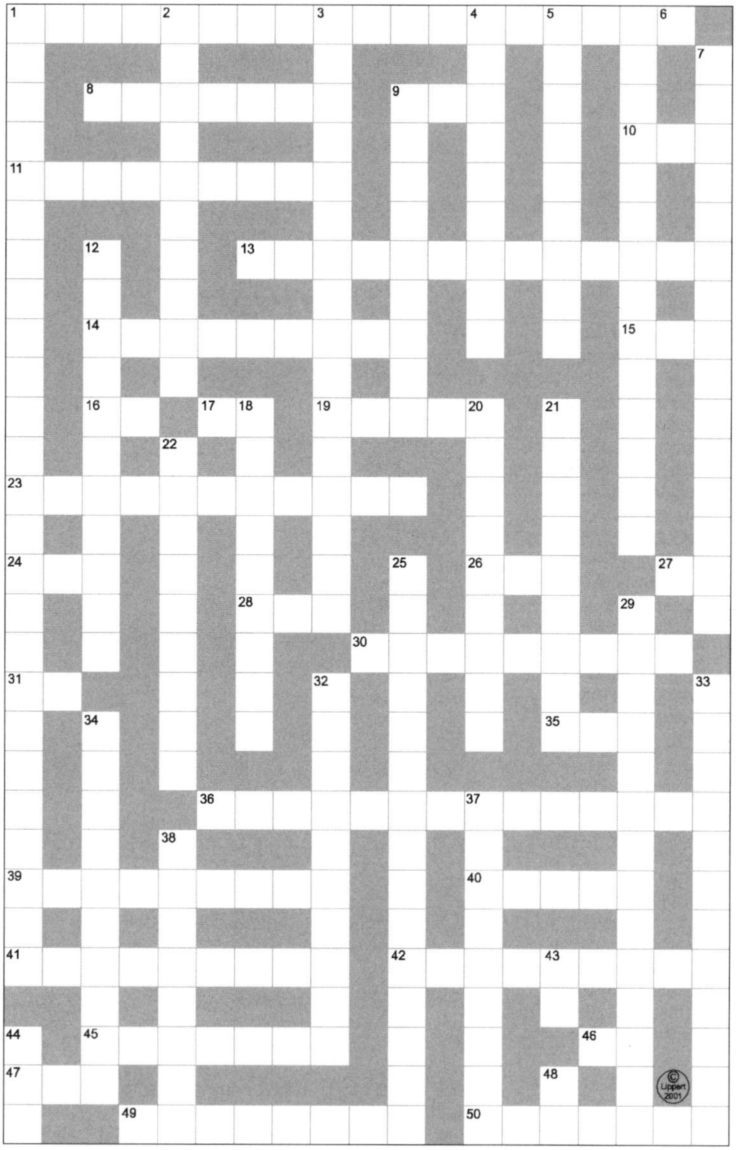


*Waagerecht:*

1 Engstelle im Hauptgallengang
8 selbständig, unabhängig, nach eigener Gesetzmäßigkeit ablaufend
9 Wortstamm Monat
10 Wortstamm Haar
11 Milchbildung und Milchabsonderung
13 Lebervergrößerung
14 Eiteransammlung im Brustfellraum
15 Vorsorgebehandlung
16 Abkürzung Rami (Äste)
17 Abkürzung Computertomogramm oder Computertomographie
19 Wortstamm Bewegung
23 Lungenarzt
24 Wortstamm auflösen, trennen
26 Vorsilbe allein, einzeln, einzig
27 Vorsilbe zwei, beide
28 Wortstamm Krummdarm
30 einäugig
31 Knochen oder Mund
35 Wortstamm Fett
36 Drüsengeschwulst der Vorsteherdrüse
39 energisch, zäh
40 Wortstamm Schilddrüse
41 krampfauslösend, krampfbedingt
42 Darmentzündung
45 Fähigkeit, Arbeit zu leisten
46 Abkürzung Musculi
47 Wortstamm trocken
49 dunkle Verfärbung der Haut
50 Zellkern

*Senkrecht:*

1 Lippen-Kiefer-Gaumen-Spalte
2 Herausziehen
3 Entfernung einer Nierenhälfte
4 Sehnendurchtrennung
5 von der Niere ausgehend
6 traubenförmig wachsende Kugelbakterien
7 (nichtentzündliche) Erkrankung mehrerer Nerven
9 Pilzgift
12 Organvergrößerung infolge Zellvermehrung
18 die Ernährung betreffend
20 Blutgefäßverschluss durch Blutgerinnsel
21 unter dem Nagel
22 nur ein Hoden im Hodensack
25 Einengung des Zwölffingerdarms
29 Entfernung des Eileiters
32 krankhafte Muskelschwäche
33 Eiterung in der Brustdrüse
34 Facharzt für Erkrankungen des Gemüts
37 „Gegengift“
38 Vorgeschichte
43 Vorsilbe wieder, erneut, zurück
44 Wortstamm Sauerstoff
48 Abkürzung subkutan

## 20.9

*Waagerecht:*
1 Lehre von den Arzneimitteln, die auf die Seele oder das Gemüt wirken
10 junge Fettzelle
11 Nierenentzündung
13 Wortstamm Missbildung
14 Nierenbeckenstein
15 Wortstamm Sauerstoff
16 Netzhautentzündung
17 Wortstamm Krummdarm
18 Eröffnung des Blinddarms
20 Knochen oder Mund
24 auf den Körper gerichtet
26 unüblich
28 Schweißdrüsenentzündung
30 Wortstamm Körnchen
32 Krankheitszeichen
36 Wortstamm Körperenden
37 Wortteil Monatsfluss
38 verneinende Vorsilbe vor Selbstlauten (Vokalen)
40 Zellenlehre
41 Gallenstein
42 Ultraschallbild
44 Unabhängigkeit
46 Abkürzung „ohne pathologischen Befund“
47 Äste der Luftröhre
48 an anderer Stelle
52 mit Aussicht auf Heilung durch einen Eingriff
54 Abkürzung subkutan
56 Abkürzung Nervi (Nerven)
57 Vorsilbe hinaus, heraus, draußen
59 Verbinden der Speiseröhre mit dem Krummdarm

*Senkrecht:*
1 eitrige Entzündung neben der Niere (2 Wörter)
2 vermehrtes Schlafbedürfnis
3 Wortstamm Schambein, Schamgegend
4 Narkoseärztin
5 Gebärmutterblutung außerhalb der Monatsblutung
6 Schnitt durch die Scheidenwand
7 Steinauflösung
8 den Magen betreffend
9 Aufzeichnen der Hirnströme
10 Wortstamm Fett
12 Vorsilbe drei
19 Wortstamm Knochen
21 oben
22 konzentrierte Zubereitung von Aromastoffen

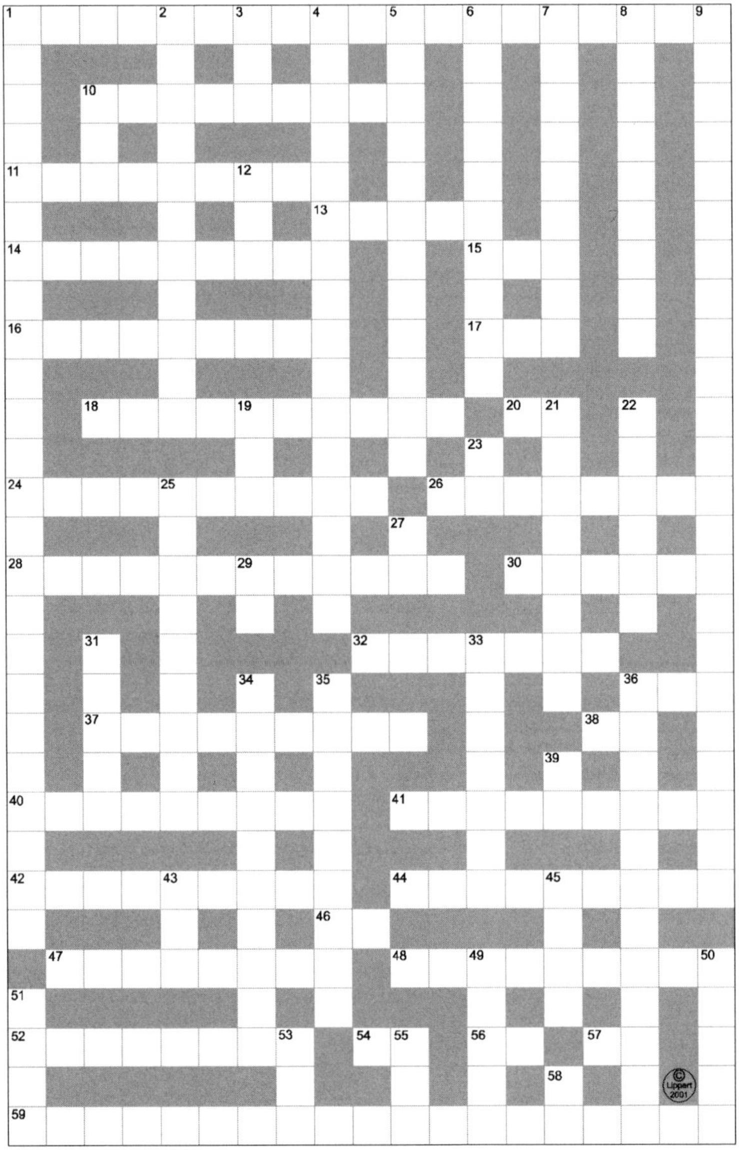


23 Abkürzung Computertomogramm oder Computertomographie
25 durch den After
27 Vorsilbe zwei, beide
29 Vorsilbe darin, in, hinein
31 Wortstamm Körper
33 Knochenhaut („um den Knochen“)
34 Darstellung der Harnorgane
35 eitrige Entzündung
36 Arzneimittel gegen Erbrechen
39 Vorsilbe wieder, erneut, zurück
43 Wortstamm entstehen, entwickeln, erzeugen
45 Wortstamm regelrecht
49 Sehne
50 Wortteil Ende
51 Vorsilbe ganz
53 Wortstamm Wort, Lehre, Wissenschaft
55 Einheitenzeichen Kalorie
58 Wortstamm Ohr

## 20.10

*Waagerecht:*

1 Operationsschnitt durch den geraden Bauchmuskel
8 Vorsilbe gleich, ebenso groß
9 zwischen den Rippen
11 Harn- und Geschlechtsorgane betreffend
12 Drüsengeschwulst
13 Magenpförtner (Magenausgang)
15 Mastdarmentzündung
16 Vorsilbe wieder, erneut, zurück
17 Fehlbildung
18 zum After gehörig
19 Vorsilbe zwei, zweimal, beide, beidseitig
21 erhöhter Spannungszustand
24 Einheitenzeichen Nanogramm
27 Durchtrennen von Nierengewebe
30 im Körperinnern entstehend, aus innerer Ursache
31 Geschwulst aus jungen, knochenbildenden Zellen
34 Wellenbewegung
36 Herz
37 Speiseröhrenentzündung
38 Zahn
40 Luftröhrenleiden
43 verminderte Zahl von Lymphzellen
44 Keuchhusten
45 Wortstamm Gallenblase
46 Krebs der Bauchspeicheldrüse
51 Operation, bei der eine neue Verbindung zwischen Magen und Zwölffingerdarm geschaffen wird

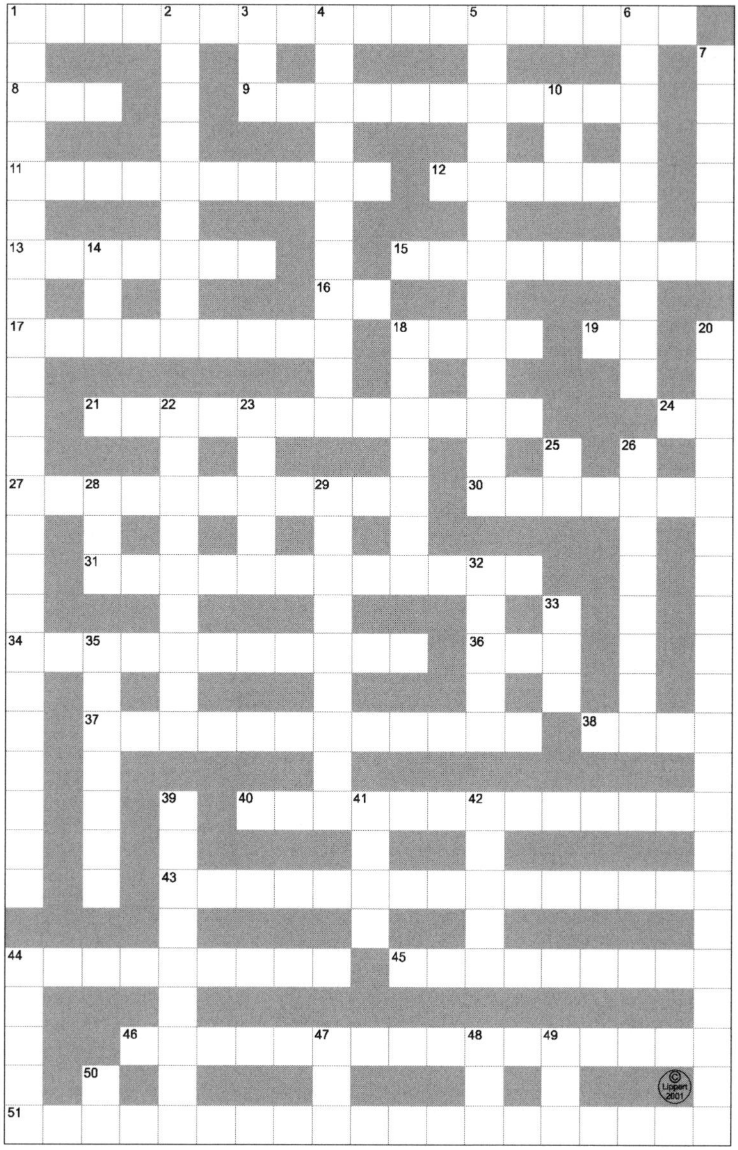


*Senkrecht:*

1 Undichtigkeit der Herzklappe zwischen rechtem Vorhof und rechter Herzkammer
2 leicht erhöhte Körpertemperatur
3 Vorsilbe auf, darauf, oberhalb
4 Muskelschwäche aller 4 Gliedmaßen
5 Auftreten zahlreicher Knorpelgeschwülste
6 Übertragung von Messwerten über größere Strecken
7 Engstellung der Pupillen
10 Wortstamm Spannung, Druck
14 Wortstamm auflösen, trennen
18 Eiteransammlung
20 Entfernen der Gebärmutter durch die Scheide (2 Wörter)
22 Entzündung der Ohrspeicheldrüse
23 Vorsilbe rückwärts, zurück, nach hinten
25 Vorsilbe zu, bis zu, bei
26 angeborenes Fehlen der Kiefer
28 Vorsilbe vor, für, gemäß
29 Mehrgebärende
32 Wortstamm Hoden
33 Wortstamm Kälte, Frost, Eis
35 Facharzt für Erkrankungen der Harnorgane
39 eine Klappe betreffend
41 Wortstamm Galle
42 Vorsilbe aufgerichtet, gerade
44 Wortstamm Entzündung
47 Vorsilbe außen, heraus
48 Vorsilbe von – weg, ab
49 Wortstamm Zelle
50 Knochen oder Mund

## 20.11

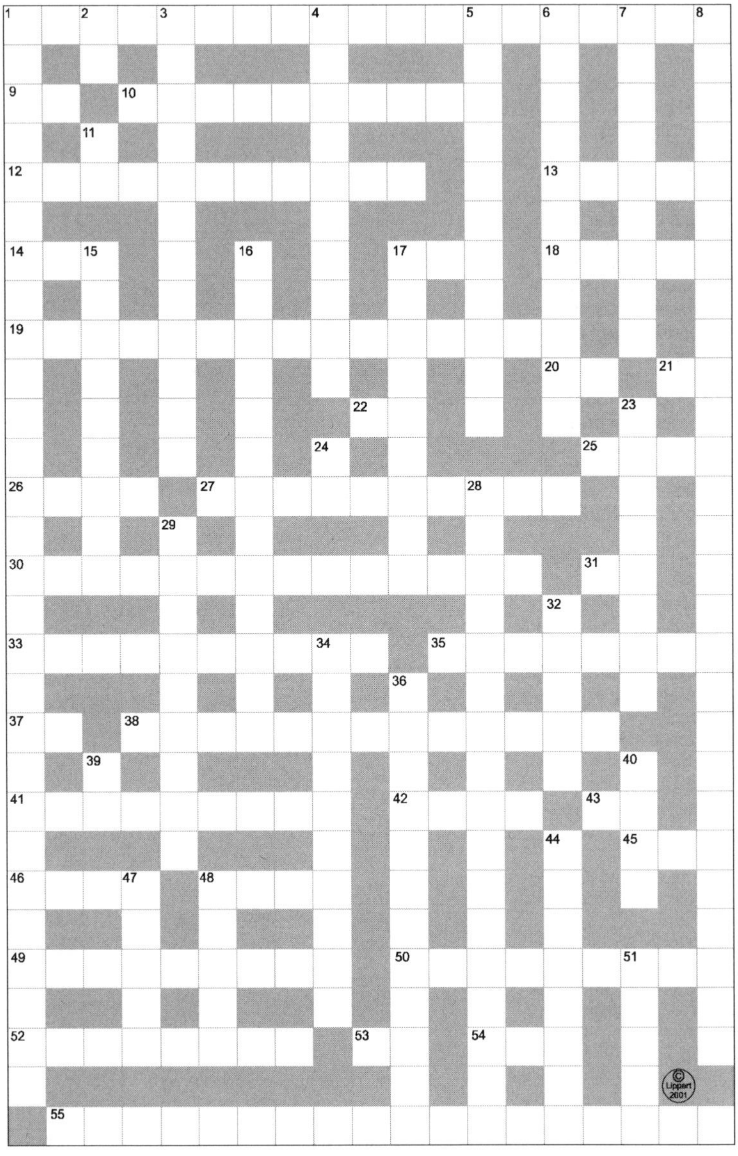

*Waagerecht:*

1 Gerät zum Besichtigen sehr feiner Strukturen
9 Vorsilbe zwei, zweimal, beide, beidseitig
10 Schmarotzer betreffend
12 Geschwulst der Lymphgefäße
13 Vorsilbe aufgerichtet, gerade
14 Niere
17 Wortstamm Grimmdarm
18 Vorsilbe außerhalb
19 Strahlendiagnostik und -therapie des Nervensystems
20 Abkürzung subkutan
21 Einheitenzeichen Milliliter
22 Knochen
25 kurzsichtig
26 Abkürzung Ligamenta (Bänder)
27 nach dem Beischlaf
30 Fehlbildung des Rückenmarks
31 Vorsilbe wieder, erneut, zurück
33 Durchtrennen von Rippen
35 verrenken
37 Abkürzung „ohne pathologischen Befund"
38 (Röntgen-)Darstellung von Venen
41 Wasserbruch
42 Wortstamm Wasser
43 Abkürzung Arteriae (Arterien)
45 Vorsilbe drei
46 Wortstamm Mastdarm
48 tiefe Bewusstlosigkeit
49 Facharzt für Strahlenheilkunde
50 Eröffnung des Grimmdarms
52 Harnsperre
53 Wortstamm Sehen
54 Wortstamm Schambein, Schamgegend
55 sich von Eiern Milchprodukten und Pflanzenkost Ernährender

*Senkrecht:*

1 Operationen im Innern des Kehlkopfs mit Hilfe des Operationsmikroskops
2 Vorsilbe hinaus, heraus, draußen
3 Luftröhrenschnitt
4 Nebenhoden
5 Fachärztin für Erkrankungen des Herzens
6 Knochenbildung
7 Hornhautentzündung
8 Undichtigkeit der Lungenschlagaderklappe
11 Abkürzung intramuskulär
15 Nervenschmerz
16 Vermehrung der Granulozyten im Blut
17 Öffnung für den Grimmdarm an der Bauchwand
23 Eiteransammlung in der Gebärmutter
24 Abkürzung Computertomogramm oder Computertomographie
28 Herzklappe zwischen rechtem Vorhof und rechter Herzkammer
29 einfarbig
32 Schienbein
34 ohne Aussicht auf Heilung durch einen Eingriff
36 Gelenkspiegelung
39 Vorsilbe zu, bis zu, bei
40 Wortstamm Arzt
44 Wirbel
47 Wortstamm Haar
48 Wortstamm Farbe
51 Vorsilbe tausendstel

## 20.12

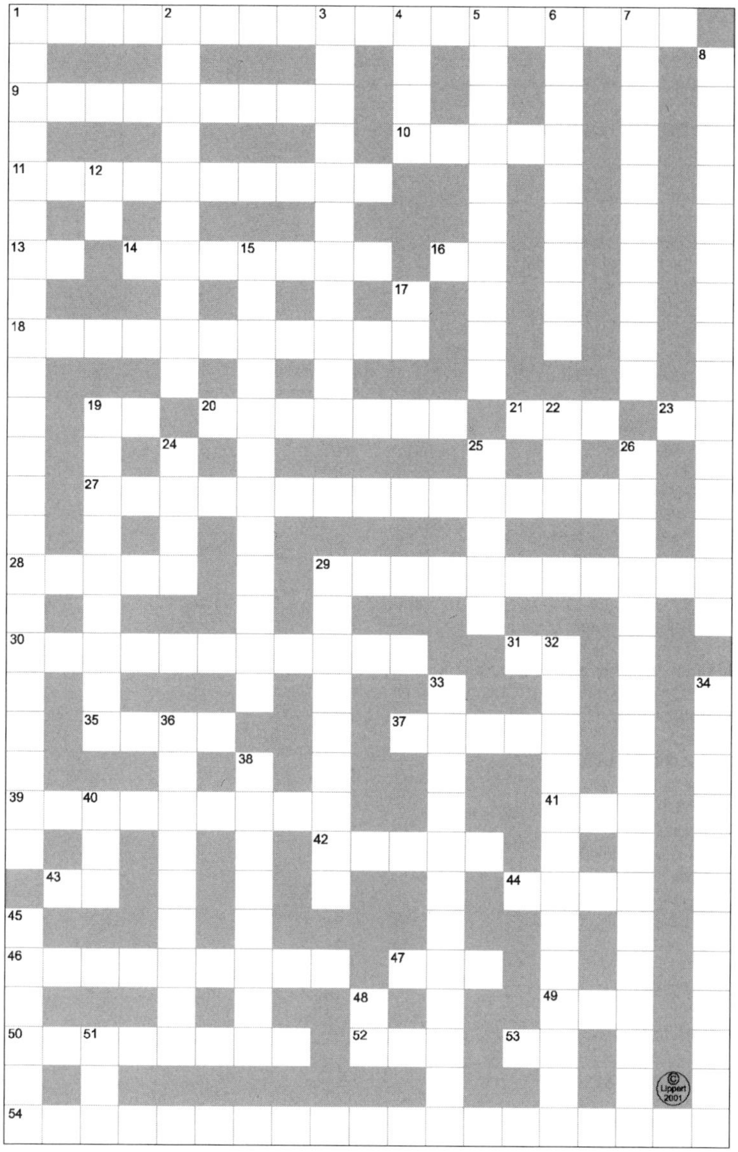

*Waagerecht:*
1 Aufzeichnen der Herztöne
9 Zahnentzündung
10 Fehlen der Atmung (Atemstillstand)
11 Gerät zu Hörprüfung
13 Wortstamm Muskel
14 Wortstamm verschlossen, geschlossen
16 Wortstamm Harn
18 durch die Haut
19 Wortstamm Eiter
20 Oberarmbein
21 Wortstamm Geschwulst
23 Vorsilbe zwei, beide
27 Schlagaderverkalkung
28 Mahlzahn
29 Eitersackniere
30 die Hoden betreffend
31 Wortstamm Sehen
35 Vorsilbe gleichartig
37 Geschwulst
39 Nebennierenmarkhormon
41 Wortstamm Sehen
42 Hauptschlagader
43 Wortstamm After
44 Vorsilbe milliardenfach
46 echte Grippe
47 Wortstamm Sehen
49 Vorsilbe drei
50 auf den Harnleiter bezogen
52 Vorsilbe allein, einzeln, einzig
53 Abkürzung Arteriae (Schlagadern)
54 Verbinden des Zwölffingerdarms mit dem Leerdarm

*Senkrecht:*
1 Ansammlung von Eiter, Blut und Luft im Brustfellraum
2 Knochen abbauende Zelle
3 Entfernung der Bandscheibe
4 Knochen (Mehrzahl)
5 Nasenlaufen
6 von Venen ausgehend
7 innerhalb der Haut
8 hinter der (Gaumen-) Mandel
12 Vorsilbe zwei, zweimal, beide, beidseitig
15 Gebärmutterriss
17 Einheitenzeichen Femtoliter
19 das männliche Glied betreffend
22 Vorsilbe neu
24 Wortstamm Gebärmutter
25 Wortteil Gerät für Messungen
26 Speiseröhrenkrebs
29 vor der Niere
32 regelmäßige Wiederkehr
33 Füllung der Paukenhöhle mit Schleim
34 Messen der Hornhaut des Auges
36 Ende der typischen Regelblutungen
38 Mutterkuchen
40 Niere
45 flüssig, verfügbar
48 Abkürzung intramuskulär
51 Vorsilbe außen, heraus

## 20.13

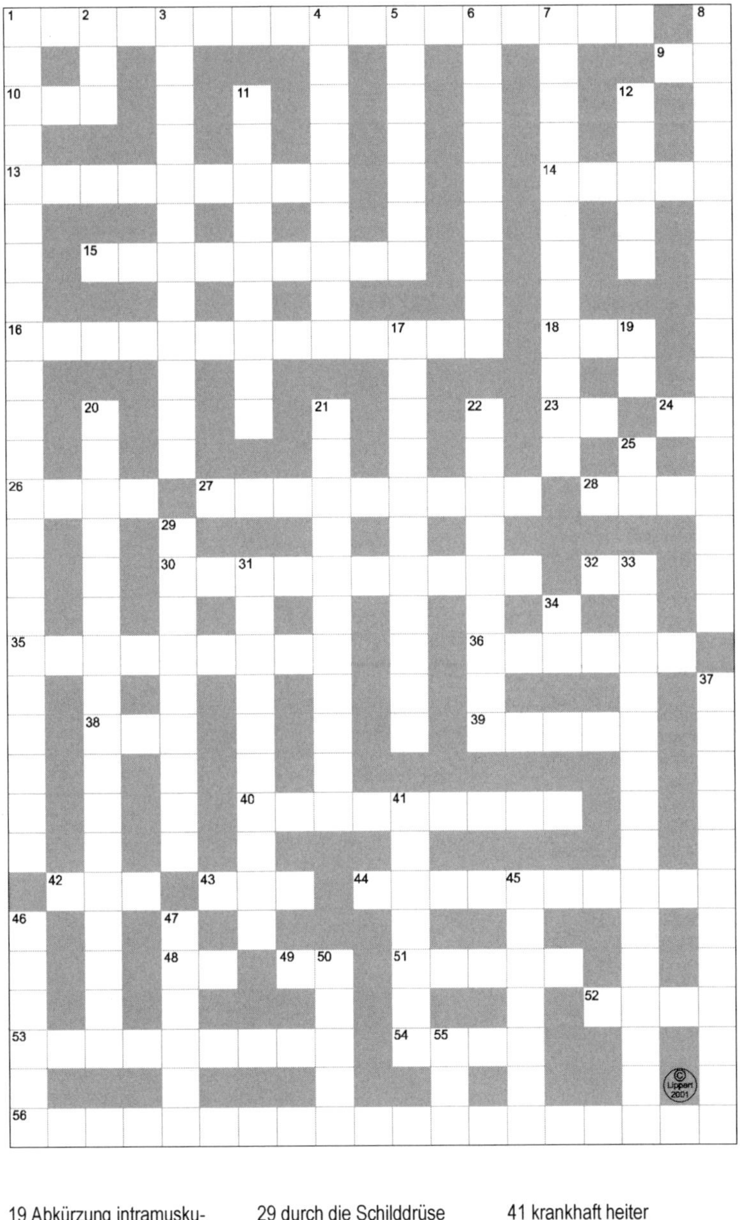

*Waagerecht:*

1 Gallenblasendarstellung
9 verneinende Vorsilbe vor Selbstlauten (Vokalen)
10 Wortstamm Knochen
13 die vorgeburtliche Entwicklung betreffend
14 Vorsilbe außerhalb
15 von der Leber ausgehend
16 gesteigerte Zahl missgebildeter Samenzellen
18 Vorsilbe auf, darauf, oberhalb
23 Endung ähnlich wie
24 Vorsilbe hinaus, heraus, draußen
26 Vorsilbe gleichartig
27 überweiter (übergroßer) Dickdarm
28 Wortstamm Mark
30 Schweißfluss, starke Schweißabsonderung
32 Wortstamm Sehen
35 die Wärme betreffend
36 Wortstamm Haut
38 Vorsilbe von – weg, ab
39 Wortstamm Atemnot
40 Lungenentzündung
42 Wortstamm Schmerz
43 Vorsilbe hindurch, während
44 Gehirn
48 Vorsilbe gut, wohl, normal
49 Knochen
51 Wortstamm Körper
52 Vorsilbe billionstel
53 frei von Krankheitserregern, keimfrei
54 Wortstamm Gewebe
56 Darstellung der Herzkranzschlagadern

*Senkrecht:*

1 Gelbsucht infolge Gallenstaus (2 Wörter)
2 Wortstamm Sehen
3 Erkrankung der Leibesfrucht
4 Lähmung von drei Gliedmaßen
5 Keimdrüsen
6 Schwachsichtigkeit
7 verminderte Empfindlichkeit (für Berührungsreize)
8 unterhalb des Schlüsselbeins
11 erblich bedingt, die Vererbung betreffend
12 Wortstamm Darm
17 Kleinheit des (Hirn-) Schädels
19 Abkürzung intramuskulär
20 Lehre von den Krankheiten als gestörte Mischung der Körpersäfte
21 krankhafte Schluckangst
22 Aderhaut
25 Wortstamm Muskel
29 durch die Schilddrüse verursacht
31 durch Fehlernährung entstandene Störung
33 (die Lehre von) Arzneimitteln betreffend
34 Wortstamm Harn
37 operative Eröffnung des Zwölffingerdarms
41 krankhaft heiter
45 fußsohlenseitig
46 Wortstamm Frau
47 Zahnbein
50 Wortstamm Kraft, Stärke
55 Vorsilbe gleich, ebenso groß

## 20.14

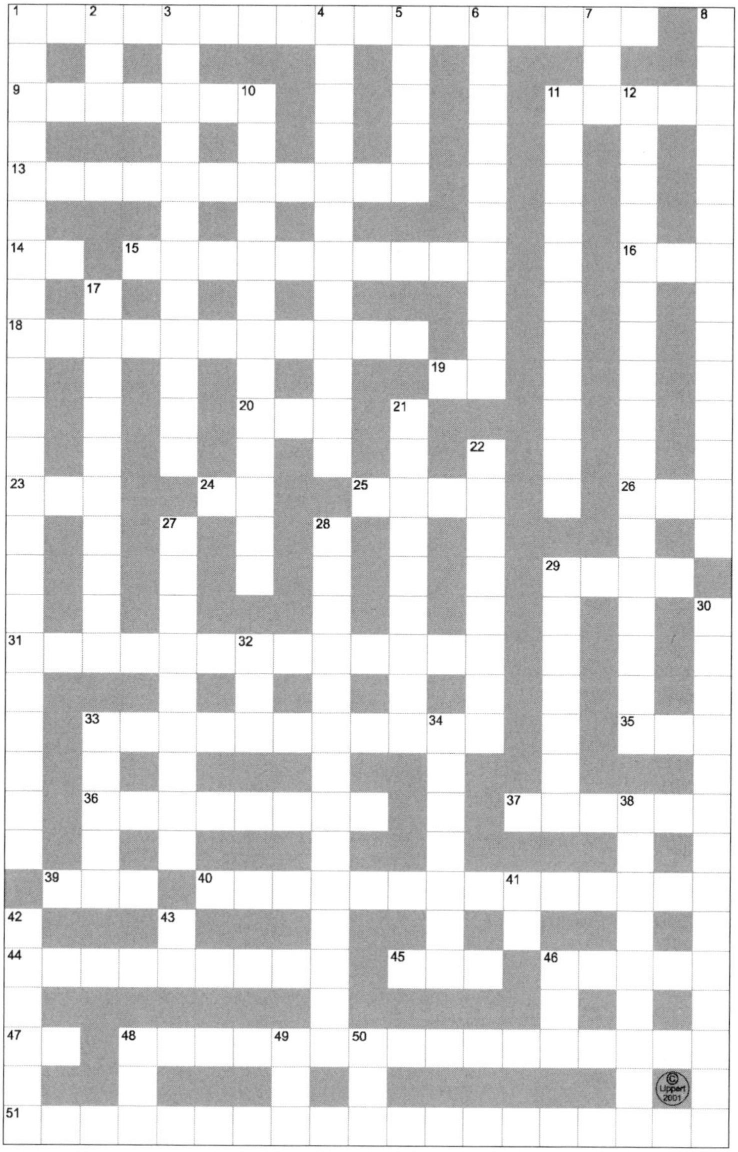

*Waagerecht:*

1 Tierheilkunde
9 Krankheitszeichen
11 Leibesfrucht (9. Entwicklungswoche bis zur Geburt)
13 Scheidenspiegelung
14 Wortstamm Harn
15 Sprachstörung
16 Wortstamm Schall, Laut, Ton
18 Ausatmung
19 Vorsilbe wieder, erneut, zurück
20 Vorsilbe drei
23 Wortstamm weiß
24 Einheitenzeichen Deziliter
25 Vorsilbe milliardstel
26 Wortstamm Haar
29 Vorsilbe vor, vorn, vorwärts
31 hinter der Kniescheibe
33 Messung der Atemmengen
35 Vorsilbe zusammen, mit, zugleich
36 Hodenentzündung
37 Vorsilbe gleichartig
39 Einheitenzeichen Kalorie
40 Hautentzündung an den Körperenden
44 Lehre von den Geschwülsten
45 Endung abnormer Zustand
46 Wortstamm Ernährung
47 Vorsilbe darin, in, hinein
48 Verminderung der Granulozyten im Blut
51 Funktionsschwäche des Eierstocks

*Senkrecht:*

1 Rückfluss von Harn aus der Harnblase in den Harnleiter
2 Wortstamm Schnitt
3 hinter dem Dickdarm (Grimmdarm)
4 Gehirnentzündung
5 Gemütskrankheit mit gehobenem Lebensgefühl
6 Fehlentwicklung
7 Wortstamm Krummdarm
8 nach der Regelblutung
10 Kleinheit der Finger und Zehen
11 Auftreten zahlreicher Eiterbeulen
12 giftbedingte Leberentzündung (2 Wörter)
17 knochenbildende Zelle
21 vorderer Backenzahn
22 besonders reichliche Harnausscheidung
27 eine Pilzerkrankung betreffend
28 vor dem Bauchfell
29 Ablösung
30 Schmerz in nicht mehr vorhandenem Körperteil
32 Vorsilbe von –weg, ab, ausgehend von
33 künstliche Öffnung für Organ an der Körperoberfläche
34 Gelbsucht
38 Atemnot, die zu aufrechter Körperhaltung zwingt
41 Abkürzung arteriovenös oder atrioventrikulär
42 Mitesser
43 Einheitenzeichen Femtoliter
46 Wortstamm Ort, Stelle
48 Wortstamm Alter
49 Vorsilbe ein, eine, eines
50 Wortstamm Sehen

## 20.15

*Waagerecht:*

1 Zwölffingerdarmkrebs
7 Vorsilbe hinaus, heraus, draußen
10 auf die Keimdrüsen gerichtet
11 Vorsilbe vor, für, gemäß
12 außerhalb der Gebärmutter gelegen
14 Vorsilbe rückwärts, zurück, nach hinten
15 Wortstamm weiß
16 die Hornhaut betreffend
18 durch chemische Stoffe gesteuerte Bewegung
19 Abkürzung Computertomogramm oder Computertomographie
20 Endung abnormer Zustand
22 Niere
23 akute Verschlimmerung einer chronischen Krankheit
24 Vorsilbe neu
25 Einheitenzeichen Nanogramm
26 neben dem Nerv
30 verneinende Vorsilbe vor Selbstlauten (Vokalen)
31 Endung Entzündung
34 Vorsilbe zwei, beide
35 Fresssucht
37 Wortstamm Ei
38 Wortstamm Herz
39 Vorsilbe durch, über, jenseits
41 Vorsilbe innerhalb
42 ellenseitig
43 Vorsilbe wenig, klein, vermindert
44 Gefäß
45 Jungfernhäutchen
48 Einheitenzeichen Femtoliter
49 Schlaganfall
51 Wortstamm Zelle
52 Vorsilbe gleich, ebenso groß
53 rückläufig
54 Hirnhaut- und Gehirnentzündung

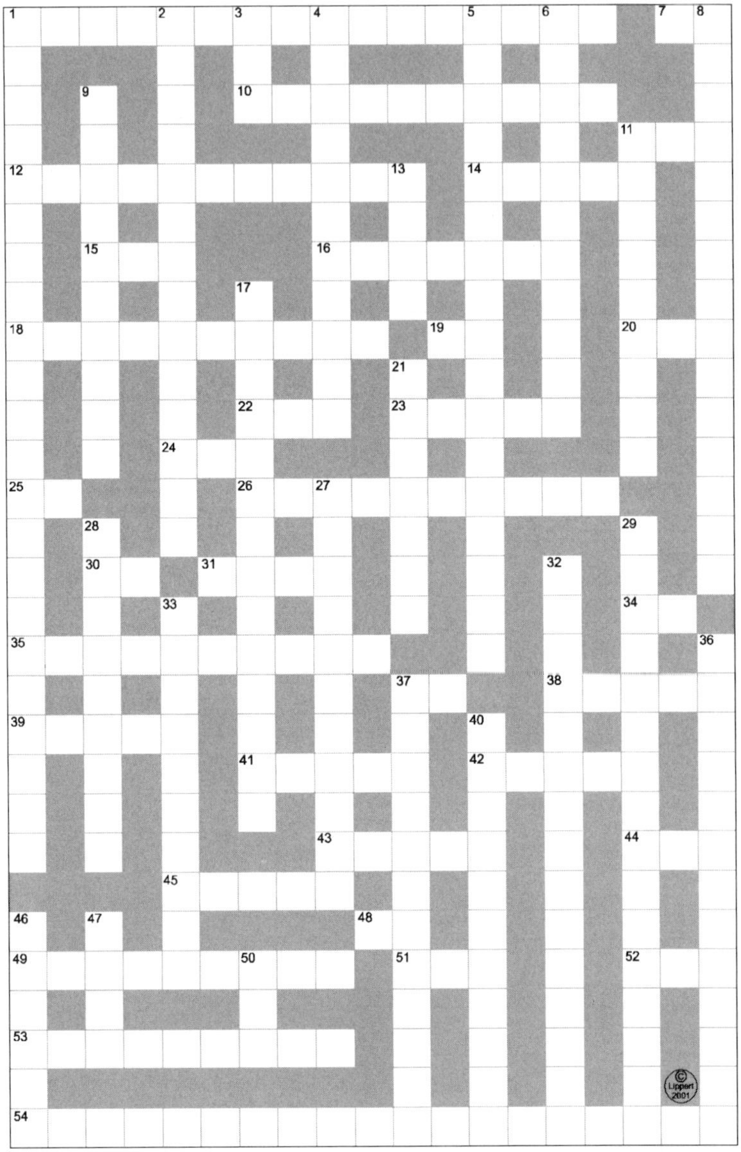


*Senkrecht:*

1 durch Zuckerkrankheit bedingte Blutgefäßerkrankung (2 Wörter)
2 außerhalb des Bauches
3 Wortstamm Schmerz
4 Zusammenziehung
5 zwischen den (Herz- oder Hirn-)Kammern
6 Zahn(heil)kunde
8 Ausbuchtung der Grimmdarmwand
9 außerhalb der Niere
11 vielgestaltig
13 Wortstamm regelrecht
17 abnorme Größe des Auges
21 Bewegungslosigkeit
27 Atmung
28 nur die Beschwerden lindernd
29 Eileiterschwangerschaft
32 unter der Bindehaut
33 zu Krämpfen neigend
36 Bandscheibenvorfall
37 Hohlraum (Blase) im Eierstock
40 schleimlösend
46 Kreuzbein
47 Wortstamm Rippe
50 Wortstamm trocken

## 20.16

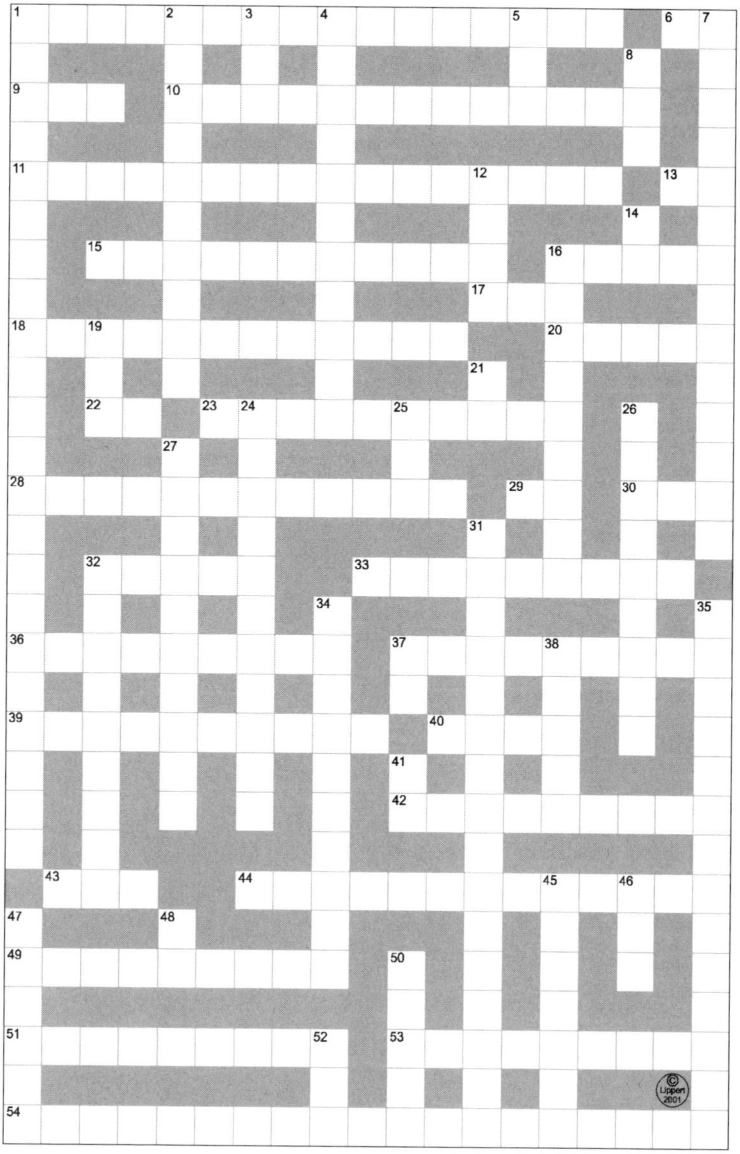

*Waagerecht:*
1 Zuckerkrankheit (2 Wörter)
6 Einheitenzeichen Nanogramm
9 Wortstamm Geschwulst
10 Entzündung der Gallenblase
11 Hirnerweichung
13 Vorsilbe hinaus, heraus, draußen
15 langsame Herzschlagfolge
16 Lunge
17 Vorsilbe neu
18 Gefäßkrankheiten
20 Wortstamm Verhärtung
22 Abkürzung Nervi (Nerven)
23 Lehre von den Knochen
28 Ablösung der Oberhaut (Blasenbildung)
29 Vorsilbe zwei, beide
30 Vorsilbe auf, darauf, oberhalb
32 Wortstamm Mastdarm
33 vermehrte Ausscheidung von Schleim
36 Eröffnung des Grimmdarms
37 die indirekte Zellteilung betreffend
39 Bestimmung der Brechkraft des Auges
40 Eierstock
42 beidseitig
43 Wortstamm Schmerz
44 Zeitspanne von der 28. Schwangerschaftswoche bis zum 7. Lebenstag
49 Fehlen der Milchabsonderung
51 Lippenentzündung
53 Magenentzündung
54 Hirnhaut- und Gehirnentzündung

*Senkrecht:*
1 Entfernen von Zwölffingerdarm und Bauchspeicheldrüse
2 Gehirn
3 Vorsilbe außen, heraus
4 (Rücken- oder Knochen-) Markerkrankung
5 Vorsilbe drei
7 (Röntgen-)Darstellung der Milchgänge
8 Wortstamm Knochen
12 Wortstamm Drüse
14 Einheitenzeichen Deziliter
16 hinten
19 Wortstamm entstehen, entwickeln, erzeugen
21 Einheitenzeichen Pikogramm
24 Summe der Krankheitszeichen
25 Wortstamm auflösen, trennen
26 das Knochenmark betreffend
27 Trockenheit der Mundschleimhaut
31 nach dem Eisprung
32 den Gaumen betreffend
34 äußerer Körperbereich
35 Gallensteinleiden
37 Wortstamm Muskel
38 Wortstamm Missbildung
41 Vorsilbe von – weg
45 seitlich
46 Abkürzung Hirnstromableitung
47 Blinddarm
48 Abkürzung Arteriae
50 Wortteil Lehre, Wissenschaft
52 Wortstamm Schall, Laut, Ton

## 20.17

*Waagerecht:*

1 Röntgendarstellung des Bauchspeichelgangs
9 hinter dem Brustbein
11 Wortteil spucken
13 Geschwulst der knochenabbauenden Zellen
14 Vorsilbe milliardenfach
17 Eingeweidebruch
18 Einheitenzeichen Femtoliter
19 dauernde Verkürzung von Weichteilen
21 am regelrechten Ort
22 Wortstamm regelrecht
23 Einheitenzeichen Millimol
25 Wortstamm Schambein, Schamgegend
27 angeborenes Fehlen der Gebärmutter
29 die Entstehung von Krebs fördernder Stoff
32 Wortstamm Sehen
33 Lehre von den Missbildungen
37 Wortstamm Darm
39 Wortstamm Niere
42 Abkürzung intravenös
44 Hodensackentzündung
45 Herzaußenhaut
46 Abkürzung arteriovenös oder atrioventrikulär
47 Wortstamm Alter
48 nach außen absondernd (an Körperoberfläche)
50 Wortstamm Schall, Laut, Ton
52 weiße Blutzelle
54 die Blase betreffend
55 Wortstamm Harn
56 Wortstamm Ei
58 Verschlussschwäche des Mageneingangs

*Senkrecht:*

1 Verengung der Lungenschlagaderklappe
2 hinter dem Rachen
3 Vorsilbe von – weg, ab
4 Darm (lateinisch)
5 Wortteil zerreißen
6 Wortstamm Eiter
7 innerhalb der Harnröhre
8 Bruch von Mittelhandknochen
10 Endungen Fließen, Fluss
12 Trunksucht
15 bösartige Geschwulst aus unreifen Gliazellen

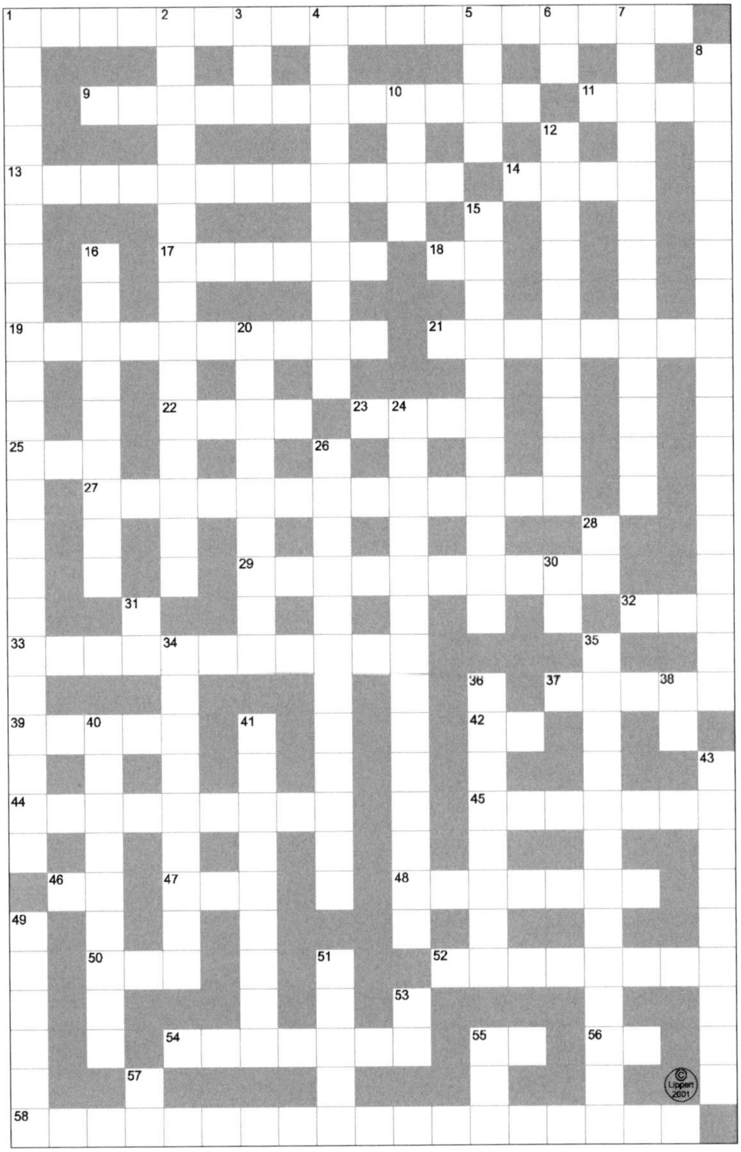

16 Unterkiefer
20 dicht nebeneinander stehende Eiterbeulen
24 vielzellig
26 Vergrößerung der Zunge
28 Vorsilbe darin, in, hinein
30 Vorsilbe gut, wohl, normal
31 Abkürzung Arteriae (Schlagadern)
34 Missbildungen erzeugend
35 Facharzt für Erkrankungen der Hormondrüsen
36 Reisekrankheit („Bewegungskrankheit“)
38 Vorsilbe hinaus, heraus, draußen
40 neben dem Gefäß
41 Gelenkentzündung
43 Heranführen
49 Wortstamm Frau
51 Geschwür
53 Einheitenzeichen Deziliter
55 Vorsilbe ein, eine, eines
57 Vorsilbe zu, bis zu, bei

## 20.18

*Waagerecht:*
1 Aufzeichnung der elektrischen Herzströme
9 Wortstamm Schneiden
11 Vorsilbe vor, für, gemäß
12 Wortstamm Schambein, Schamgegend
13 Wegführen
14 Vorsilbe drei
15 Vorsilbe von – weg, ab, ausgehend von
16 Stimmbildungsstörung, z.B heisere, belegte Stimme
18 Regenbogenhautentzündung
19 Wortteil tötend
20 schwarzen Hautfarbstoff bildende Zelle
22 niedriger Blutdruck
24 Wortstamm Entzündung
25 lebenskräftig, lebenswichtig
26 Lehre von den Viren
30 Erkrankung einer Gelenkscheibe
34 beschleunigte Atmung
35 Wortstamm Farbe
36 Blutpfropf
37 Vorsilbe außen, heraus
38 Niere
39 Wortstamm Rippe
42 Einheitenzeichen Kalorie
43 Vorsilbe auf, darauf, oberhalb
44 Abkürzung subkutan
45 Vorsilbe Ende, Ziel, fern, weit
47 Ohrenspiegelung
49 Verengung der Herzklappe zwischen rechtem Vorhof und rechter Herzkammer

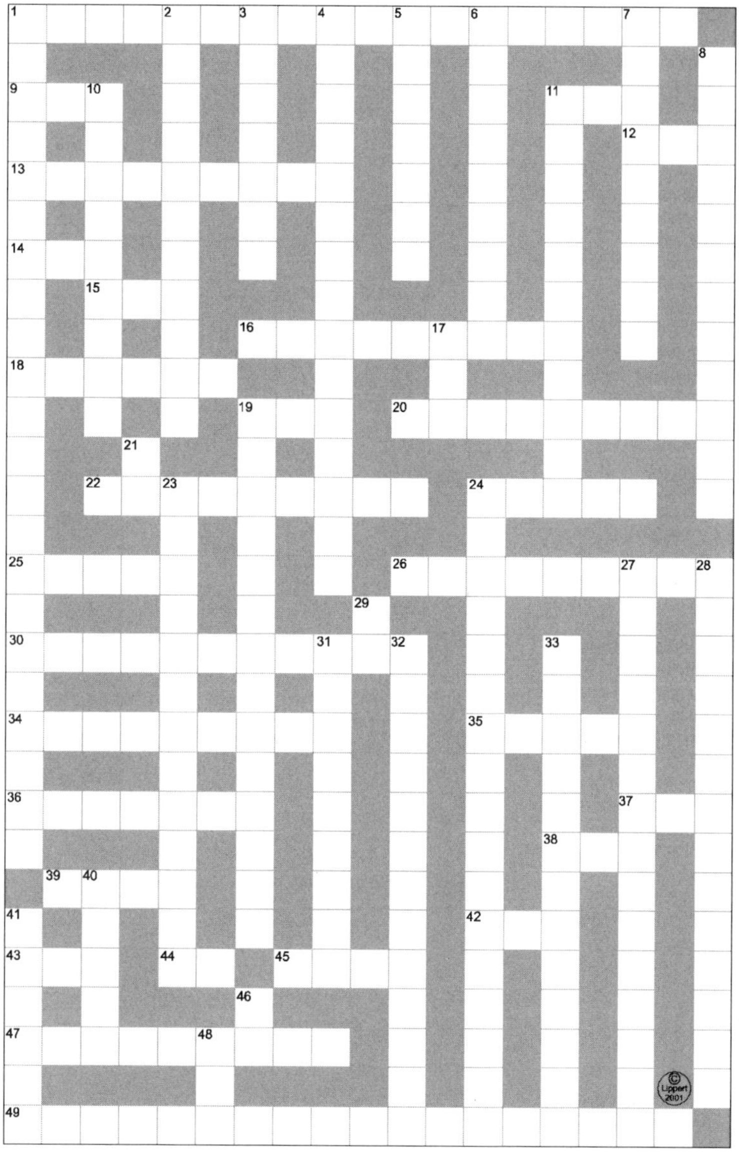


*Senkrecht:*
1 Schwangerschaft außerhalb der Gebärmutter
2 Lehre von den Giftstoffen
3 den Eierstock betreffend
4 Drüsengeschwulst, die sich der Steuerung entzieht (2 Wörter)
5 Finger, Zehe (lateinisch)
6 von den Zähnen ausgehend
7 Muskelerkrankung
8 Schienbeinbruch
10 Weitstellung der Pupillen
11 neben dem Brustbein
17 Endung abnormer Zustand
19 (mikroskopische) Untersuchung von Zellen
21 Wortstamm Muskel
23 Entzündung der grauen Rückenmarksubstanz
24 Operationsschnitt am Rand des geraden Bauchmuskels
27 Entzündung von Magen und Darm
28 rote Blutkörperchen im Harn
29 Vorsilbe zwei, zweimal, beide, beidseitig
31 Auflösung (Zerstörung) von Blut(zellen)
32 außerhalb des (Groß-) Hirns
33 Beugung zur Handflächenseite
40 Vorsilbe wenig, klein, vermindert
41 Wortstamm Alter
46 Wortstamm Sehen
48 Wortstamm Sehen (Alternative zu 46)

## 20.19

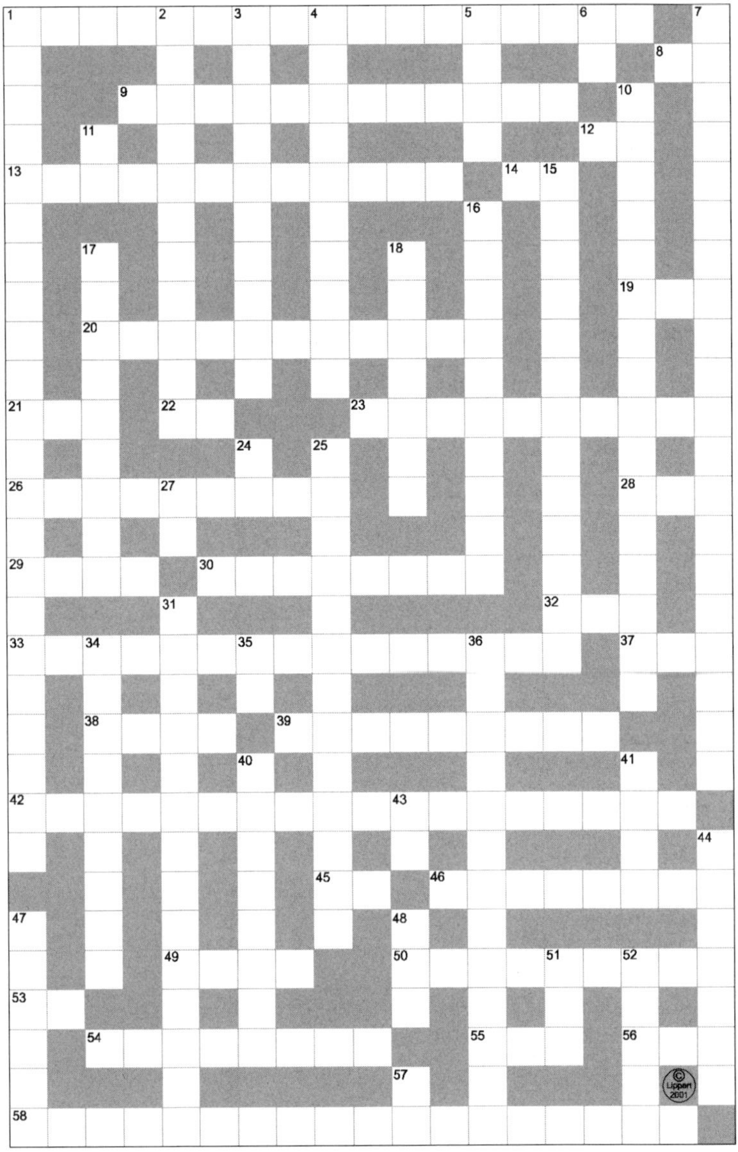


*Waagerecht:*

1 Entzündung von Gehirn und Rückenmark
8 Vorsilbe zwei, zweimal, beide, beidseitig
9 Facharzt für operative Eingriffe am Nervensystem
12 Vorsilbe wieder, erneut, zurück
13 Nebenhodenentzündung
14 Knochen
19 Niere
20 Erkrankungsrate
21 Wortstamm Knochen
22 Abkürzung Nervi (Nerven)
23 Blutflüssigkeit
26 Gefäßschmerz
28 Wortstamm Lappen
29 Zahn
30 Zeitpunkt des Auftretens der ersten Regelblutung
32 Vorsilbe gleich, ebenso groß
33 Speiseröhrenspiegelung
37 Vorsilbe unter, unterhalb, unvollständig
38 Vorsilbe inmitten, zwischen, nach
39 Zungenschleimhautentzündung
42 Undichtigkeit der Herzklappe zwischen linkem Vorhof und linker Herzkammer
45 Abkürzung „ohne pathologischen Befund“
46 Masern
49 Milz
50 Öffnung für den Krummdarm an der Bauchwand
53 Endung ähnlich wie
54 auf Leistungssteigerung gerichtet
55 Vorsilbe allein, einzeln, einzig
56 Vorsilbe drei
58 Besiedlung durch einen zweiten Krankheitserreger

*Senkrecht:*

1 Belastungs-EKG
2 Kinderärztin
3 unregelmäßige Herzschlagfolge
4 Befestigung des Hodens im Hodensack
5 Wortstamm weiß, hell, glänzend
6 Abkürzung intramuskulär
7 Bestimmen der Anteile der einzelnen Blutkörperchenarten im Blut
10 Verkalkung der (Groß)Hirnarterien
11 Vorsilbe zwei, beide
15 Hodensackbruch
16 chirurgische Eröffnung der Blase
17 körperlich bedingt
18 männliches Glied
24 Einheitenzeichen Nanogramm
25 Mischgeschwulst aus unreifen Geweben
27 verneinende Vorsilbe vor Selbstlauten (Vokalen)
31 Augenärztin
34 auf den Körper bezogen
35 Vorsilbe zu, bis zu, bei
36 Buntfärbung der Haut
40 Wortstamm Band
41 zum After gehörig
43 Einheitenzeichen Femtoliter
44 lebensnotwendiger Nahrungsbestandteil
47 Entzündung des Ohres
48 Abkürzung Ligamentum
51 Vorsilbe zusammen, mit, zugleich
52 Vorsilbe aufgerichtet, gerade
57 Vorsilbe darin, in, hinein

## 20.20

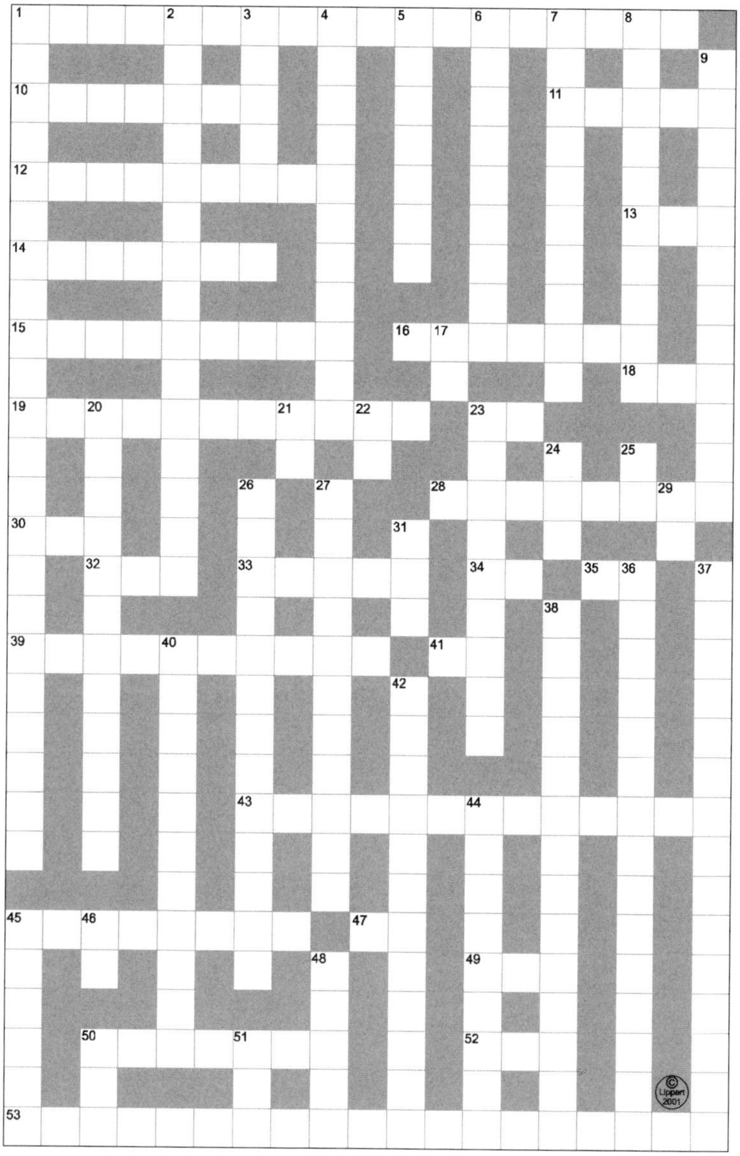


*Waagerecht:*

1 Eröffnung des Lebergangs zur Steinentfernung
10 Kniescheibe
11 Vorsilbe wenig, klein, vermindert
12 erneuter Knochenbruch (nach zu früher Belastung)
13 Vorsilbe von – weg, ab
14 von selbst entstehend
15 Hautausschlag am After
16 Zahnfleisch
18 Wortstamm auflösen, trennen
19 durch eine Schilddrüsenunterfunktion bedingt
23 Abkürzung intravenös
28 Lehre von der Laut- und Stimmbildung
30 Vorsilbe auf, darauf, oberhalb
32 Endung abnormer Zustand
33 Träger (1 Halswirbel)
34 Einheitenzeichen Milligramm
35 Vorsilbe zwei, beide
39 Entzündung des Zwölffingerdarms
41 Einheitenzeichen Nanogramm
43 überschießende Milchbildung
45 Erschütterung
47 Abkürzung Computertomogramm oder Computertomographie
49 Wortstamm Schneiden
50 das Brustbein betreffend
52 Wortstamm Schall, Laut, Ton
53 Hirnhaut- und Gehirnentzündung

*Senkrecht:*

1 Überfunktion der Nebenschilddrüsen
2 Erweiterung der Endstrombahngefäße
3 Wortstamm abbauen, (zer)brechen, zerstören
4 operatives Eröffnen der Bauchhöhle
5 die Lage betreffend
6 Leichenöffnung
7 Zahnschmerz
8 Darmbein und Kreuzbein betreffend
9 Wiederherstellen der Scheide
17 Endung ähnlich wie
20 Wurzelhaut
21 Vorsilbe wieder, erneut, zurück
22 Endung Geschwulst
23 von ungleichmäßiger Beschaffenheit
24 Wortstamm Geschwulst
25 Wortstamm Ohr
26 Schädelspalte
27 Beckenspiegelung
29 Abkürzung intramuskulär
34 Wortstamm Knochen
36 Spanne von Ansteckung bis Ausbruch der Krankheit
37 durch Licht verursachte Hautentzündung
38 innerhalb des Bauches
40 Entwicklungsgeschichte
42 Erschöpfung des Nervensystems
44 nicht durchgängig (ohne Lichtung)
45 Hals
46 Wortstamm Muskel
48 Grimmdarm
50 Vorsilbe zusammen, mit, zugleich
51 Vorsilbe neu

## 20.21

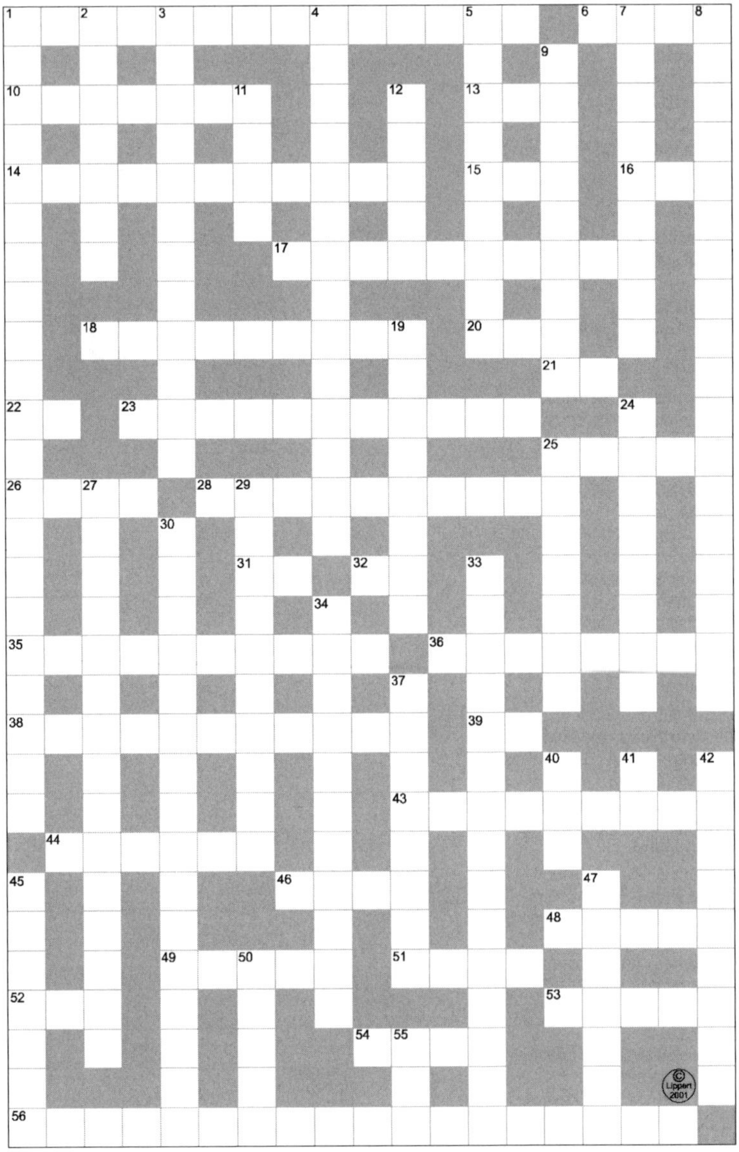

*Waagerecht:*

1 Gewebetod verursachend
6 Vorsilbe eigen, eigenständig, selbständig
10 an mehreren Orten
13 Wortstamm Sauerstoff
14 hinter dem Blinddarm
15 Wortstamm auflösen, trennen
16 Vorsilbe auf, darauf, oberhalb
17 Ausscheidung von Traubenzucker im Harn
18 Blausehen
20 Vorsilbe von – weg, ab
21 Wortstamm Muskel
22 Abkürzung „ohne pathologischen Befund"
23 bindegewebig verhärtet
25 Wortstamm Eierstock
26 Wortstamm Arzt
28 Giftigkeit
31 Wortstamm Ohr
32 Wortstamm Eiter
35 auf die Schilddrüse gerichtet
36 Wortstamm Bauchfell
38 Lehre von Bau und Gestalt der Lebewesen
39 Einheitenzeichen Nanogramm
43 Frau, die noch nie geboren hat
44 zahlreiche weiße Blutzellen (Eiter) im Harn
46 Wortstamm Mastdarm
48 Brustdrüse
49 Hauptschlagader
51 Wortstamm Milch
52 Vorsilbe drei
53 Kopf (lateinisch)
54 Wortstamm Strahl
56 Kehlkopf- und Rachenentzündung

*Senkrecht:*

1 Durchtrennen von Niere und Nierenbecken zur Steinentfernung
2 Grimmdarmentzündung
3 Knochenerweichung
4 Verbindung zwischen Krummdarm und Grimmdarm
5 unregulierte, enthemmte Neubildung von Gewebe
7 Hindurchtreten, Hindurcheilen
8 Schwangerschaft im Eierstock
9 bösartige Muskelgeschwulst
11 Wortstamm Schlucken, Essen
12 schmerzhafte Krämpfe von Bauchorganen
19 Wortstamm Nebenhoden
24 Krebsgeschwulst
25 Ohrenschmerz
27 beschleunigte, unregelmäßige Herzschlagfolge
29 Zahnarzt
30 vermehrte Wassereinlagerung in den Körper
33 Brustbeinstich (zur Knochenmarkuntersuchung)
34 Zusammenballung
37 die Tage nach der Geburt betreffend
40 Vorsilbe zwei, zweimal, beide, beidseitig
41 Abkürzung Arteriae
42 die Gefäßwandspannung beeinflussend
45 vorn („bauchwärts")
47 Schmarotzer
50 Vorsilbe rückwärts, zurück, nach hinten
55 Wortstamm Körperenden

## 20.22

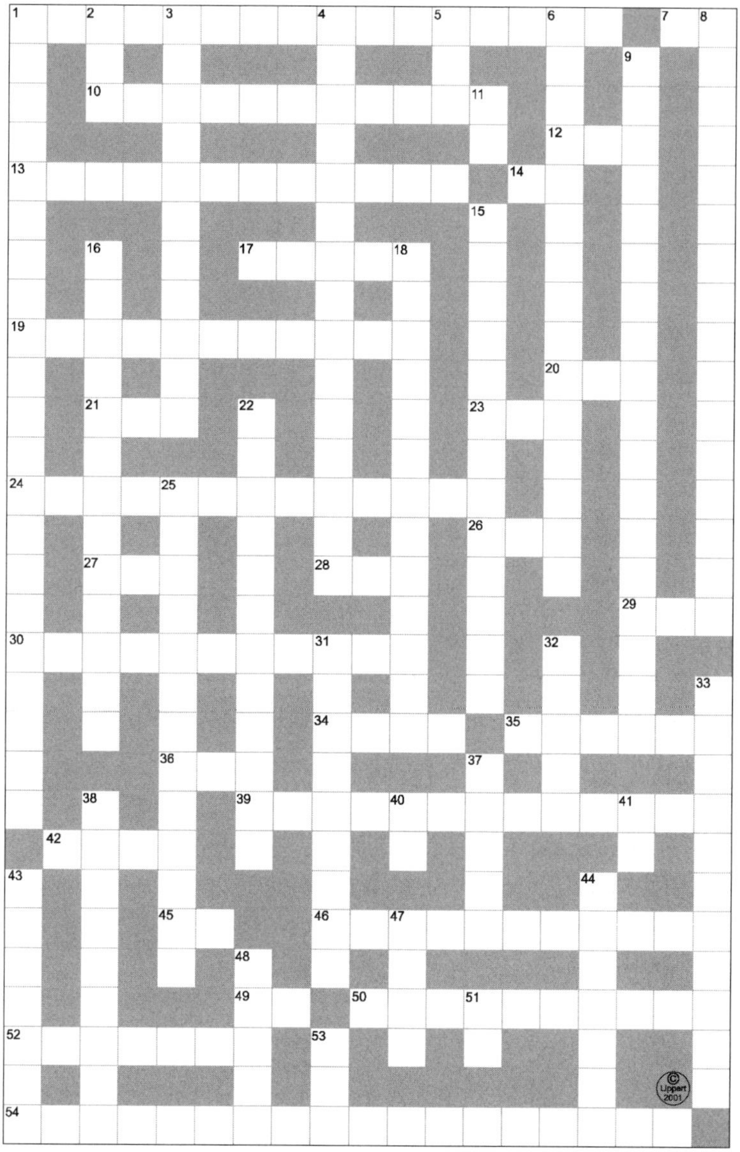

*Waagerecht:*

1 Entfernen einer Magenhälfte
7 Abkürzung subkutan
10 operative Schädeleröffnung
12 Vorsilbe außen, heraus
13 operative Entfernung des Eierstocks
14 Wortstamm Harn
17 Darmverschluss
19 innerhalb des Vorhofs
20 Vorsilbe von – weg, ab
21 Wortstamm Sehen
23 Wortstamm Grimmdarm
24 Rotfärbung der Haut
26 Niere
27 Wortstamm Ort, Stelle
28 Abkürzung Ligamentum
29 Wortstamm Krummdarm
30 hitzeempfindlich
34 Wortstamm Mark
35 Vorsilbe alt
36 Endung abnormer Zustand
39 Empfindlichkeit
42 Wortstamm Kreuzbein
45 Knochen oder Mund
46 auf ein bestimmtes Körpergebiet beschränkt
49 Vorsilbe wieder, erneut, zurück
50 bösartige Geschwulst des Fettgewebes
52 Luftröhre
54 Verschlussschwäche des Mageneingangs

*Senkrecht:*

1 Gelbsucht infolge vermehrten Abbaus roter Blutkörperchen (2 Wörter)
2 Wortstamm Pilz
3 Schwangerschaft
4 hinter dem Bauchfell
5 Vorsilbe drei
6 Zwischenrippenvene
8 Gallenblasenleiden
9 von den Gefäßknäueln ausgehende Nierenentzündung
11 Vorsilbe hinaus, heraus, draußen
15 die Wechseljahre betreffend
16 operatives Zusammenfügen von Knochenbruchstücken
18 Vergrößerung der Milz
22 operative Wirbelsäulenversteifung
25 abgeschwächter Monatsfluss (schwache Regelblutung)
31 mit beiden Händen
32 Wortstamm Eingeweidebruch
33 Blasenentfernung
37 lebenskräftig, lebenswichtig
38 Gefäße betreffend
40 Abkürzung intravenös
41 Vorsilbe zu, bis zu, bei
43 Vererbungslehre
44 faseriger Umbau eines Organs
47 Wortstamm ausscheiden
48 Wortstamm Schädel
51 Wortstamm Ei
53 Vorsilbe gestört, übel-, miss-

## 20.23

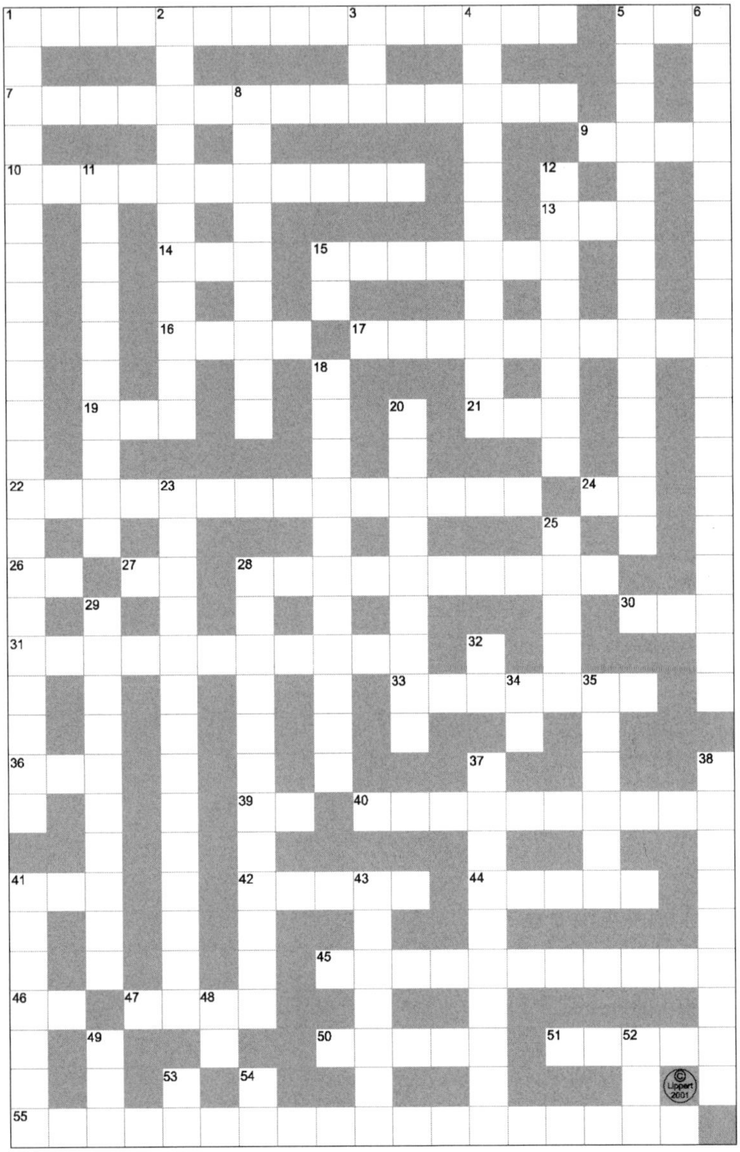

*Waagerecht:*

1 Bluterguss in der Paukenhöhle
5 Wortstamm Ort, Stelle
7 Entfernung der Bauchspeicheldrüse
9 den Mund betreffend
10 durch eine Verletzung bedingt
13 Vorsilbe von – weg, ab
14 Wortstamm Alter
15 Wortstamm Bauch, Bauchwand
16 Milz
17 Rückenmarksnerv
19 Wortstamm Krummdarm
21 Vorsilbe außen, heraus
22 normales Farbensehen
24 Vorsilbe zwei, beide
26 Abkürzung „ohne pathologischen Befund"
27 Knochen oder Mund
28 Mastdarmschmerz
30 Wortstamm Fett
31 Entzündung der Gaumenmandeln
33 Schädel
36 Vorsilbe gleich, ebenso groß
39 Endung ähnlich wie
40 Schmerz am ganzen Körper
41 Vorsilbe gesamt, ganz, alles
42 Wortstamm Geschwür
44 Wortstamm Missbildung
45 geringfügige Verletzung
46 Abkürzung intramuskulär
47 Endungen Fließen, Fluss
50 Wortstamm Krampfader
51 Vorsilbe außerhalb
55 durch die Schilddrüse ausgelöste Herzerkrankung

*Senkrecht:*

1 künstliche Verbindung von Lebergang und Zwölffingerdarm
2 Größenzunahme der Körperenden
3 Wortstamm Pilz
4 gesteigerter Geschlechtstrieb bei Frauen
5 Wärmebehandlung
6 nur der Linderung der Beschwerden dienende Behandlung (2 Wörter)
8 die Schlagadern betreffend
11 bewegungslos
12 Nervenknoten
15 Abkürzung arteriovenös oder atrioventrikulär
18 Tiefstand des Magens
20 zur Leber gehörig
23 die Atmung betreffend
25 Vorsilbe tausendstel
28 häufiges Wasserlassen
29 Gefäßschmerz
32 Abkürzung Arteriae (Schlagadern)
34 Einheitenzeichen Nanogramm
35 Geschwüre
37 optisches Instrument zur Besichtigung des Magens
38 die Zeit um die Geburt betreffend
41 vom Arzt betreute Person
43 Herzaußenhaut
48 Wortstamm Ei
49 Wortstamm Kälte, Frost, Eis
52 Vorsilbe drei
53 Vorsilbe wieder, erneut, zurück
54 Vorsilbe hinaus, heraus, draußen

## 20.24

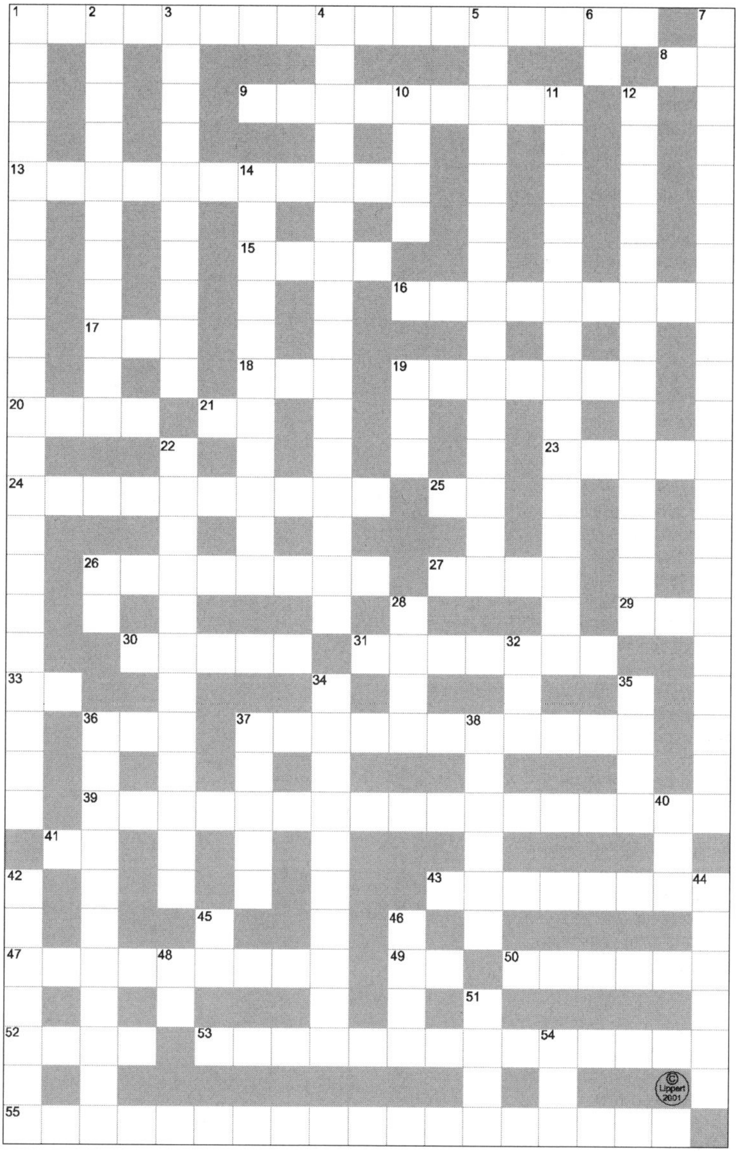

*Waagerecht:*

1 bindegewebige Verödung des Knochenmarks
8 Vorsilbe zwei, beide
9 unter der Schleimhaut
13 Seelenheilkunde
15 Wortstamm Spannung, Druck
16 verlangsamte Atmung
17 Vorsilbe gestört, übel-, miss-
18 Endung abnormer Zustand
19 oben („kopfwärts“)
20 Wortstamm Erbrechen
21 Wortstamm Ohr
23 Wortstamm Brustfell
24 Muskelgeschwulst der Gebärmutter
25 Wortstamm After
26 Viren im Blut
27 Wortstamm Schafshaut
29 Vorsilbe auf, darauf, oberhalb
30 Wortstamm Eierstock
31 den Leerdarm betreffend
33 Endung Geschwulst
36 Wortstamm Schmerz
37 Lehre von den normalen Lebensvorgängen
39 Entzündung von Zahnfleisch und Mundschleimhaut
41 Vorsilbe zwei, zweimal, beide, beidseitig
43 vorübergehend
47 Steinleiden
49 Vorsilbe von – weg
50 Vorsilbe kurz, klein
52 Wortstamm Schlaf
53 die Frauenheilkunde betreffend
55 Gerät zum Aufzeichnen der Herzströme

*Senkrecht:*

1 operative Verbindung der Speiseröhre mit dem Leerdarm
2 schnelle Herzschlagfolge
3 Nagelablösung
4 Entfernen des Innenohrs
5 Drüsengeschwulst der Bronchen
6 Abkürzung subkutan
7 Hirnwasser (2 Wörter)
10 Wortstamm Gebärmutter
11 Schambeinfuge (2 Wörter)
12 Leistenbruch
14 operative Eröffnung eines Gelenks
19 Wortstamm Grimmdarm
22 oberhalb der Scheide
26 Abkürzung Venae (Venen)
28 Vorsilbe halb, halbseitig
32 Vorsilbe neu
34 Zellleib
35 Wortstamm Blutvergiftung
36 operative Entfernung eines Gefäßes
37 Vorsilbe erster, erste, erstes
38 die Lenden betreffend
40 Wortstamm Krummdarm
42 Fehlen eines Organs als Entwicklungsfehler
44 Wortstamm Takt, Rhythmus
45 Abkürzung Arteriae
46 Wortstamm Blinddarm
48 Endung ähnlich wie
51 Vorsilbe anders, fremd
54 Wortstamm Alter

## 20.25

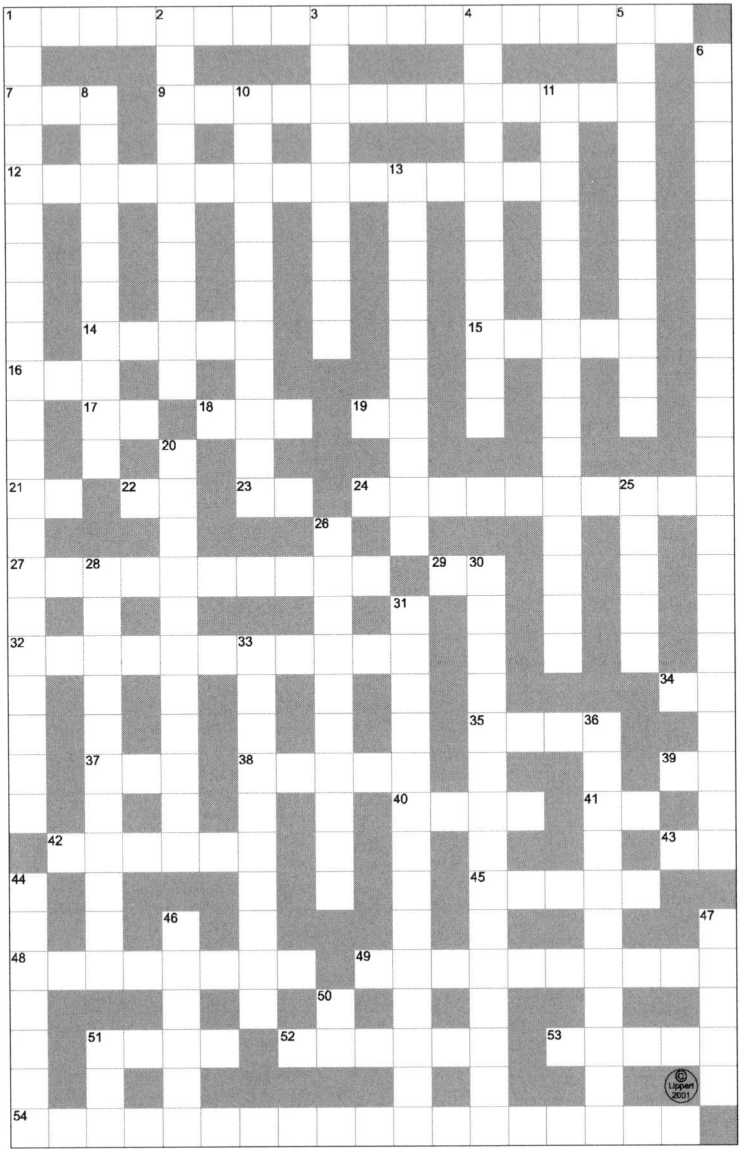

*Waagerecht:*

1 Mumps (2 Wörter)
7 Vorsilbe neu
9 Darstellung der Niere
12 strahlenbedingte Hautentzündung
14 Wortstamm Haar
15 Wortstamm Krampf, Verkrampfung
16 Vorsilbe außen, heraus
17 Vorsilbe darin, in, hinein
18 Wortstamm weiß
19 Wortstamm Ohr
21 Vorsilbe gut, wohl, normal
22 Abkürzung intramuskulär
23 Vorsilbe hinaus, heraus, draußen
24 die Mandeln betreffend
27 Eierstockschmerz
29 Vorsilbe von – weg
32 durch den Mastdarm
34 Vorsilbe zwei, beide
35 Wortstamm Blut
37 Wortstamm Ort, Stelle
38 Wortstamm Zahn
39 Endung Geschwulst
40 Wortstamm Hauptschlagader
41 Vorsilbe zwei, zweimal, beide, beidseitig
42 Wortteil treten, eilen, springen
43 Knochen oder Mund
45 Wortstamm spalten
48 Drüsenentzündung
49 auf die Leber gerichtet
51 Wortstamm weiß, hell, glänzend
52 Vorhof (des Herzens)
53 Wortstamm Verhärtung
54 Verbinden des Magens mit dem Leerdarm

*Senkrecht:*

1 Einpflanzen des Bauchspeichelgangs in den Darm
2 Sehnenschmerz
3 kropferzeugend
4 während des Erschlaffens der Herzwand
5 Lippenschnitt
6 Unterfunktion der Nebenschilddrüsen
8 mit Gewebewassersucht einhergehend
10 Neigung zu Kindern
11 Lehre von den krankhaften Veränderungen der Gewebe
13 auf die Ernährung gerichtet
20 Spiegeluntersuchung der Schafshaut
25 Wortstamm Gelenk
26 Gewebelehre
28 Fehlen von Empfindung oder Schmerzen
30 Lidkrampf
31 Beugung zur Fußsohlenseite
33 Messung der körperlichen Leistung
36 pupillenerweiternde Substanz
44 Wortstamm Rachen
46 Flüssigkeit
47 Wortstamm Samen
50 Abkürzung Computertomogramm oder Computertomographie
51 Wortstamm auflösen, trennen

## 20.26

*Waagerecht:*

1 Lähmung der Augenmuskeln
5 Einheitenzeichen Kalorie
7 Leberentzündung
8 Wortstamm Bauchhöhle
11 Entfernung des Mastdarms
12 Blutgefäße, die Blut zum Herzen zurückführen
14 Schwund (Ernährungsstörung) des Fettgewebes
16 Knochenschmerz
17 Wortstamm Geschwulst
19 Abkürzung Arteriae (Schlagadern)
20 Wortteil Bildung
21 Großhirn
24 Nebenhodenentfernung
26 Wortteil spucken
27 innerhalb der Luftröhre
30 operative Wiederherstellung des Schallleitungsapparats
32 Vorsilbe zwei, zweimal, beide, beidseitig
34 Gebärmutterschmerz
37 Wortstamm Nase
38 Lehre vom Erkennen von Krankheiten
39 Wortstamm Seele, Verstand
40 Wortstamm Muskel
41 das Kleinhirn betreffend
43 Vorsilbe zwei, beide
44 Wortstamm Blase
47 die Spannung vermehren
48 Geschwulst der Hirn- oder Rückenmarkshäute
50 Verschlussschwäche des Mageneingangs

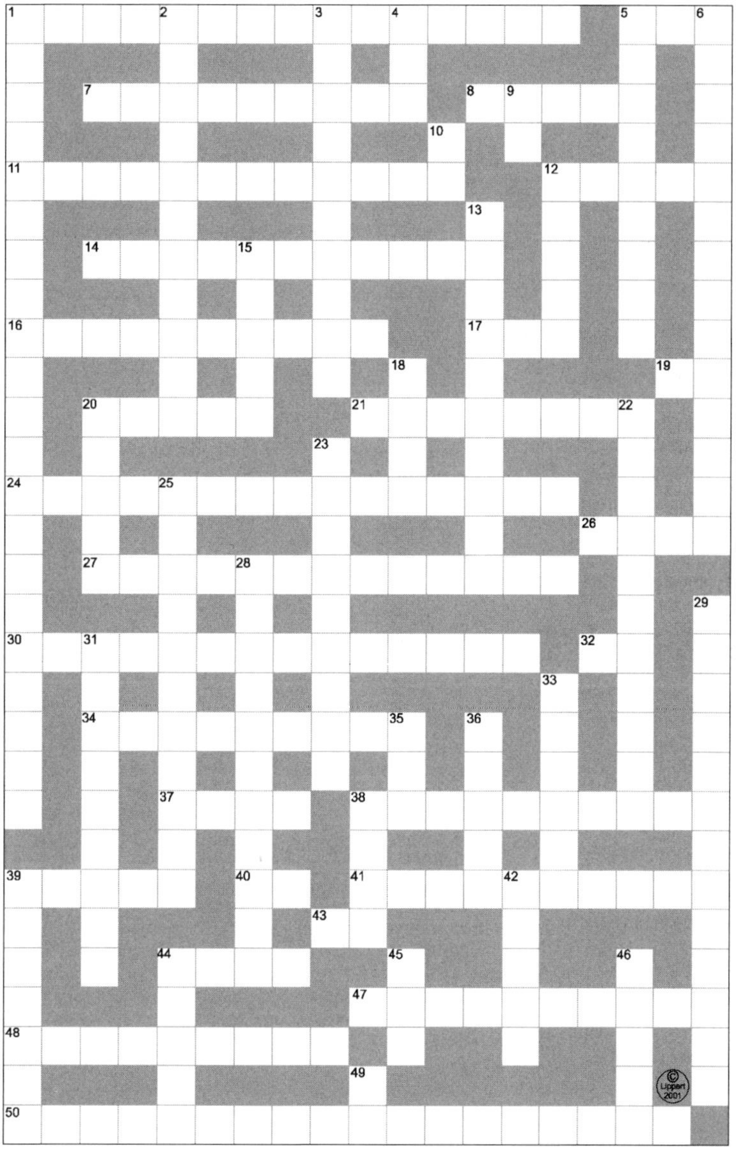


*Senkrecht:*

1 Verbindung der Speiseröhre mit dem Darm
2 Lebersenkung
3 Knochendurchtrennung
4 Wortstamm auflösen, trennen
5 langsam verlaufend
6 Kehlkopfdarstellung
9 Wortstamm After
10 Vorsilbe wieder, erneut, zurück
12 Wortstamm Blase
13 trockene Haut
15 Wortstamm Schilddrüse
18 Wortstamm Mastdarm
20 Vorsilbe erster, erste, erstes
22 Sterbeziffer
23 Nervenarzt
25 innerhalb der Gebärmutter
28 angeborenes Fehlen der Keimdrüsen
29 Krebs der äußeren weiblichen Geschlechtsorgane
31 auf die Brustdrüse wirkend
33 Pilzinfektion
35 Vorsilbe auf, darauf, oberhalb
36 Wortteil Lehre, Wissenschaft
38 Vorsilbe zehntel
39 Wortstamm Arzneimittel
42 Wortstamm junge, unreife Zelle
44 Vorsilbe hundertstel
45 Wortstamm Gift
46 Körperteil mit bestimmten Aufgaben
49 Vorsilbe gut, wohl, normal

## 20.27

*Waagerecht:*

1 Missempfindungen an den Körperenden
6 Einheitenzeichen Femtoliter
10 Fettzelle
12 Endung abnormer Zustand
13 außerhalb des Körpers
14 Wortstamm Horn, Hornhaut
15 vor dem Herzen
16 Abkürzung für Elektrokardiogramm
17 (nichtentzündliche) Hauterkrankung
19 Vorsilbe milliardstel
21 Wortstamm Herz
22 Vorsilbe gut, wohl, normal
23 Vorsilbe neben, daneben
25 Einheitenzeichen Nanogramm
26 Verwachsung von Fingern oder Zehen
28 durch den Damm
30 Abkürzung „ohne pathologischen Befund"
31 Wortstamm Bauchspeicheldrüse
35 oberhalb der Niere
36 Prellung, Quetschung
38 vom Ohr ausgehend
42 Krummdarm
43 Wortstamm Ort, Stelle
44 Vorsilbe von – weg, ab
45 Wortstamm Sehne
46 Blutvergiftung
48 Gewebetod
51 Wortstamm Schleim
52 Aufzeichnen der Aktionsströme in Muskeln

*Senkrecht:*

1 Verengung der Hauptschlagaderklappe
2 Entzündung vieler Gelenke
3 Gehirnblutung
4 im Kehlkopf
5 Einspritzung
7 sich mit Milchprodukten und Pflanzenkost Ernährender
8 Hohlnadel, Röhrchen
9 operative Versteifung eines Gelenks
11 Vorsilbe vor, für, gemäß
15 Vorstadium eines Krebses
18 Vorsilbe auf, darauf, oberhalb

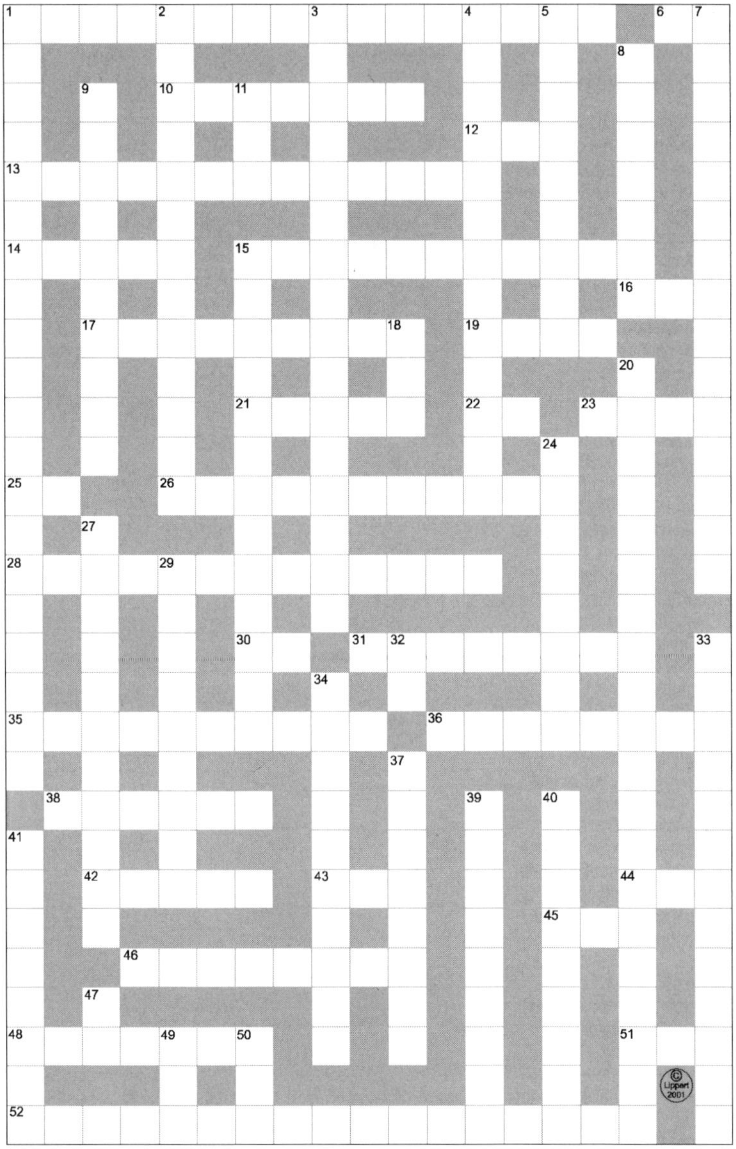

20 auf verstärktem Blutabbau beruhende Blutarmut (2 Wörter)
24 Bodensatz einer Flüssigkeit
27 (nichtentzündliche) Erkrankung der Brustdrüse
29 Kreuzbeinschmerz
32 Vorsilbe von - weg
33 bösartige Knorpelgeschwulst
34 Entfernung eines Teils des Samenleiters
37 Harnbereitung
39 Erstgebärende
40 den Magen betreffend
41 gestörter Spannungszustand
47 Vorsilbe hinaus, heraus, draußen
49 Wortstamm Knochen
50 Vorsilbe außen, heraus

## 20.28

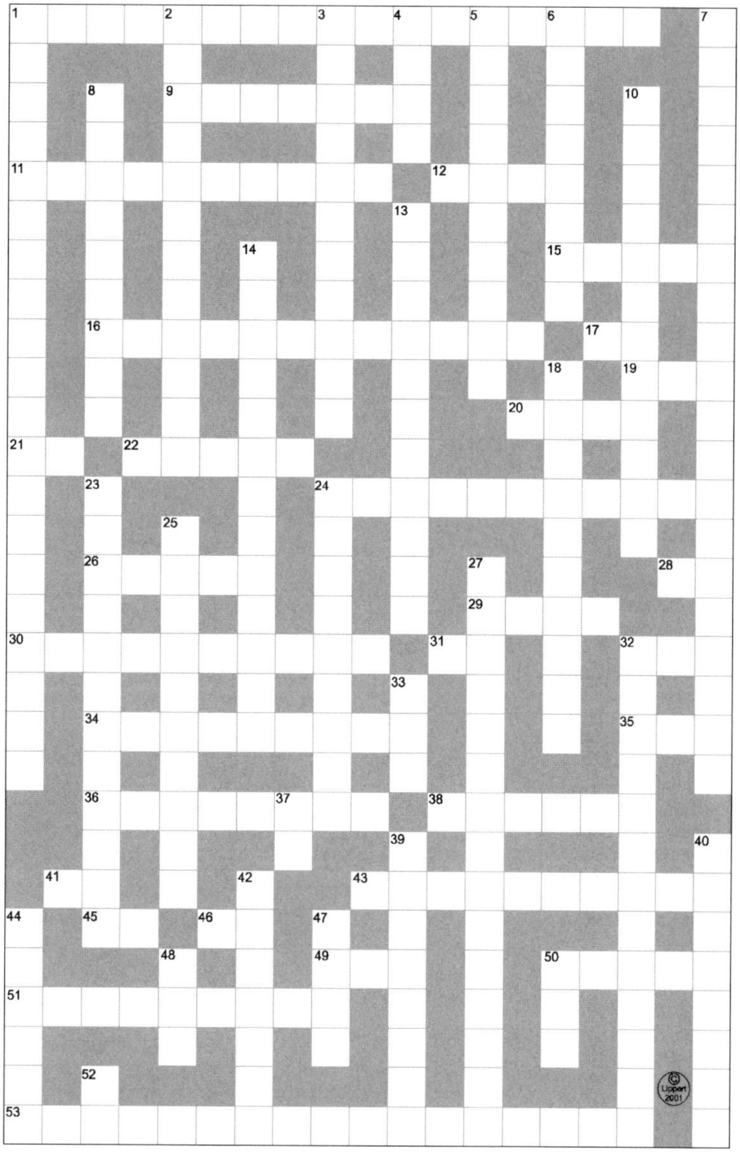

*Waagerecht:*

1 starke Herzbeschwerden vor dem Infarkt
9 Wortstamm Mandel
11 erneute Verrenkung (nach Einrenkung)
12 Wortstamm Loch, Öffnung, Lichtung
15 Vorsilbe aufgerichtet, gerade
16 Erkrankung der Netzhaut
17 Einheitenzeichen Deziliter
19 Wortstamm Krummdarm
20 Vorsilbe Ende, Ziel, fern, weit
21 Wortstamm Harn
22 Vorsilbe innerhalb
24 zwischen den Lappen
26 Wortteil Bildung
28 Einheitenzeichen Millisekunde
29 zum After gehörig
30 innerhalb der Niere
31 Vorsilbe darin, in, hinein
32 Vorsilbe von – weg, ab
34 eitriger Hautausschlag
35 Vorsilbe drei
36 an dritter Stelle
38 hohlhandseitig
41 Vorsilbe zwei, beide
43 Blutplättchen
45 Vorsilbe hinaus, heraus, draußen
46 Vorsilbe zwei, zweimal, beide, beidseitig
49 Vorsilbe allein, einzeln, einzig
50 Sehne
51 Brustdrüsenschmerz
53 Speiseröhrenenge

*Senkrecht:*

1 Funktionsschwäche der Bauchspeicheldrüse
2 Vergiftung
3 Nasenspiegelung
4 Vorsilbe Ende, Ziel, fern, weit
5 Nierenschmerz
6 Einspritzung größerer Flüssigkeitsmengen
7 Verbindung zweier Harnleiterenden
8 vielfarbig
10 Leber und Milz betreffend
13 die Rindenschicht anregend
14 Krebsentstehung
18 Luftschlucken
23 Leberleiden
24 Blutleere, Minderdurchblutung
25 Pigmentzellen anregend („auf schwarz gerichtet")
27 Erkrankung der Bauchspeicheldrüse
32 Gelenkpunktion
33 Wortstamm trocken
37 Abkürzung arteriovenös oder atrioventrikulär
39 Nasenentzündung, Schnupfen
40 Schwund eines Organs oder Organteils
42 Zahnfleisch
44 Mitesser
47 Wortstamm Erbrechen
48 Vorsilbe schlecht, gestört
50 Wortstamm Schnitt
52 Knochen oder Mund

**20.29**

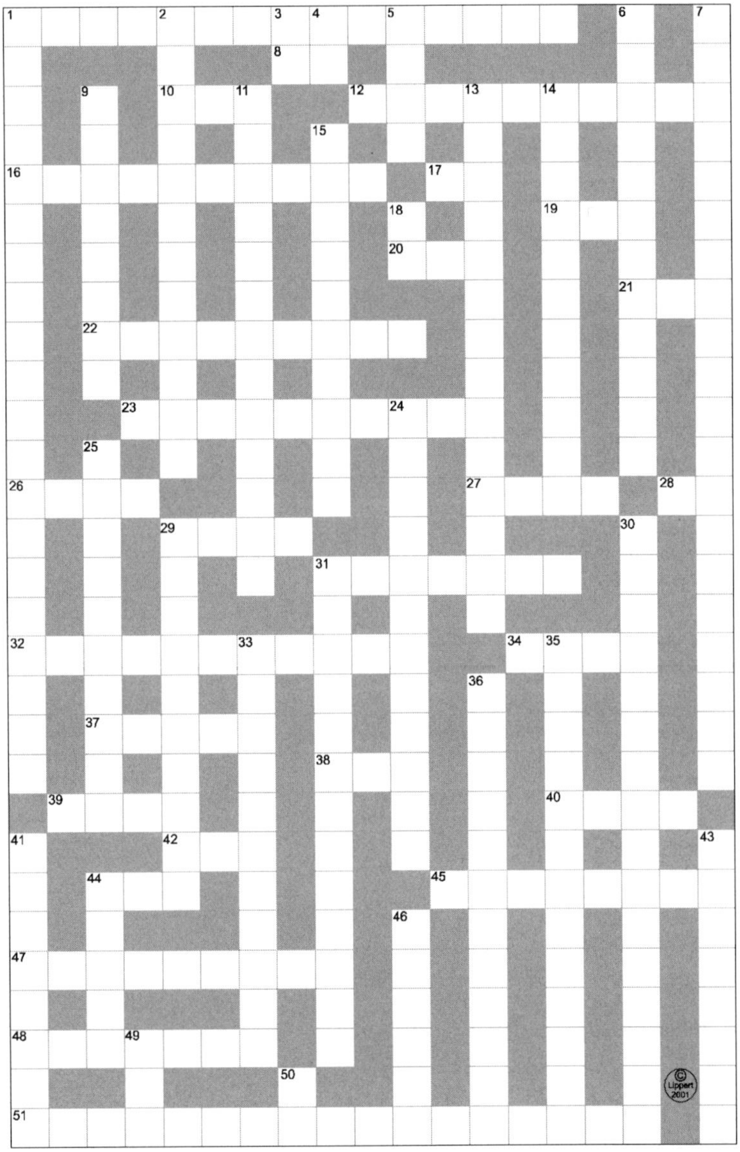

*Waagerecht:*
1 Auftreten zahlreicher Blutgefäßgeschwülste
8 Einheitenzeichen Millisekunde
10 Wortstamm Sehen
12 Blutzelle mit Körnchen im Zellleib
16 Luftröhrenentzündung
17 Wortstamm Sehen
19 Vorsilbe vor, für, gemäß
20 Wortstamm Körperenden
21 Wortstamm Leistung, Arbeit
22 Entzündung der Lederhaut des Auges
23 in 2 abwechselnden Zeitabschnitten verlaufend
26 Wortstamm Nase
27 Wortstamm Erkrankung, Leiden
28 Vorsilbe wieder, erneut, zurück
29 Vorsilbe eigen, eigenständig, selbständig
31 Leichenöffnung
32 Knochenerkrankung
34 Wortstamm Kreuzbein
37 Wortstamm abbauen, (zer)brechen, zerstören
38 Wortstamm Sehen
39 Wortstamm süß
40 Endungen Fließen, Fluss
42 Vorsilbe von – weg, ab
44 Einheit der Stoffmenge
45 Wortstamm Speiseröhre
47 durch die Milz bedingt
48 Wortteil Zertrümmerung
51 Betäubung im Kreuzbeinbereich

*Senkrecht:*
1 Einpflanzen des Lebergangs in den Darm
2 Fehlen des Auges
3 Abkürzung intramuskulär
4 Knochen oder Mund
5 Wortstamm Hauptschlagader
6 Entstehung eines Geschwürs
7 Bruch eines erkrankten Knochens (2 Wörter)
9 Erkennen einer Krankheit
11 Haarbrüchigkeit
13 Nierennaht
14 unreife Lymphzelle
15 bei/durch Zuckerkrankheit
18 Abkürzung Arteriae
24 leicht gelbsüchtig
25 Ausstülpung eines Hohlorgans
29 Krummdarm und Blinddarm betreffend
30 Krankenbehandlung mit Arzneimitteln
31 Spaltungsirresein
33 Gelenklehre
35 Schlagadern und Venen betreffend
36 gegen Krankheitserreger gerichtet
41 Muskelentzündung
43 Schreibunfähigkeit (als Großhirnstörung)
44 Vorsilbe viel, mehr
46 Hoden
49 Wortstamm Öffnung
50 Wortstamm After

## 20.30

*Waagerecht:*
1 Gebärmutterkrebs
5 Wortstamm Arzt
9 Wortstamm Mastdarm
11 Vorsilbe oberhalb, oben
13 auf die Ausatmung bezogen
14 Vorsilbe gleichartig
16 Wortstamm Sehen
18 Wortstamm Schmerz
19 Samenerguss
20 Vorsilbe ein, eine, eines
21 Wortstamm Schall, Laut, Ton
23 Abkürzung Hirnstromableitung
24 zu den Geschlechtsorganen gehörend
25 Vorsilbe wieder, erneut, zurück
29 krankhafte Angst vor dem Stehen
32 Wortstamm Mark
33 Augenspiegel
36 Vorsilbe außen, heraus
37 Vorsilbe hinaus, heraus, draußen
38 Zahnbein
40 Vorsilbe billionstel
41 Knochen
44 Endung abnormer Zustand
45 Vorsilbe gleich, ebenso groß
47 Abkürzung arteriovenös oder atrioventrikulär
48 vor dem Schienbein
49 Eiweiß
50 Wortstamm Magen
52 Fehlentwicklung der Keimdrüsen

*Senkrecht:*
1 operative Verbindung zwischen Harnleiter und Haut
2 Harnsteinleiden
3 heftiges Nasenbluten
4 Einatmung
6 Gefäßdarstellung im Röntgenbild
7 Besichtigen von Mastdarm und s-förmigem Grimmdarm
8 Gefäß
10 durch die Haut
12 Verdickung des Nagels
15 Drüse (lateinisch)
17 Aufzeichnung der (Haut-) Temperatur
22 Abkürzung „ohne pathologischen Befund"

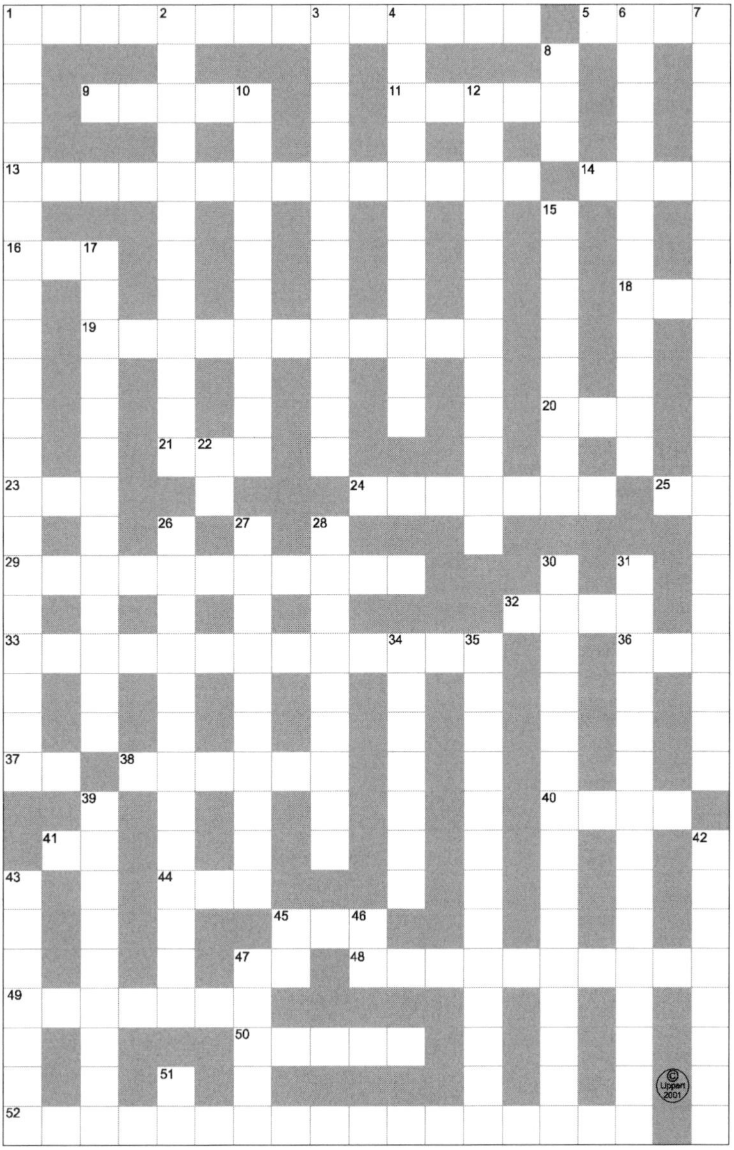

26 operative Entfernung des Eierstocks
27 Gallenstauung
28 den Bauch bzw. die Bauchwand betreffend
30 Überaktivität der Milz
31 auf dem Brustfell verstreute Krebsabsiedlungen
34 Grimmdarmentzündung
35 von den Nebenschilddrüsen ausgehend
39 durch seelische Vorgänge verursacht
42 Lehre von den Muskeln
43 Wortstamm Eileiter
47 Abkürzung intravenös
46 Wortstamm Sehen
47 Wortstamm beengen, einengen
51 Vorsilbe zu, bis zu, bei

## 20.31

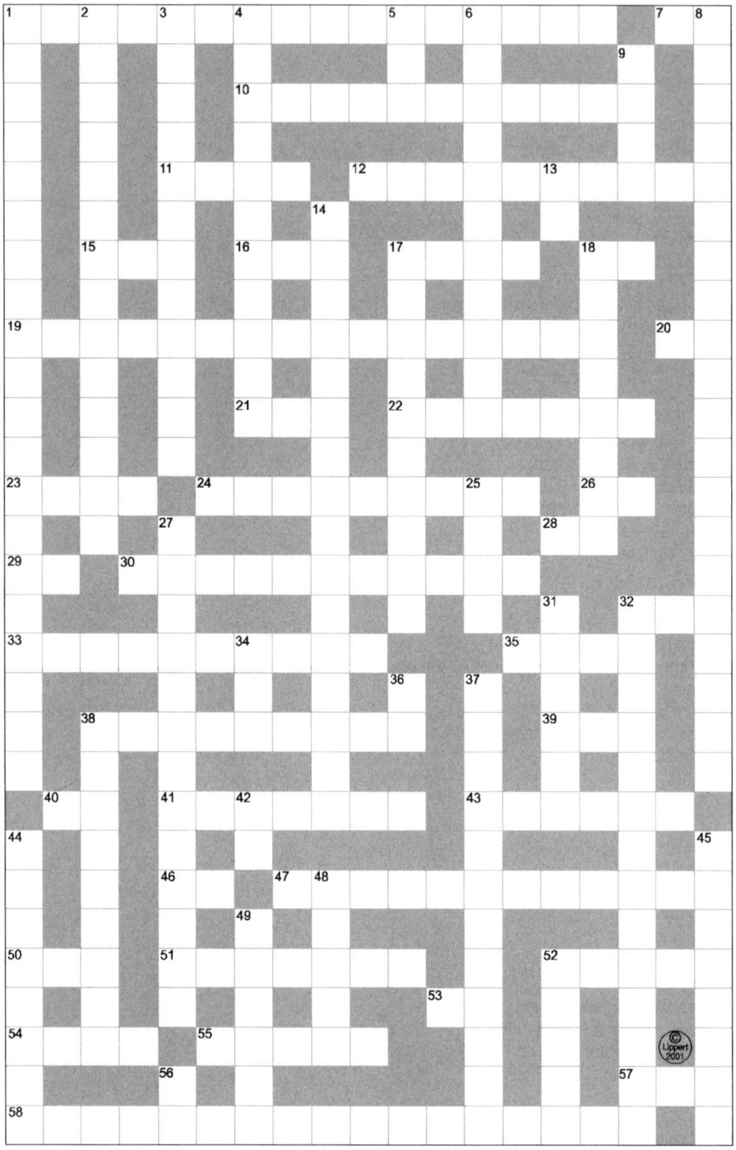

*Waagerecht:*

1 Schlüsselbeinbruch
7 Wortstamm Sehen
10 normale, schmerzlose Monatsblutung
11 plötzlich auftretend
12 Krampfaderbruch
15 Wortstamm Knochen
16 Vorsilbe vor, für, gemäß
17 Wortstamm Blutvergiftung
18 Wortstamm Muskel
19 Nierenschnitt zur Steinentfernung
20 Wortstamm Eiter
21 Wortstamm Öffnung
22 drüsenähnlich
23 Wortstamm ausscheiden
24 Entzündung des gesamten Ohrs (Mittel- und Innenohr)
26 Abkürzung intravenös
28 Einheitenzeichen Millisekunde
29 Endung ähnlich wie
30 Eileiterentzündung
32 Wortstamm Körperenden
33 einspritzen
35 Wortstamm blau
38 Zahndurchbruch, „Zahnen"
39 Vorsilbe drei
40 Knochen oder Mund
41 den Magen betreffend
43 Wortstamm Kopf
46 Einheitenzeichen Nanogramm
47 Punktion der Fruchtblase
50 Abkürzung Hirnstromableitung
51 Brustbein
52 Vorsilbe anders
53 Vorsilbe gut, wohl, normal
54 Wortstamm Blut
55 Wortstamm Kraft, Stärke
57 Wortstamm Krummdarm
58 Kehlkopf- und Luftröhrenentzündung

*Senkrecht:*

1 Entzündung der Hornhaut und der Bindehaut
2 verminderte Beweglichkeit von Samenzellen
3 unterhalb des Brustbeins
4 Schleimhautwucherung in der Gebärmutter
5 Niere
6 Herzsenkung, Tiefstand des Herzens
8 die ersten 3 Entwicklungswochen
9 Wortteil Eingeweidebruch
13 Abkürzung „ohne pathologischen Befund"
14 von hinten nach vorn
17 Entzündung der Mundschleimhaut
18 (Rücken- oder Knochen-) Markentzündung
25 Endung Entzündung
27 Krebsentstehung
31 an ungewöhnlicher Stelle
32 Symptom der koronaren Herzkrankheit (2 Wörter)
34 Vorsilbe auf, darauf, oberhalb
36 Abkürzung Nervi (Nerven)
37 weiße Blutkörperchen im Harn
38 Schluckstörung
42 Abkürzung subkutan
44 Wortstamm Gehirn
45 in Nerven entstehend
48 Gemütskrankheit mit gehobenem Lebensgefühl
49 Schnittentbindung (Kaiserschnitt)
52 Wortstamm Leber
56 Wortstamm After

## 20.32

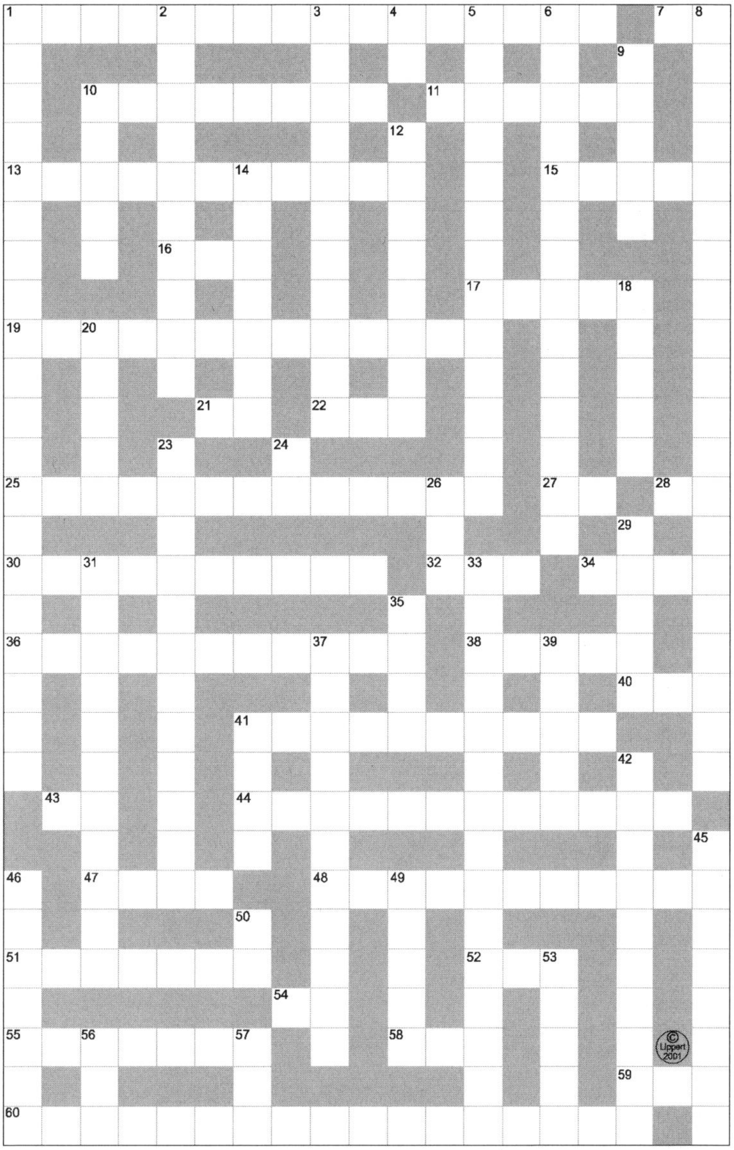


*Waagerecht:*

1 Wissenschaft von den Anästhesieverfahren
7 Vorsilbe zu, bis zu, bei
10 Wortstamm Gallengang
11 Wortstamm Gebärmutter
13 krankhafter Zustand des Zahnhalteapparats
15 Fehlen der Atmung (Atemstillstand)
16 Wortstamm Fett
17 Träger (1 Halswirbel)
19 durch die Harnröhre
21 Endung Geschwulst
22 Vorsilbe zusammen, mit, zugleich
25 (Röntgen-)Gelenkdarstellung
27 Vorsilbe hinaus, heraus, draußen
28 Endung ähnlich wie
30 Harnröhrenentzündung
32 Wortstamm Sehen
34 tiefe Bewusstlosigkeit
36 unterschiedlich große rote Blutkörperchen
38 tödlich, zum Tode führend
40 Vorsilbe außen, heraus
41 von der Mundhöhle ausgehend
43 Abkürzung Computertomogramm oder Computertomographie
44 zwischen den Brustdrüsen
47 Wortstamm eng, schmal
48 auf die Haut gerichtet
51 Unfähigkeit zu schlucken
52 Wortstamm Ort, Stelle
54 Vorsilbe zwei, beide
55 Wortteil Naht, Nähen
58 Wortstamm trocken
59 Wortstamm Krummdarm
60 Verengung der kleinsten Bronchen

*Senkrecht:*

1 Kunstafter (3 Wörter)
2 Erkrankung der Wirbelsäule
3 Entzündung des s-förmigen Grimmdarms
4 Abkürzung „ohne pathologischen Befund"
5 Erweichung des Nagels
6 innerhalb der Zelle
8 Unterscheiden einer Krankheit von anderen
9 Vorsilbe durch, über, jenseits
10 Wortstamm Zeit
12 eine Leichenöffnung ausführen
14 Nierengeschwulst
18 künstliche Öffnung für Organ an der Körperoberfläche
20 Wortstamm hören
23 Gelenkerkrankung
24 Wortstamm Harn
26 Vorsilbe gleich, ebenso groß
29 Einheit der Energie
31 mit vom Gehirn ausgelösten Anfällen einhergehend
33 Lungenschlagader
35 Vorsilbe millionenfach
37 Zahnschmerz
39 Wortstamm Wärme
41 Wortstamm Rückenmark
42 Gebärmutterschmerz
45 Samenzellen
46 keinen Sauerstoff benötigend
49 Wurzel
50 Vorsilbe wieder, erneut, zurück
53 Lunge
56 Vorsilbe von – weg, ab
57 Vorsilbe auf, darauf, oberhalb

## 20.33

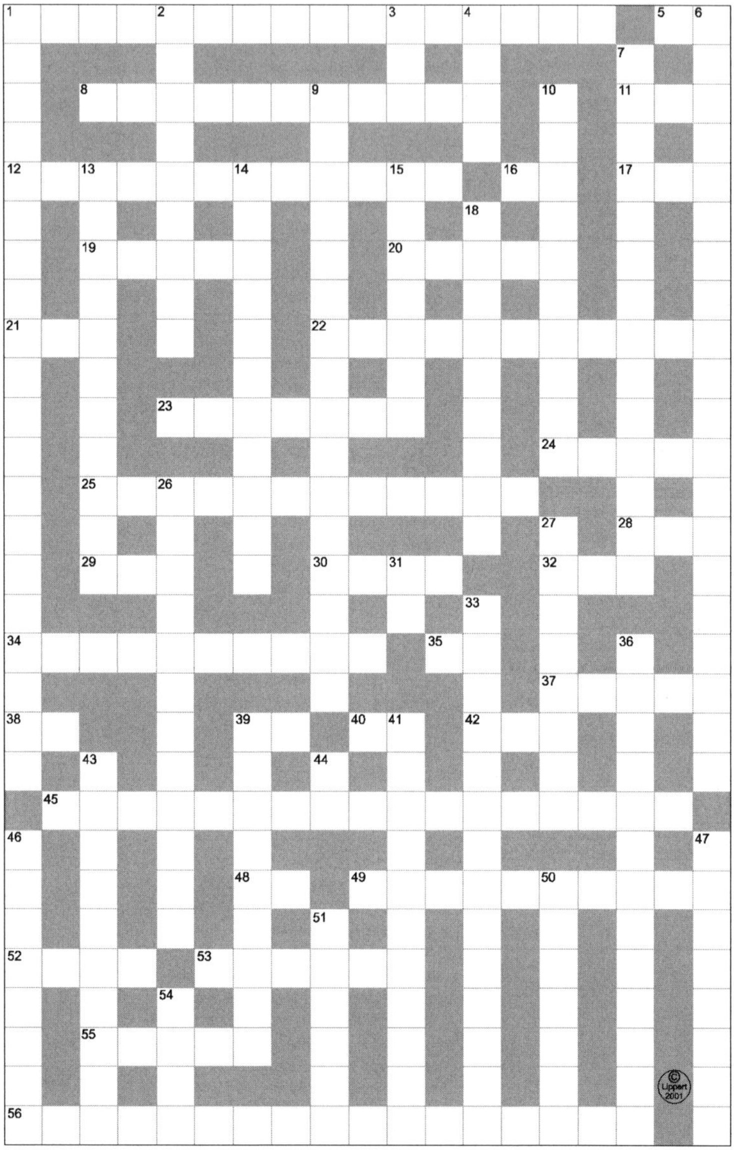

*Waagerecht:*

1 Bildung der roten Blutkörperchen
5 Vorsilbe zwei, zweimal, beide, beidseitig
8 krankhaft gesteigertes Hörvermögen
11 Wortstamm Krummdarm
12 Entstehung von Missbildungen
16 Abkürzung Rami (Äste)
17 Wortstamm Sehen
19 Wortstamm Bewegung
20 Wortstamm Krampf, Verkrampfung
21 Vorsilbe von – weg, ab
22 Herzmuskelentzündung
23 Schlagader
24 Wortstamm Niere
25 Gasbrust
28 Vorsilbe gleich, ebenso groß
29 Vorsilbe außen, heraus
30 Wortteil Harnbildung, Harnausscheidung (Wasserlassen)
32 Endung abnormer Zustand
34 auf seelische Vorgänge gerichtet
35 verneinende Vorsilbe vor Selbstlauten (Vokalen)
37 Wortstamm Wärme
38 Endung ähnlich wie
39 Wortstamm Eiter
40 Wortstamm Sehen
42 Wortstamm Öffnung
45 Zertrümmerung von Gallensteinen
48 Vorsilbe zwei, beide
49 unverändert bleibend
52 Elle
53 Wortstamm Mund, Mundschleimhaut
55 Darmverschluss
56 Betäubung im Lendenbereich

*Senkrecht:*

1 Aufzeichnen der Herzströme
2 niedriger Blutdruck
3 Wortstamm Sehen
4 Knochen (Mehrzahl)
6 Verbinden des Krummdarms mit dem Querteil des Dickdarms
7 Schwund (Ernährungsstörung) des Fettgewebes
9 entzündliche Verwachsung von Organen
10 neben der Körpermittelebene
13 Mastdarmspiegelung
14 Durchtrennen der Magenwand
15 Anspannung der Herzwand
18 neben der Niere
26 krankhaftes Vortreten des Augapfels
27 mit mehreren Angriffspunkten
31 Abkürzung intravenös
33 auf die Einatmung bezogen
36 Fehlen der Öffnung des Gebärmutterhalses
39 Venenentzündung
41 Entzündung der Vorsteherdrüse
43 Gallenganggeschwulst
44 Abkürzung Computertomogramm oder Computertomographie
46 die Leistengegend betreffend
47 Vorsteherdrüse
50 Knochenentzündung
51 Vorhautschmiere
54 Vorsilbe inmitten, zwischen, nach

## 20.34

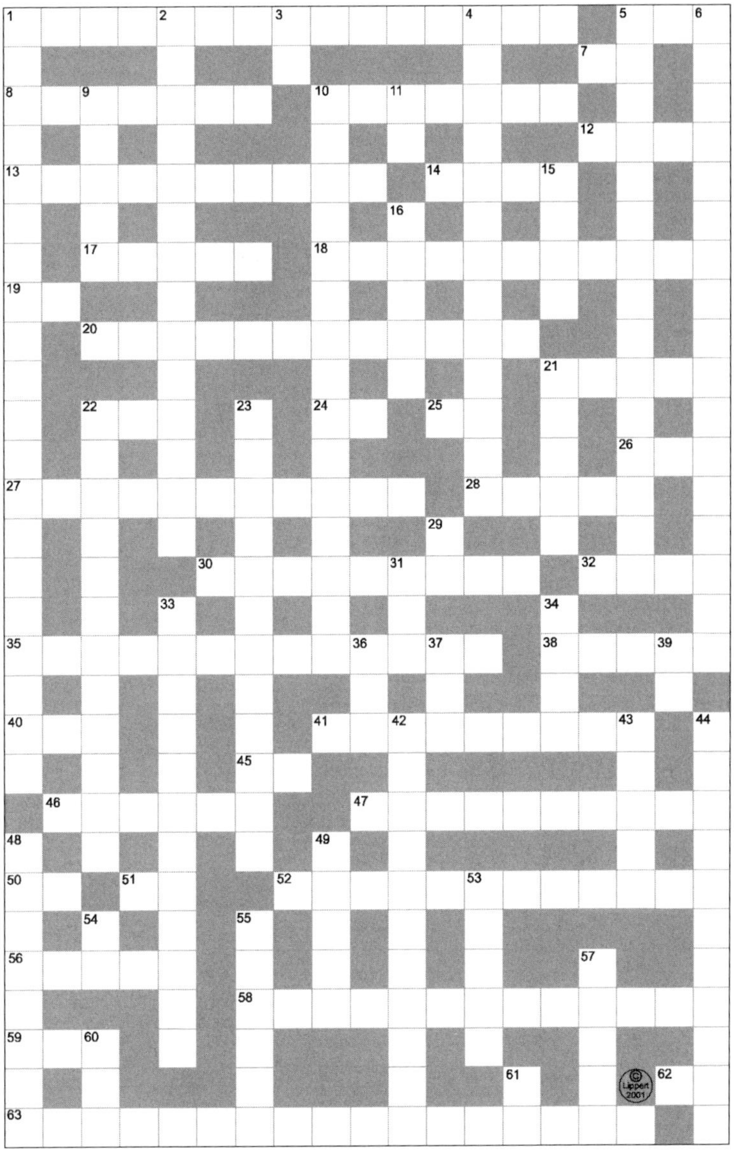

*Waagerecht:*

1 entzündungshemmende Arzneimittel
5 Vorsilbe vor, für, gemäß
7 Wortstamm Eiter
8 Störungen beim Wasserlassen
10 Geschwulst aus jungen, unreifen Zellen
12 Vorsilbe anders, fremd
13 Geschwulst in der Brustdrüse
14 Wortstamm Strahl
17 Vorsilbe vier
18 Bindehaut
19 Vorsilbe von – weg
20 Fingerabdruck
21 Wortstamm Zunge
22 Wortstamm Haar
24 Wortstamm Harn
25 Wortstamm After
26 Wortstamm Geschwulst
27 Entfernung der äußeren weiblichen Geschlechtsorgane
28 Geschwulst aus Fettgewebszellen
30 Schläfrigkeit mit geistiger Verlangsamung
32 Zahn
35 Lehre von den Verletzungen/Unfällen
38 Abschnitt einer stetigen Entwicklung
40 Vorsilbe auf, darauf, oberhalb
41 verminderter Farbstoffgehalt
45 Einheitenzeichen Nanogramm
46 Lederhaut des Auges
47 auf dem Blutweg entstanden
50 Vorsilbe gut, wohl, normal
51 Abkürzung Computertomographie
52 Vielfingrigkeit (mehr als 5 Finger oder Zehen)
56 Gewebewassersucht
58 von der Großhirnrinde zum Rückenmark
59 Niere
62 Einheitenzeichen Milligramm
63 Teilentfernung der Vorsteherdrüse

*Senkrecht:*

1 Bauchhöhlenschwangerschaft
2 neben dem Gelenk
3 Abkürzung „ohne pathologischen Befund"
4 innerhalb der Lunge
5 Eröffnen des Nierenbeckens zum Steinentfernen
6 abnorm weite Speiseröhre
9 Wortstamm Körper
10 Bronchen und Lunge betreffend
11 Vorsilbe zu, bis zu, bei
15 Vorsilbe zurückhalten, hemmen
16 Vorsilbe unterhalb
21 Wortstamm schreiben, darstellen
22 träg, schwerfällig (Temperament)
23 hinter dem Brustbein
29 Vorsilbe erneut, zurück
31 Abkürzung Ligamentum
33 Herausschneiden eines Blutpfropfs
34 Wortstamm atmen, hauchen, blasen
36 Wortstamm Sauerstoff
37 Vorsilbe gleich, ebenso groß
42 Rachenentzündung
43 Wortstamm groß
44 Frauenarzt
48 auf die Niere gerichtet
49 Mahlzahn
53 Sauerstoff benötigend
54 Endung ähnlich wie
55 Absonderung
57 Vorsilbe millionstel
60 Vorsilbe neu
61 Wortstamm Ohr

## 20.35

*Waagerecht:*

1 Augenspiegelung
8 vermindertes Hörvermögen
11 Wortstamm Kälte, Frost, Eis
12 bindegewebigen Umbau der Bauchspeicheldrüse
14 Vorsilbe vor, für, gemäß
15 Vorsilbe hundertfach
16 Vorsilbe ein, eine, eines
17 außerhalb der Lunge
18 Abkürzung intramuskulär
20 Vorsilbe von – weg, ab
21 ellenseitig
23 Wortstamm Ohr
24 Vorsilbe neu
25 Wortteil tötend
29 Wortstamm Brustdrüse
30 Abkürzung subkutan
31 Zustand nach Kälteschädigung
34 Erkrankung einer Hormondrüse
36 Wortstamm Ei
39 Abkürzung intravenös
40 Darstellung des Nierenbeckens
41 Wortstamm Schall, Laut, Ton
42 Vorsilbe hinaus, heraus, draußen
47 Wortstamm Rücken, Wirbelsäule
48 Geschwulst erregend
50 Wortstamm Knochen
51 Wortteil Senkung
52 Entzündung von Eileiter und Eierstock
53 Wortstamm Hals
54 Knochen oder Mund
55 zahlreiche Krebsgeschwülste
58 akute Verschlimmerung einer chronischen Krankheit
59 Erkrankung der kleinen Blutgefäße
60 Wortstamm After

*Senkrecht:*

1 angeborene Undurchgängigkeit der Speiseröhre
2 Weitsichtigkeit
3 Verknöcherung
4 Abkürzung „ohne pathologischen Befund"
5 Endung ähnlich wie
6 mit unbekannter („verborgener") Ursache
7 Entfernung von Mastdarm und Grimmdarm
9 nahezu vollständig
10 Gefäßknäuel der Nierenrinde
11 triebhaftes Stehlen
13 durch Nervenentzündung bedingt
15 Lehre vom Blut
19 fähig, sich zusammenzuziehen
22 Wortstamm Stein
26 Lehre von den krankhaften Lebensvorgängen
27 Entzündung des Nagelwalls
28 Vorsilbe wieder, erneut, zurück
32 Wortstamm Nebenniere
33 Wortstamm Missbildung
35 Wortstamm wenden, auf etwas richten, anregen
37 Hautärztin
38 bösartige Geschwulst aus Knochengewebe
43 Wortstamm Bewegung
44 Harnblasenspiegel
45 unvollständig gelähmt (muskelschwach)
46 Einheitenzeichen Nanogramm
49 Endung abnormer Zustand
56 Vorsilbe gleich, ebenso groß
57 Vorsilbe auf, darauf, oberhalb

## 20.36

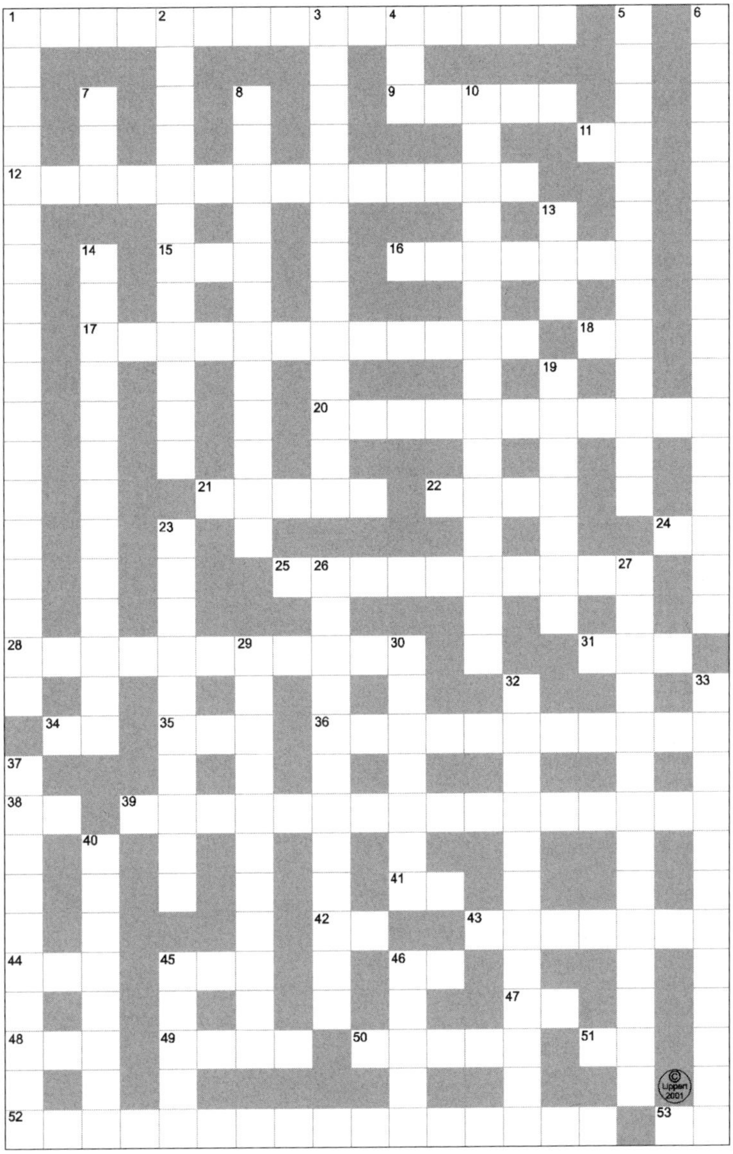

*Waagerecht:*

1 Verkalkung der Herzkranzschlagadern
9 Lehre vom Licht
11 Vorsilbe zwei, beide
12 zwischen den Wirbeln
15 Vorsilbe vor, für, gemäß
16 Wortteil Spalte
17 innerhalb der Gesäßmuskeln
18 Abkürzung Arteriae (Arterien)
20 die Zellteilung hemmende Medikamente
21 Krankenkost
22 Vorsilbe um – herum, ringsum
24 Wortstamm Ohr
25 das Bauchfell betreffend
28 Nierensenkung
31 Wortstamm Geschwulst
34 Vorsilbe wieder, erneut, zurück
35 Vorsilbe neu
36 gestauter Harnleiter
38 Vorsilbe von – weg
39 Speiseröhrenkrampf
41 Einheitenzeichen Nanogramm
42 Wortstamm Muskel
43 Mark
44 Vorsilbe auf, darauf, oberhalb
45 Wortstamm Schambein, Schamgegend
46 Wortstamm Eiter
47 Abkürzung intravenös
48 Wortstamm Spannung, Druck
49 Wortstamm eng, schmal
50 Geschwür
51 Vorsilbe zwei, zweimal, beide, beidseitig
52 Lymphgefäßerkrankung
53 Knochen oder Mund

*Senkrecht:*

1 Verschlussschwäche des Mageneingangs
2 Nierenerkrankung
3 Erweichung der Hornhaut
4 Vorsilbe außen, heraus
5 Erkennbarwerden einer Krankheit
6 Entzündung der Speiseröhrenumgebung
7 Wortstamm Zelle
8 Rückenmarkerweichung
10 Luftröhrenenge
13 Endung abnormer Zustand
14 manuelle Medizin
19 Krampfadern
23 den Rachen betreffend
26 Einsinken des Auges in die Augenhöhle
27 Mondbeinerweichung
29 krankhafte Lichtscheu
30 im Körperinnern entstehend, aus innerer Ursache
32 unter dem Zwerchfell
33 Altersschwerhörigkeit
37 neben dem geraden Bauchmuskel
40 bösartige Geschwulst
45 Wortstamm Vorhaut
46 Schleimhautwucherung

## 20.37

*Waagerecht:*
1 krankhafte Bindegewebevermehrung im Herzmuskel
5 Wortstamm grau
9 Lehre von der Gesunderhaltung des Menschen
10 Schnittentbindung (Kaiserschnitt)
12 Vorsilbe vor, für, gemäß
13 nervenschädigend
14 Wortstamm Sehen
16 Wortstamm Sehen (Alternative zu 14)
18 Abkürzung Hirnstromableitung
19 Magenspiegelung
20 Wortstamm After
23 Abkürzung für Elektrokardiogramm
24 Wortstamm Blut
25 Entzündung der Hirn- und/oder Rückenmarkshäute
27 Wortstamm Auge
28 Wortstamm Harn
29 Abkürzung Nervi (Nerven)
32 Kopf (lat.)
34 Auflösen eines Blutgerinnsels mit Medikamenten
37 Entzündung des gesamten Augapfels
39 Wortteil wenden, führen
40 gestörte Atmung
42 Mastdarm
44 Vorsilbe darin, in, hinein
45 Vorsilbe außen, heraus
46 Wortteil zerreißen
47 Oberschenkelbruch
50 Niere
51 Wortstamm Leber
53 Wortstamm Körper
54 Kehlkopfkrebs
55 Wortstamm Loch, Öffnung, Lichtung

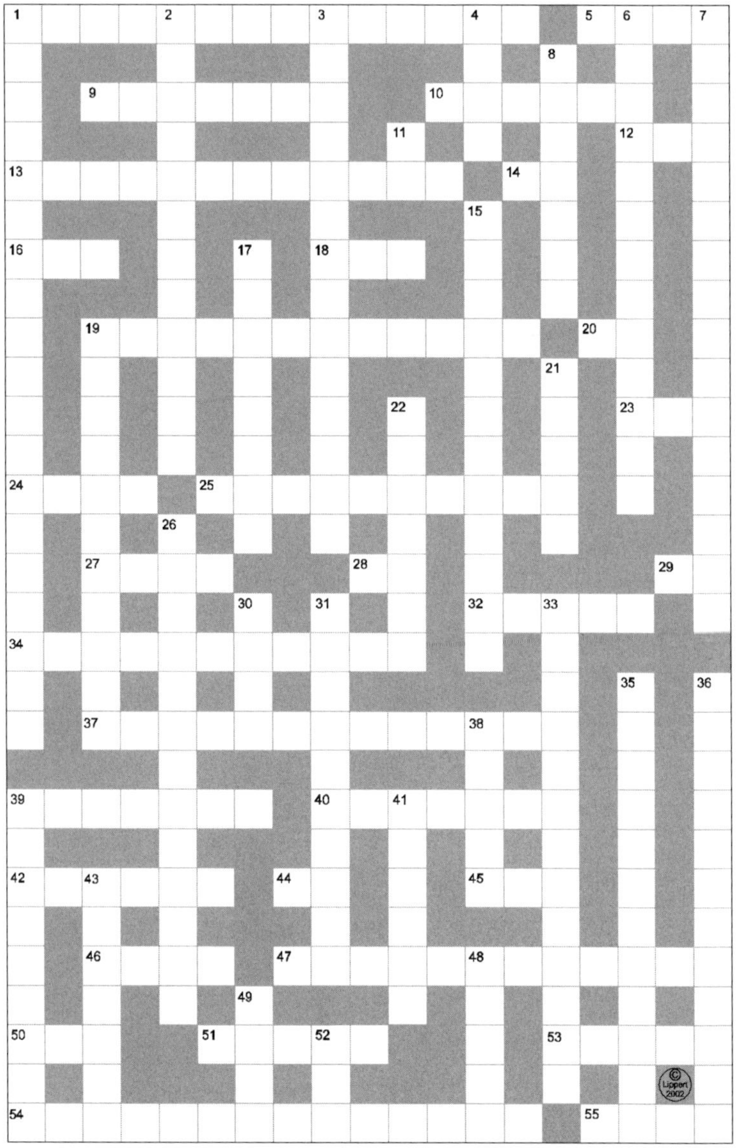

*Senkrecht:*
1 Hirnhaut- und Gehirnentzündung
2 Gefäßkrampf
3 Verbinden zweier Krummdarmstümpfe
4 Wortstamm eng, schmal
6 Mund und Rachen betreffend
7 Verbindung zwischen Darmbein und Kreuzbein
8 Wortstamm (Wein)traube
11 Abkürzung subkutan
15 gegen Krankheitserreger gerichtet
17 krampfadrig
19 vorwiegend Frauen befallend
21 Stillstand
22 schmerzhaftes Wasserlassen
26 unter dem Unterkiefer
30 Wortstamm Scheide
31 Harnblasenschmerz
33 Zeitspanne vor dem Aufhören der Regelblutungen
35 zuerst entstandene Geschwulst
36 Entzündung nur eines Nervs
38 Gemütskrankheit mit gehobenem Lebensgefühl
39 die Wirbelsäule betreffend
41 Kreuzbein
43 die Herzkranzgefäße betreffend
48 Vorsilbe billiardstel
49 Wortstamm weiß, hell, glänzend
52 Wortstamm Körperenden

## 20.38

*Waagerecht:*
1 Kleinhirn
3 gutartige Knorpelgeschwulst
7 Wortstamm Kind
8 Augenhöhle
12 in die Augenhöhle eingesunkener Augapfel
13 Vorsilbe gleichartig
15 Niere
16 Organvergrößerung infolge Zellvergrößerung
17 Vorsilbe zwei, beide
19 Vorsilbe außen, heraus
20 Wortstamm Schall, Laut, Ton
21 Entzündung des Krummdarms
23 Endung abnormer Zustand
24 Wortstamm Schnitt
25 Wortstamm Knochen
28 Darmverschluss
31 Abkürzung Arteriae (Schlagadern)
33 Wortstamm Schweißdrüse
38 operative Befestigung der Niere
39 Vorsilbe auf, darauf, oberhalb
41 Wortstamm Haut
42 Abkürzung intramuskulär
43 Knochen oder Mund
44 Mahlzahn
45 Wortstamm Blinddarm
46 indirekte Zellteilung
47 harte Hirn- und Rückenmarkhaut (Kurzbezeichnung)
49 Wortstamm Sehen
50 Wortstamm Wort, Lehre, Wissenschaft
51 Vorsilbe vier
52 Abkürzung intravenös
53 Harnblasenschmerz
54 befestigen, haltbar machen

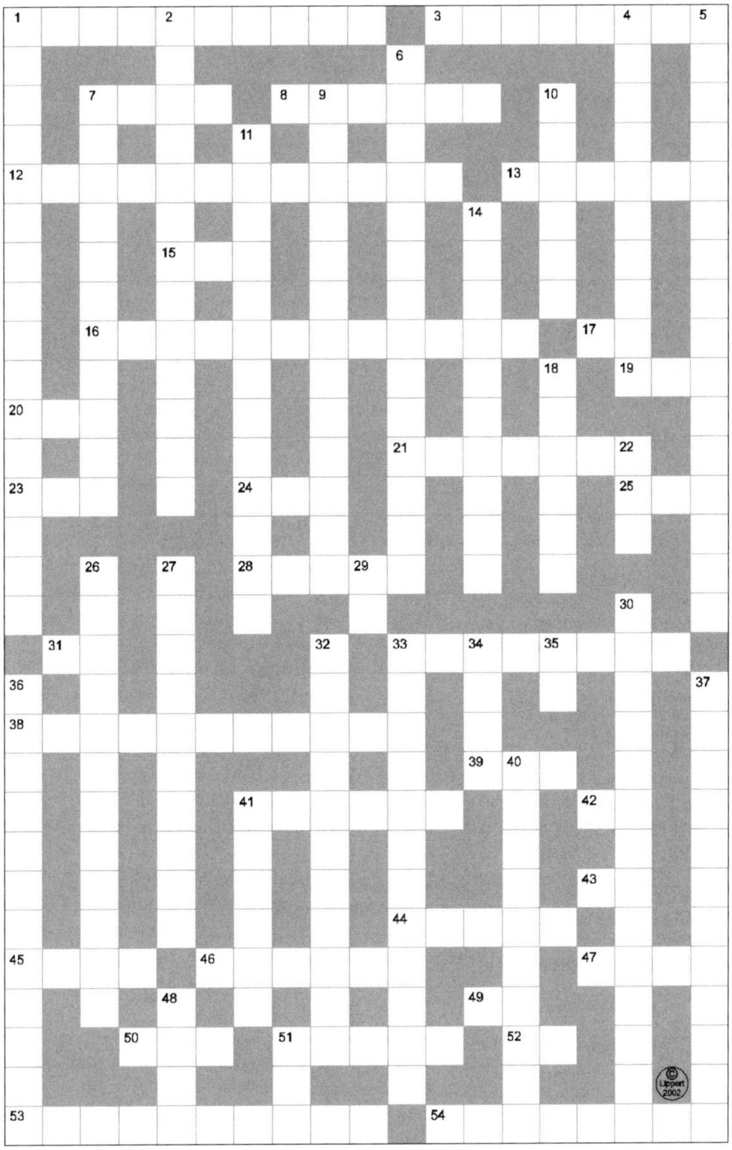

*Senkrecht:*
1 Spiegelung des Hauptgallengangs
2 Herabsinken des (Ober)lids
4 Strahlenheilkunde
5 Erkrankung der großen Blutgefäße
6 ansteckende Leberentzündung
7 krankhafte Sprechangst, z.B. bei Stotterern
9 erneute Öffnung des Bauchraums
10 Brustkorb
11 Knorpelerkrankung
14 Halbseitenlähmung
18 Mündung
22 Vorsilbe unter, unterhalb, unvollständig
26 Darstellen von Strukturen, z.B. mit Pinzette und Skalpell
27 gesteigerter Farbstoffgehalt
29 Wortstamm Harn
30 Nerven und Muskeln betreffend
32 (degenerative) Erkrankung des Hüftgelenks
33 Blutansammlung in der Gebärmutter
34 Wortteil binden, verbinden
35 Abkürzung arteriovenös oder atrioventrikulär
36 Funktionsschwäche von Organen
37 Beischlaf
40 Eiteransammlung im Eileiter
41 Lederhaut
48 Vorsilbe ganz
51 Wortstamm Spannung, Druck

## 20.39

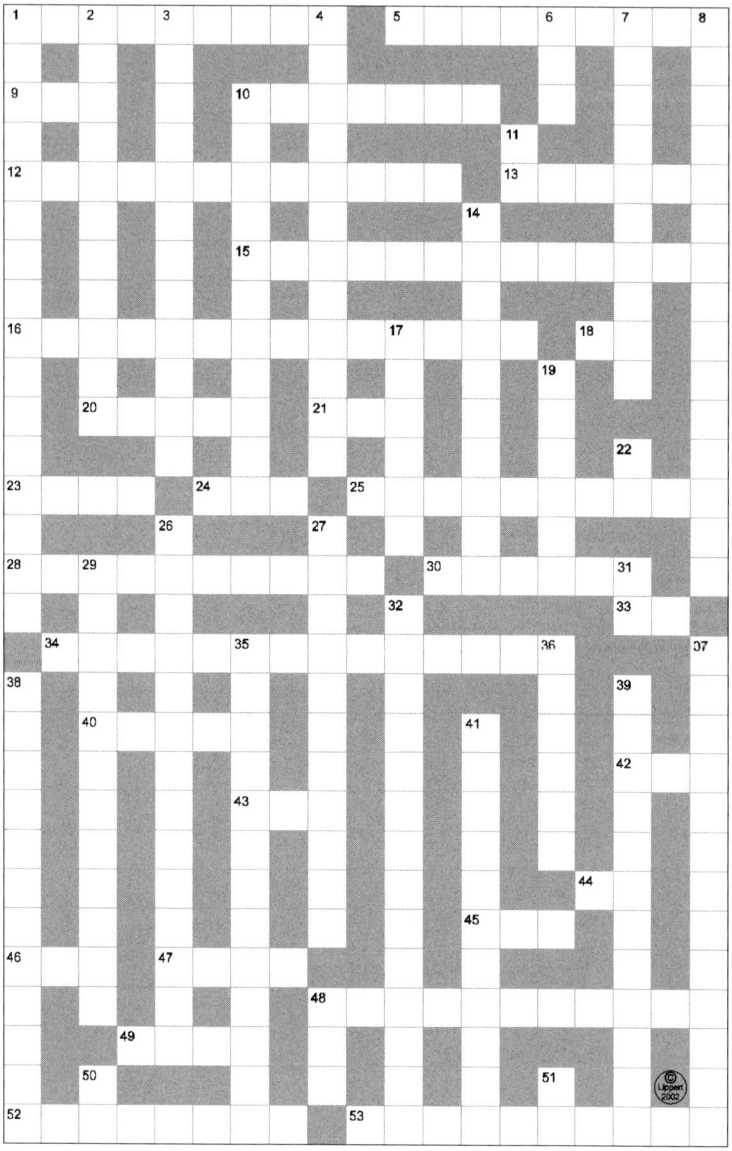

*Waagerecht:*

1 Entzündung der Vorhaut
5 Lehre von den Immuneigenschaften des Blutserums
9 Vorsilbe neu
10 Eileiter
12 Zelltod nach Bestrahlung
13 Samen
15 übergroßer Kopf
16 Lehre von den krankhaften Veränderungen der Zellen
18 Einheitenzeichen Nanogramm
20 tönend, klingend
21 Vorsilbe gleich, ebenso groß
23 Vorsilbe gleichartig
24 Abkürzung Hirnstromableitung
25 vermehrte Blutfülle
28 unveränderter Befund (2 Wörter)
30 Nervengeschwulst
33 Abkürzung subkutan
34 auf Großhirnerkrankung beruhende Muskelschwäche
40 flüssig
42 Vorsilbe von – weg, ab, ausgehend von
43 Wortstamm Sehen
44 Vorsilbe wieder, erneut, zurück
45 Wortstamm trocken
46 Niere
47 Vorsilbe billionenfach
48 übergroße Zähne
49 Wortstamm wenden, auf etwas richten, anregen
52 die Steinbildung fördernd
53 Verhütung

*Senkrecht:*

1 bindegewebigen Umbau der Bauchspeicheldrüse
2 Entzündung der Wirbelsäule
3 Flüssigkeitsansammlung im Eileiter
4 (Teil-)Entfernung der Lederhaut des Auges
6 Wortstamm auflösen, trennen
7 Facharzt für Magenerkrankungen
8 außerhalb der Bauchfellhöhle
10 Samenzellen im Harn
11 Knochen oder Mund
14 Muskelschwäche einer Körperhälfte
17 Eizelle
19 einen (Organ-)Lappen betreffend
22 Endung Geschwulst
26 Oberarmbruch
27 Entjungferung
29 Zahl der Atemzüge pro Minute
31 Einheitenzeichen Millisekunde
32 Kniescheibenbruch
35 Behandlung durch Strahlen
36 Leibesfrucht (4.–8 Entwicklungswoche)
37 gesenkter Blutkalziumspiegel
38 unterhalb des Herzens
39 künstliche Öffnung der Luftröhre
41 Schleimhautwucherung im Gebärmutterhals
48 Wortstamm Monat
50 Abkürzung Computertomogramm oder Computertomographie
51 Wortstamm Muskel

## 20.40

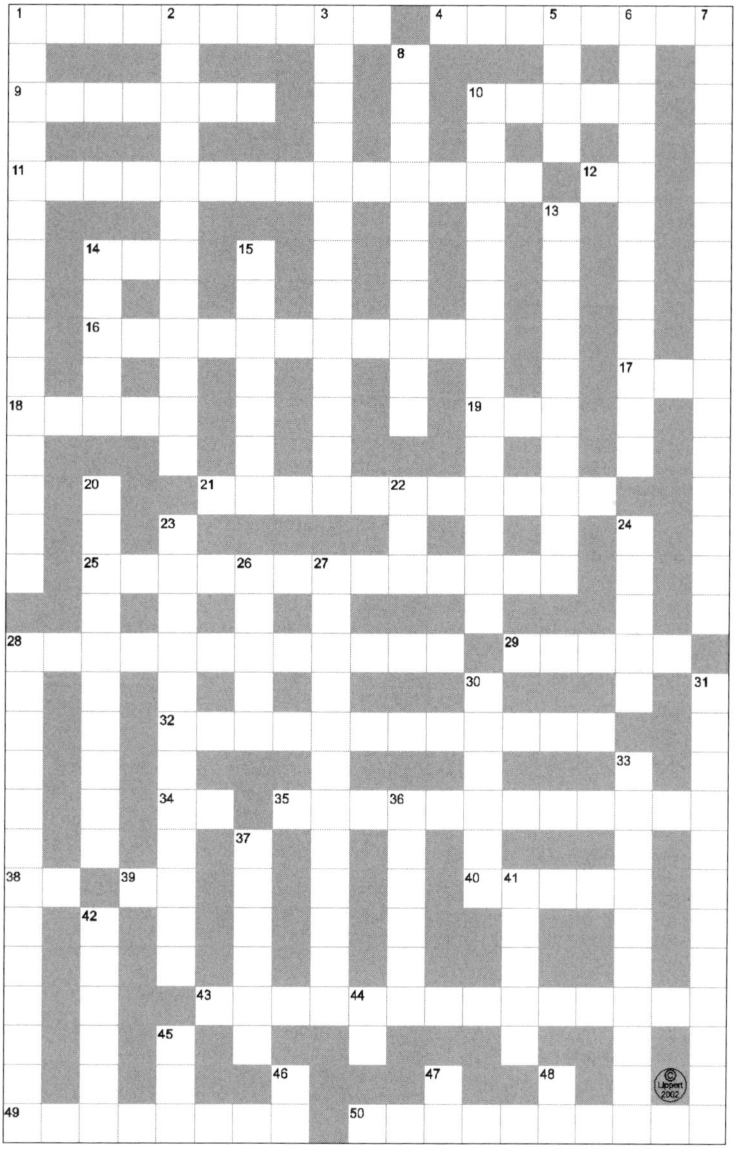

*Waagerecht:*

1 Verödung des Brustfellraums
4 feinfühlig, überempfindlich
9 zur Augenhöhle gehörend
10 Vorsilbe wenig, klein, vermindert
11 Sehnenscheidenentzündung
12 Abkürzung Arteriae (Schlagadern)
14 Endung abnormer Zustand
16 Ausweitung der Harnblase
17 Bindeform Muskel...
18 Vorsilbe aufgerichtet, gerade
19 Wortstamm Sehen
21 zwischen den Vorhöfen
25 Augenarzt
28 Magenerkrankung
29 Körperenden
32 Knochen auflösend
34 Vorsilbe zwei, zweimal, beide, beidseitig
35 unreife rote Blutzelle
38 Abkürzung subkutan
39 Abkürzung Computertomogramm oder Computertomographie
40 Brustdrüse
43 gesteigerte Empfindlichkeit (für Berührungsreize)
49 selbstmörderisch
50 Dickdarmspiegelung

*Senkrecht:*

1 Gewebeprobeentnahme aus der Vorsteherdrüse
2 Bewegung nach hinten
3 Eröffnen des Eileiters
5 Wortstamm Rückenmark
6 Eröffnung des Brustkorbs
7 Beobachten lebender Strukturen mit starker Vergrößerung
8 regelmäßig wiederkehrend
10 selten auftretende Regelblutungen
13 Blutstillung
14 Eizelle
15 Wortstamm Lunge
20 Zungenschmerz
22 Vorsilbe von – weg, ab, ausgehend von
23 Schilddrüsenentzündung
24 Wortstamm Geschwür
26 Wortstamm Leber
27 Steinzertrümmerung
28 Längsspaltung der Zunge
30 gutartige Geschwulst aus faserigem Bindegewebe
31 operative Fixierung der Gebärmutter
33 Gerät zum Besichtigen der Bauchhöhle
36 Verletzung
37 Wortstamm Finger
41 Hauptschlagader
42 Wortstamm Wirbel
44 Abkürzung Rami (Äste)
45 Vorsilbe drei
46 Einheitenzeichen Milliliter
47 Einheitenzeichen Femtoliter
48 Vorsilbe hinaus, heraus, draußen

**20.41**

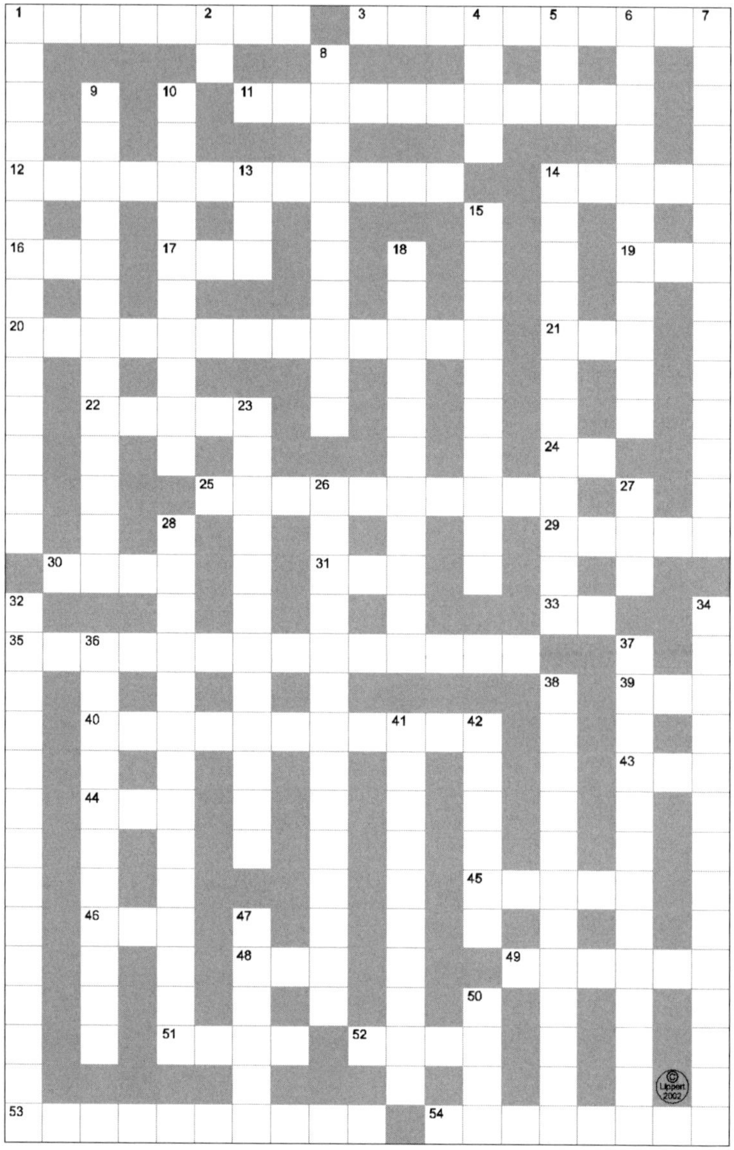

*Waagerecht:*

1 mit Krankheitserregern verunreinigt
3 Scharlach
11 Anteil der Blutzellen am Gesamtblut
12 die Strahlenheilkunde betreffend
14 Wortstamm Seele, Verstand
16 Vorsilbe neu
17 Wortstamm Krummdarm
19 Wortstamm Haar (lat.)
20 stark verminderte Zahl von Samenzellen
21 Vorsilbe zusammen, mit, zugleich
22 Wortstamm Haar (gr.)
24 verneinende Vorsilbe vor Selbstlauten (Vokalen)
25 Hodenschmerz
29 Gemütskrankheit mit gehobenem Lebensgefühl
30 Knochen (Mehrzahl)
31 Wortstamm Öffnung
33 Vorsilbe gut, wohl, normal
35 außerhalb der Zelle
39 Wortstamm Leistung, Arbeit
40 die rechte Vorhof-Kammer-Klappe betreffend
43 Vorsilbe gleich, ebenso groß
44 Vorsilbe von – weg, ab, ausgehend von
45 Darmverschluss
46 Vorsilbe außen, heraus
48 Vorsilbe auf, darauf, oberhalb
49 Wortstamm Kette
51 Wortstamm Erbrechen
52 Vorsilbe milliardstel
53 Muskelschwäche einer Gliedmaße
54 Zusammenwirken

*Senkrecht:*

1 Gelbfärbung der Lederhaut des Auges
2 Abkürzung subkutan
4 Endungen Fließen, Fluss
5 Wortstamm Körperenden
6 zwischen den Dornfortsätzen
7 Fehlen der Granulozyten im Blut
8 Bauchfell
9 strahlenbedingte Harnblasenentzündung
10 Stimm- und Sprachheilkunde
13 Endung abnormer Zustand
14 Vorkommen von Schmarotzern im Blut
15 gesteigerte Schmerzempfindung
18 Lenden und Kreuzbein betreffend
23 Zahl der Herzschläge pro Minute
26 verminderter Fettgehalt im Blut
27 Wortstamm Geschwulst
28 krankhafte Angst vor Schmarotzern
32 Bluterguss am Kopf
34 Entfernung des s-förmigen Grimmdarms
36 Lähmung von vier Gliedmaßen
37 Verweiblichung
38 Milzentfernung
41 das Zwischenhirn betreffend
42 flüssig, verfügbar
47 Wortstamm Großhirn
50 Vorsilbe viel, groß, zahlreich

## 20.42

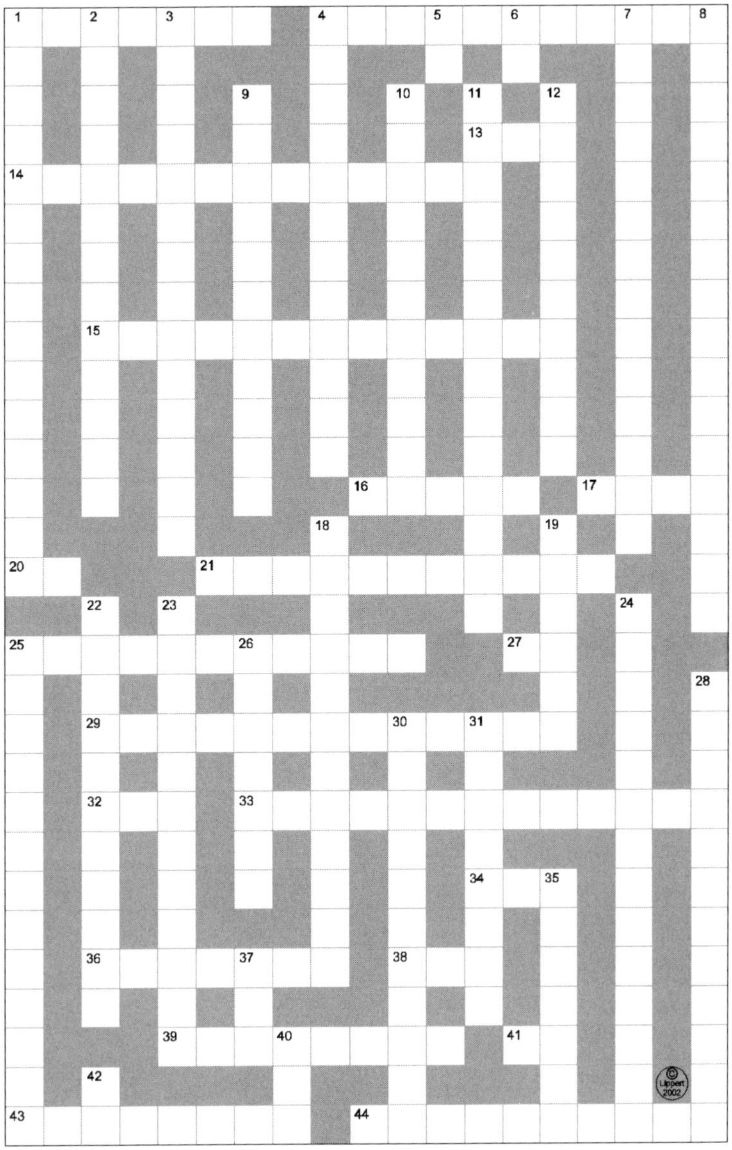

*Waagerecht:*
1 Wortstamm Lebergang
4 bewahrend, erhaltend
13 Vorsilbe von – weg, ab, ausgehend von
14 Knochenmarkentzündung
15 leberschädigend
16 Wortstamm Zeit
17 Wortstamm Kreuzbein
20 Wortstamm Muskel
21 neben der Blase
25 Fachärztin für Krankheiten des Bewegungsapparats
27 Vorsilbe zwei, zweimal, beide, beidseitig
29 Wirbelspalte
32 Wortstamm Sehen
33 Entwicklung oder Reifung der Samenzellen
34 Vorsilbe gleich, ebenso groß
36 Gelbsucht
38 Wortstamm Sehen (Alternative zu 32)
39 Zusammenfügen
41 Einheitenzeichen Millisekunde
43 Röteln
44 Trockenheit der Nasenschleimhaut

*Senkrecht:*
1 Blutansammlung in der Bauchfellhöhle
2 Gaumenspalte
3 Sehnen- und Muskelleiden
4 ungünstiger Zwischenfall oder Verlaufsform
5 Abkürzung subkutan
6 Vorsilbe wieder, erneut, zurück
7 durch den Mutterkuchen
8 untere Hohlvene (3 Wörter)
9 gemütskrank, geisteskrank
10 zellvergiftend
11 Verbindung durchtrennter Samenleiterenden
12 normal gefärbt
18 gestörter Abstieg
19 Speiche
22 Brustbeindurchtrennung
23 Entzündung nur eines Gelenks
24 mit Sauerstoff beladener roter Blutfarbstoff
25 Bruch der Augenhöhlenwand
26 Fehlen von Sprache (Sprachlosigkeit)
28 Verhärtung von Hautbereichen
30 Halbseitenblindheit
31 seitliche Verkrümmung der Wirbelsäule
35 das Sehen betreffend
37 Niere (lat.)
40 Wortstamm Sehne
42 Vorsilbe von – weg

## 20.43

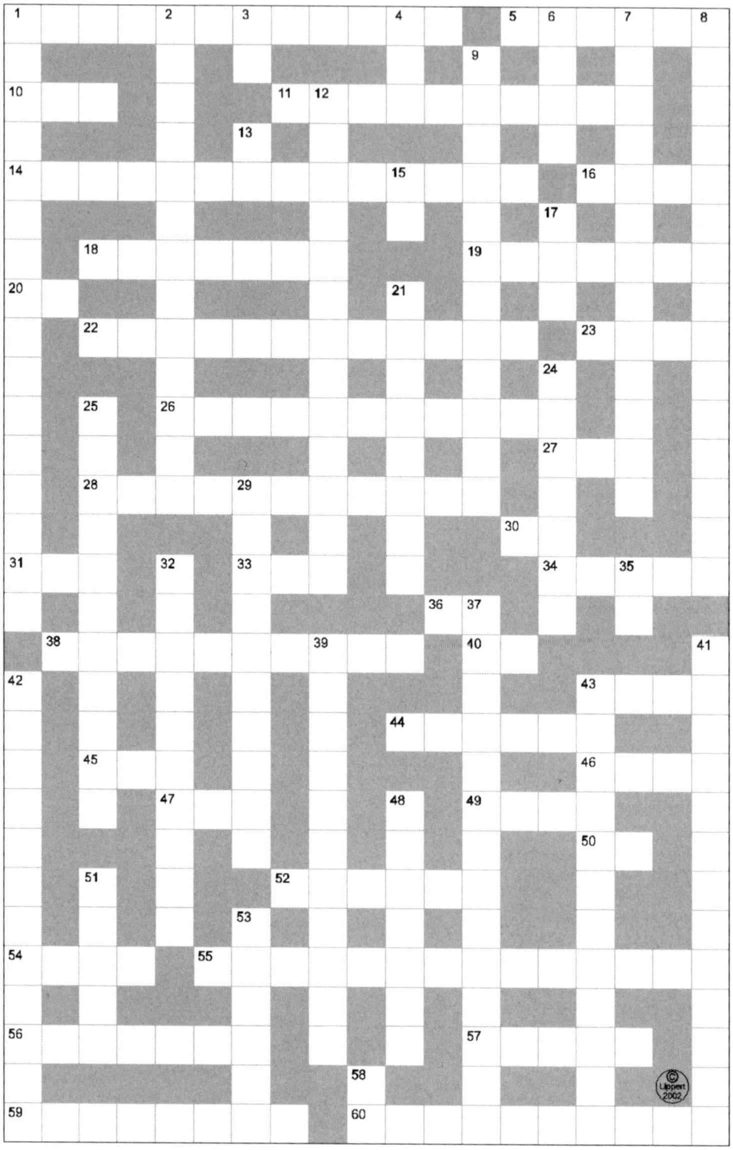


*Waagerecht:*

1 innerhalb des Magens
5 Vorsilbe falsch, irrig, täuschend
10 Vorsilbe außen, heraus
11 Fettentstehung
14 (angeborener) Verschluss der Leerdarmlichtung
16 Vorsilbe halb, halbseitig
18 Harnröhre
19 in einem Gas verteilte feinste Teilchen
20 Wortstamm Harn
22 Zeitabschnitt 9 Entwicklungswoche bis Geburt
23 Vorsilbe groß, vergrößert
26 Entzündung der Gebärmuttermuskulatur
27 Wortstamm Sehen
28 Augenlidentzündung
30 Wortstamm After
31 Vorsilbe gleich, ebenso groß
33 Wortstamm Haar
34 Darmbein
36 Vorsilbe zwei, beide
38 Hängebrust (Tiefstand der Brustdrüse)
40 Einheitenzeichen Nanogramm
43 Vorsilbe billionenfach
44 Harnleiter
45 Endung abnormer Zustand
46 Wasser
47 Vorsilbe drei
49 Wortstamm blau
50 Abkürzung subkutan
52 speichenseitig
54 Abkürzung für endoskopische retrograde Cholangiopankreatikographie
55 Herz und Lunge betreffend
56 Muskelschmerz
57 Hauptschlagader
59 von der Nase ausgehend
60 Brustbeinschmerz

*Senkrecht:*

1 Verbinden des Krummdarms mit dem Leerdarm
2 Entfernung des Wurmfortsatzes
3 Vorsilbe zu, bis zu, bei
4 Vorsilbe von – weg, ab, ausgehend von
6 Wortstamm eng, schmal
7 Engstelle im Harnleiter
8 Eierstockkrebs
9 Entzündung des Herzbeutels
12 innerhalb des (Groß-)Hirns
13 Einheitenzeichen Femtoliter
15 Vorsilbe gut, wohl, normal
17 Vorsilbe vor, für, gemäß
21 zu kleine Ohrmuschel
24 Schlaflosigkeit
25 bösartige Geschwulst aus faserigem Bindegewebe
29 Organverkleinerung infolge Zellverlusts
32 Messung der Zellgrößen
35 Endung ähnlich wie
37 zwischen den Zellen
39 Lehre von den Krankheiten des Bewegungsapparats
41 Lehre von den Schmarotzern
42 Gift, das die Zellteilung blockiert
43 durch das Stirnbein
48 Vorhautverengung
51 Wange
53 erhebliche Schwäche der Muskeln
58 Knochen oder Mund

## 20.44

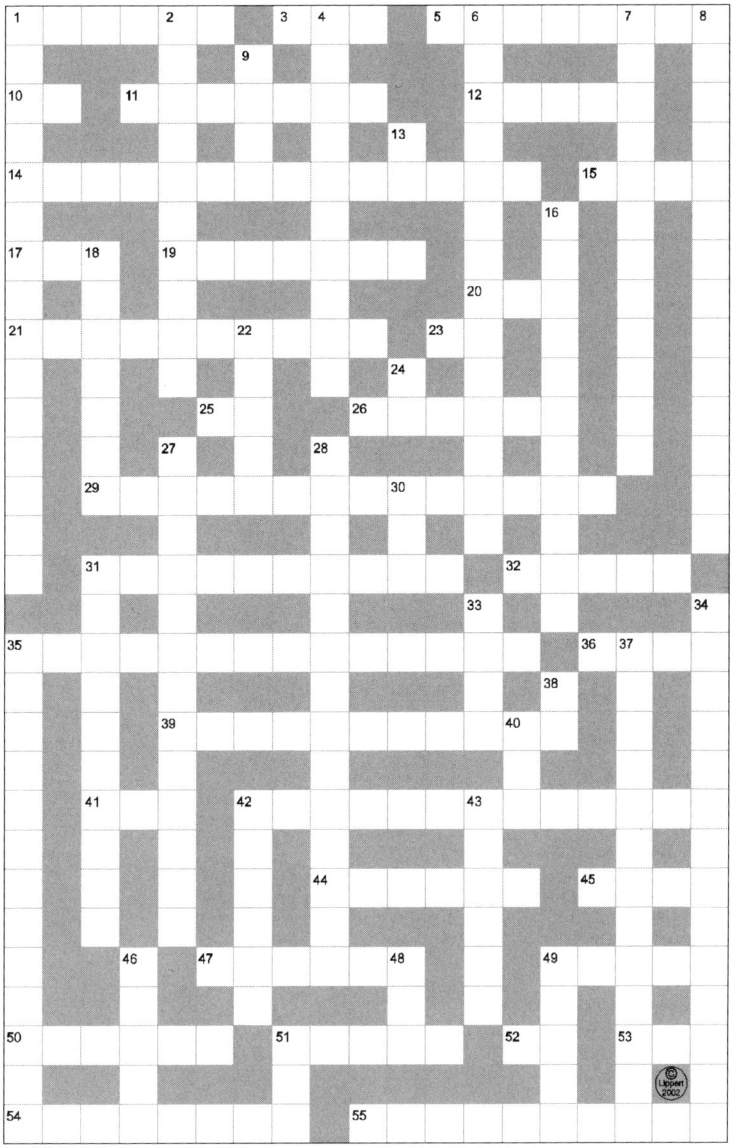

*Waagerecht:*

1 schienbeinseitig
3 Einheitenzeichen Kalorie
5 Häufigkeit eines Vorgangs in einer Zeiteinheit
10 Wortstamm Muskel
11 Ohrenarzt
12 Wortstamm verborgen
14 Schlagaderkrampf
15 Wortendteil gebären
17 Wortstamm Geschwulst
19 nach vorn konvexe Krümmung
20 Wortstamm weiß
21 Herzschmerz
23 Abkürzung Rami (Äste)
25 Vorsilbe von – weg
26 Wortstamm bösartig
29 virusbedingte Lungenentzündung
31 Angst vor dem Alleinsein
32 Brustdrüse
35 Luftröhrenblutung
36 Wortstamm Gebärmutter
39 unter der Leistengegend
41 Vorsilbe vor, für, gemäß
42 trübsinnig, schwermütig (Temperament)
44 Wortstamm Frau
45 Syphilis
47 Verborgensein, Symptomlosigkeit
49 Abschnitt einer stetigen Entwicklung
50 Entzündung des Ohres
51 Vorsilbe hundertstel
52 Einheitenzeichen Milliliter
53 Vorsilbe gleich, ebenso groß
54 Herzinnenhaut
55 vermindertes Schlafbedürfnis

*Senkrecht:*

1 Vernarbung der Paukenhöhlenschleimhaut
2 Gelenkschmerz
4 krankhafte Angst vor Schmerz
6 Mastdarmkrebs
7 außerhalb des Auges
8 Bluterguss am Kopf
9 Vorsilbe anders, fremd
13 Knochen oder Mund
16 unter dem Zahnfleisch
18 auf Heilung ausgerichtet
22 Lappen
24 Abkürzung Arteriae (Schlagadern)
27 Spiegeluntersuchung der Bronchen
28 Lehre von den Hormondrüsen
30 Vorsilbe ein, eine, eines
31 Muskelschwund
33 Milz
34 Verengung eines Luftröhrenastes
35 vermehrte Zahl von Blutplättchen
37 Sprungbeinverrenkung
38 Einheitenzeichen Deziliter
40 Vorsilbe von – weg, ab, ausgehend von
42 zur Mitte zu
43 Wortstamm Blut
46 Vorsilbe aufgerichtet, gerade
48 Wortstamm Zelle
49 Lunge
51 Wortteil tötend

## 20.45

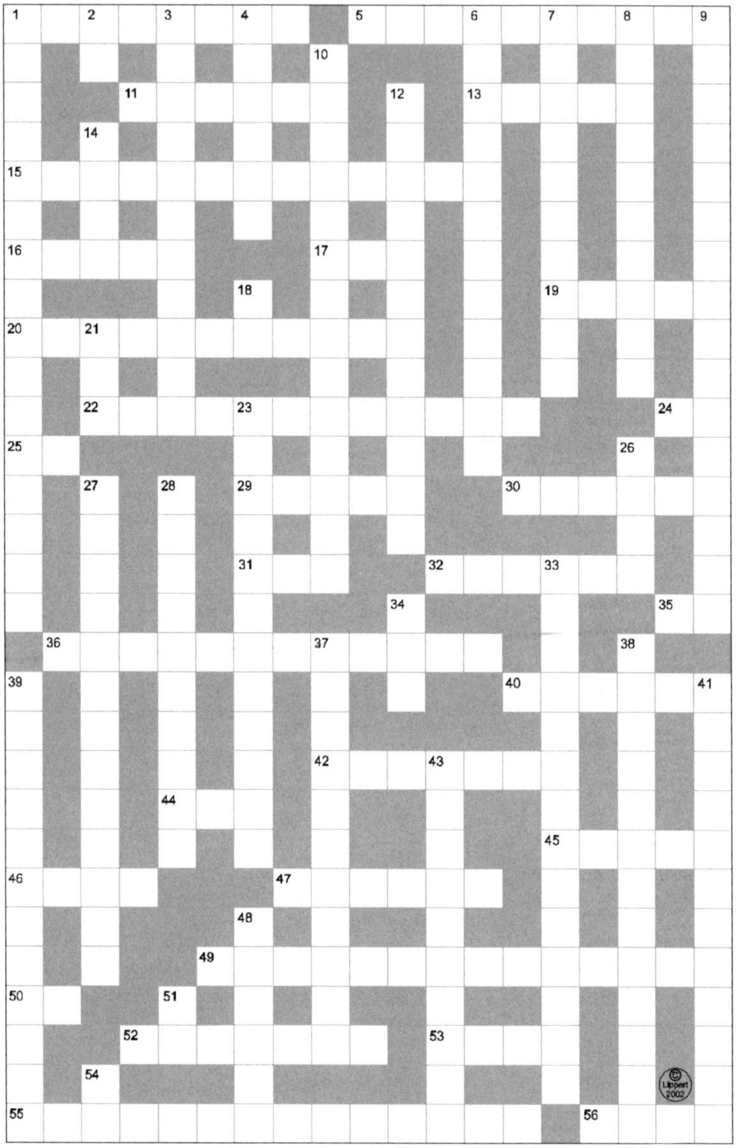

*Waagerecht:*

1 auf das Stehen bezogen
5 unreife, junge Zelle im Knochenmark
11 die Gebärmutter betreffend
13 Wortstamm Mastdarm
15 nur ein Gelenk betreffend
16 Fall
17 Wortstamm Sehen
19 Schienbein
20 Muskelschwäche aller 4 Gliedmaßen
22 Entzündung neben der Gebärmutter
24 Wortstamm Ohr
25 Einheitenzeichen Pikogramm
29 Brustdrüse
30 fehlende Harnausscheidung
31 Endung abnormer Zustand
32 Körper (lat.)
35 Vorsilbe wieder, erneut, zurück
36 Gebärmuttersenkung
40 Wortstamm Damm
42 nach vorn konkave Krümmung
44 Vorsilbe auf, darauf, oberhalb
45 Wortstamm Krampf, Verkrampfung
46 Knochen (Mehrzahl)
47 Drüsengeschwulst
49 durch die Zelle
50 Vorsilbe zu, bis zu, bei
52 Luftröhre
53 Einheitenzeichen Millimol
55 außerhalb der Leber
56 Regenbogenhaut

*Senkrecht:*

1 Füllung der Paukenhöhle mit Blutwasser und Schleim
2 Abkürzung arteriovenös oder atrioventrikulär
3 zwischen Knochen
4 Mageneingang
6 Bauchhöhlenspiegelung
7 Entzündung der Luftröhrenäste
8 krankhafte Angst vor dem Alleinsein
9 Verlust der Temperaturempfindung
10 Entfernung einer Lunge
12 durch die Harnblase hindurch
14 Wortstamm Gedächtnis, Erinnerung
18 Abkürzung Arteriae (Schlagadern)
21 Wortstamm Ort, Stelle
23 Röntgendarstellung der Brustdrüse
26 Wortstamm Loch, Öffnung, Lichtung
27 die Leibesfrucht schädigend
28 jemand, der sich von pflanzlicher Kost ernährt
33 vor der Regelblutung
34 Wortstamm Lappen
37 Mastdarmschmerz
38 Wadenbeinbruch
39 Nägelkauen
41 Gebärmutterschleimhautentzündung
43 Unterhaut
48 Wortstamm Luftröhre
51 Wortstamm Harn
54 Abkürzung Computertomogramm oder Computertomographie

## 20.46

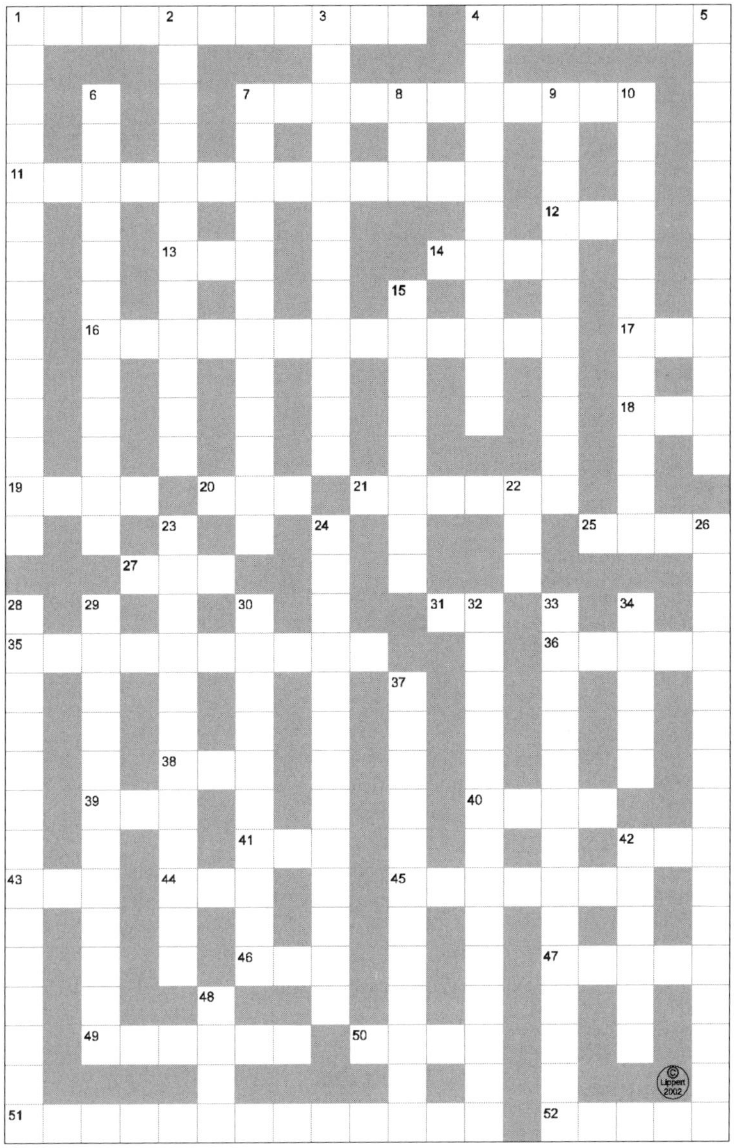

*Waagerecht:*
1 Ultraschalluntersuchung
4 Rachen
7 Organverkleinerung infolge Zellverkleinerung
11 Entfernung eines Gelenkrings
12 Endung abnormer Zustand
13 Vorsilbe vor, für, gemäß
14 After
16 Blutansammlung im Brustfellraum
17 Vorsilbe gesamt, ganz, alles
18 Vorsilbe drei
19 Wortstamm eng, schmal
20 Vorsilbe neu
21 auf das Rückenmark bezogen
25 Vorsilbe fremd, Fremder
27 Vorsilbe schlecht, gestört
31 Vorsilbe zwei, zweimal, beide, beidseitig
35 Bewegungsarmut
36 Vorsilbe wenig, klein, vermindert
38 Vorsilbe außen, heraus
39 Wortstamm Schmerz
40 Milz
41 Wortstamm Knochen
42 Bindeform Muskel...
43 Vorsilbe gleich, ebenso groß
44 Abkürzung Ligamentum
45 Zeitraum
46 Vorsilbe auf, darauf, oberhalb
47 Hauptschlagader
49 Eiteransammlung in einer Körperhöhle
50 Wortteil spucken
51 außerhalb des Brustkorbs
52 Wortteil Lehre, Wissenschaft

*Senkrecht:*
1 Entwicklung oder Reifung der Samenzellen
2 Zungenlähmung
3 Leberentfernung
4 Eiweißausscheidung im Harn
5 Gelbfärbung der Zähne
6 zusammenziehen
7 Blutkrankheiten
8 Wortstamm Schneiden
9 gleichgeschlechtlich
10 Erkrankung des Darms
15 Behandlung
22 Wortstamm Körperenden
23 abnorm großer Blinddarm
24 Durchtrennen der Gaumenmandeln
26 (Röntgen-)Darstellung der Speiseröhre
28 Lehre von den rhythmischen Vorgängen in Lebewesen
29 mit Samenzellen gefüllte Zyste
30 Lehre von den Blutgefäßen
32 innerhalb des Kehlkopfs
33 nach dem Ende der Monatsblutungen
34 Vorsilbe tausendstel
37 operativer Wiederaufbau des Nierenbeckens
42 Wortteil Messung
48 Wortstamm Nacht

**20.47**

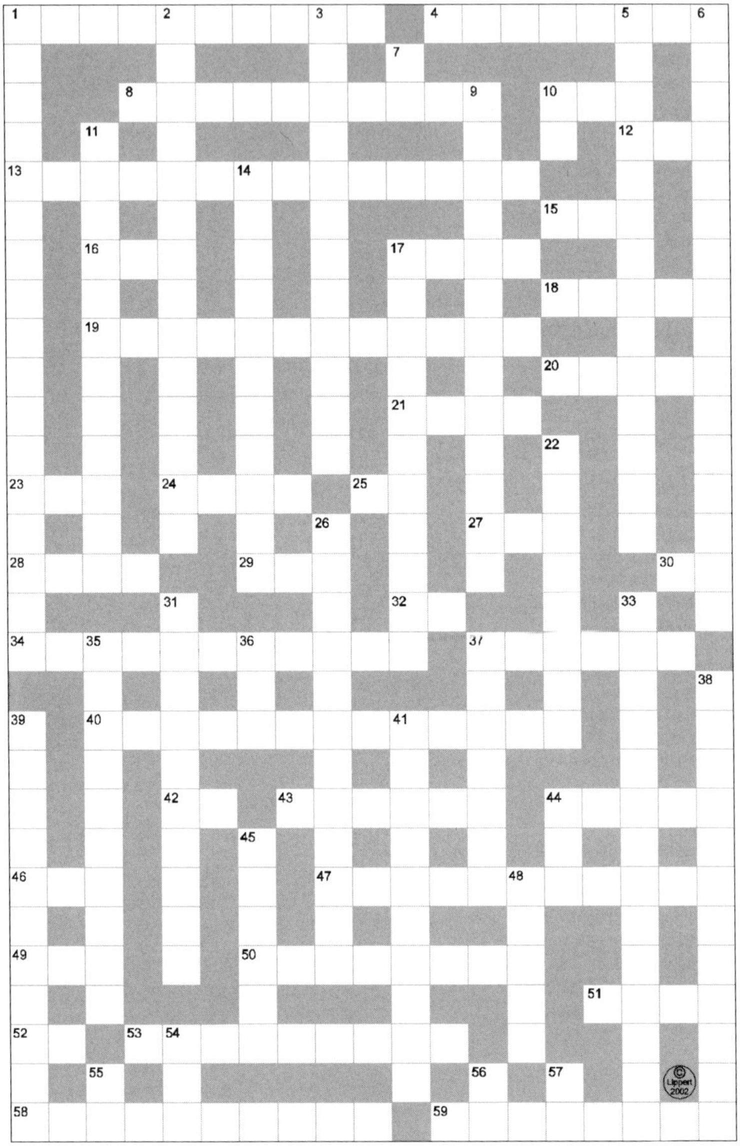

*Waagerecht:*

1 Stimm- und Sprachheilkunde
4 Entzündung der weiblichen Scham
8 Entfernung des Grimmdarms
10 Vorsilbe hindurch, während
12 Herz
13 operative Eingriffe am Nervensystem
15 Endung abnormer Zustand
16 Wortstamm Krummdarm
17 Wortstamm Blut
18 Brustdrüse
19 Entnahme einer Gewebeprobe aus der Brustdrüse
20 Vorsilbe tausendstel
21 Vorsilbe ganz
23 Vorsilbe auf, darauf, oberhalb
24 Wortstamm Öffnung, Mündung, Verbindung
25 Vorsilbe zu, bis zu, bei
27 Vorsilbe gleich, ebenso groß
28 Wortstamm Sehne
29 Abkürzung für rotes Blutkörperchen
30 Vorsilbe wieder, erneut, zurück
32 Abkürzung subkutan
34 Schnitt in die Lederhaut des Auges
37 Scheide
40 Lehre von den Lungenkrankheiten
42 Abkürzung arteriovenös oder atrioventrikulär
43 vom Harn oder den Harnwegen ausgehend
44 Wortstamm Körper
46 Wortstamm Knochen
47 gesteigertes Gedächtnis ("Kalendergedächtnis")
49 Wortstamm auflösen, trennen
50 Harnleiter (Mehrzahl)
51 Vorsilbe anders, fremd
52 Vorsilbe zwei, beide
53 Entzündung der Eichel
58 abgestorben
59 nächtliches Wasserlassen

*Senkrecht:*

1 Kehlkopf- und Luftröhrenentzündung
2 Hautveränderungen durch Lichteinwirkung
3 zwischen den Fingern oder Zehen
5 Luftröhrenerweichung
6 oberhalb des Schlüsselbeins
7 Abkürzung intramuskulär
9 Lehre von der Verbreitung der Krankheiten
10 Einheitenzeichen Deziliter
11 Hörprüfungen
14 Facharzt für Blutkrankheiten
17 verminderte Schweißabsonderung
22 Lehre vom Leben und den Lebewesen
26 Beschwerden bei der Monatsblutung
31 vor dem Kreuzbein
33 innerhalb eines Muskels
35 Auftreten zahlreicher Fettgewebsgeschwülste
36 Wortstamm Schnitt
37 sich ausschließlich von Pflanzenkost Ernährender
38 Magenentfernung
39 roter Blutfarbstoff
41 Stimm- und Sprachtherapeutin
44 Vorsilbe zusammen, mit, zugleich
45 Verletzung
48 Gemütskrankheit mit gehobenem Lebensgefühl
54 Vorsilbe von – weg, ab, ausgehend von
55 Vorsilbe hinaus, heraus, draußen
56 Wortstamm Eiter
57 Abkürzung Computertomogramm oder Computertomographie

## 20.48

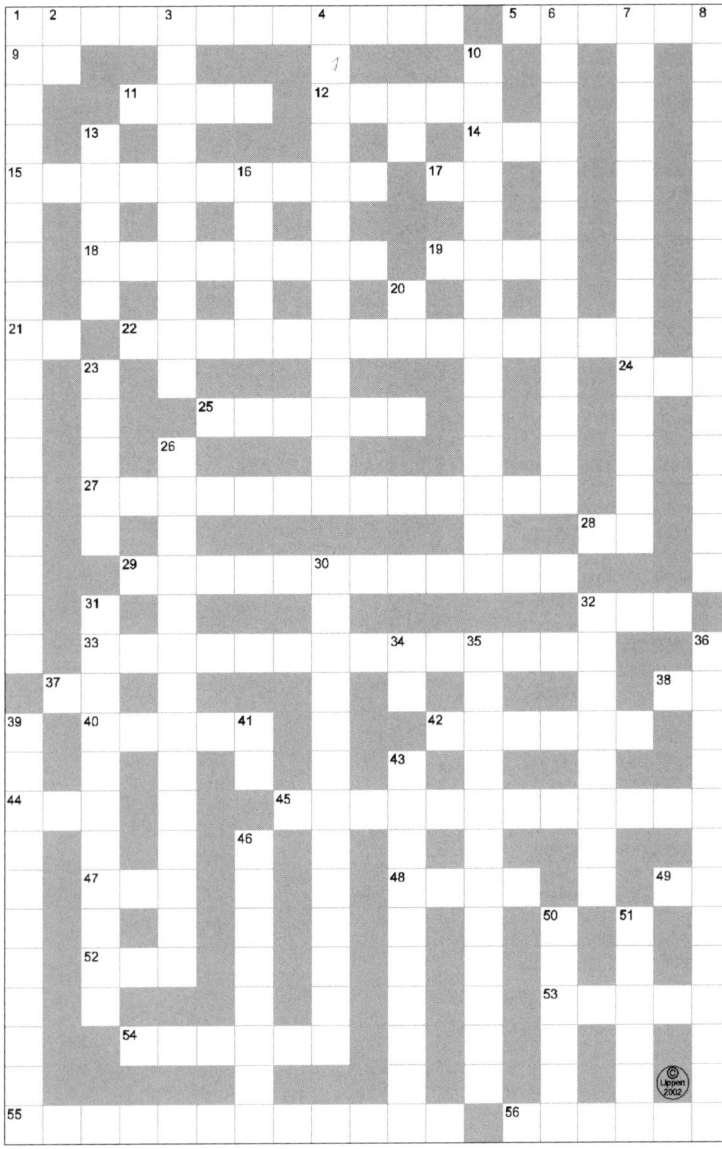

*Waagerecht:*

1 Lage
5 Wortstamm Hals
9 Abkürzung arteriovenös oder atrioventrikulär
11 Wasser (lat.)
12 Wortstamm Niere
14 Endung abnormer Zustand
15 Nervenärztin
17 Knochen oder Mund
18 Nebennierenrindenhormon
19 Wortendteil gebären
21 Vorsilbe wieder, erneut, zurück
22 Engstelle in einer Herzkranzschlagader
24 Wortstamm Ort, Stelle
25 Hoden (griech.)
27 operatives Entfernen eines Blutgerinnsels
28 Einheitenzeichen Femtoliter
29 Blutbildung
30 Großhirn
32 Wortstamm Schambein, Schamgegend
33 durch Staphylokokken ausgelöster Hautausschlag
37 Wortstamm Eiter
38 Wortstamm Muskel
40 Rippe
42 Entzündung des Ohres
44 Vorsilbe vor, für, gemäß
45 Vergrößerung des Harnleiters
47 Wortstamm Sehen
48 Wortstamm blau
49 Wortstamm Harn
52 Wortstamm Krummdarm
53 Wortstamm Ernährung
54 gemeinsam entstanden
55 Hautblüte
56 indirekte Zellteilung

*Senkrecht:*

1 Kehlkopf- und Luftröhrenentzündung
2 Wortstamm Ei
3 Hirnwasserfluss
4 Sehnenerkrankung
6 Verlagerung von Hirnteilen aus der Schädelhöhle
7 Harnblase und Harnröhre betreffend
8 Erkrankung des Herzmuskels
10 Entfernung der Vorsteherdrüse
13 Wange
16 Vorsilbe wenig, klein, vermindert
20 Einheitenzeichen Millisekunde
23 Wortstamm Magen
26 Kältebetäubung
31 Seelenkunde
32 Damm
34 Vorsilbe zwei, zweimal, beide, beidseitig
35 hinter dem Herzen
36 übermäßige Körperbehaarung
39 Lehre von der Leber
41 Vorsilbe zu, bis zu, bei
43 die Entstehung von Krebs fördernd
46 Hüftschmerz
50 Wortstamm Schlagader
51 Abhebung

## 20.49

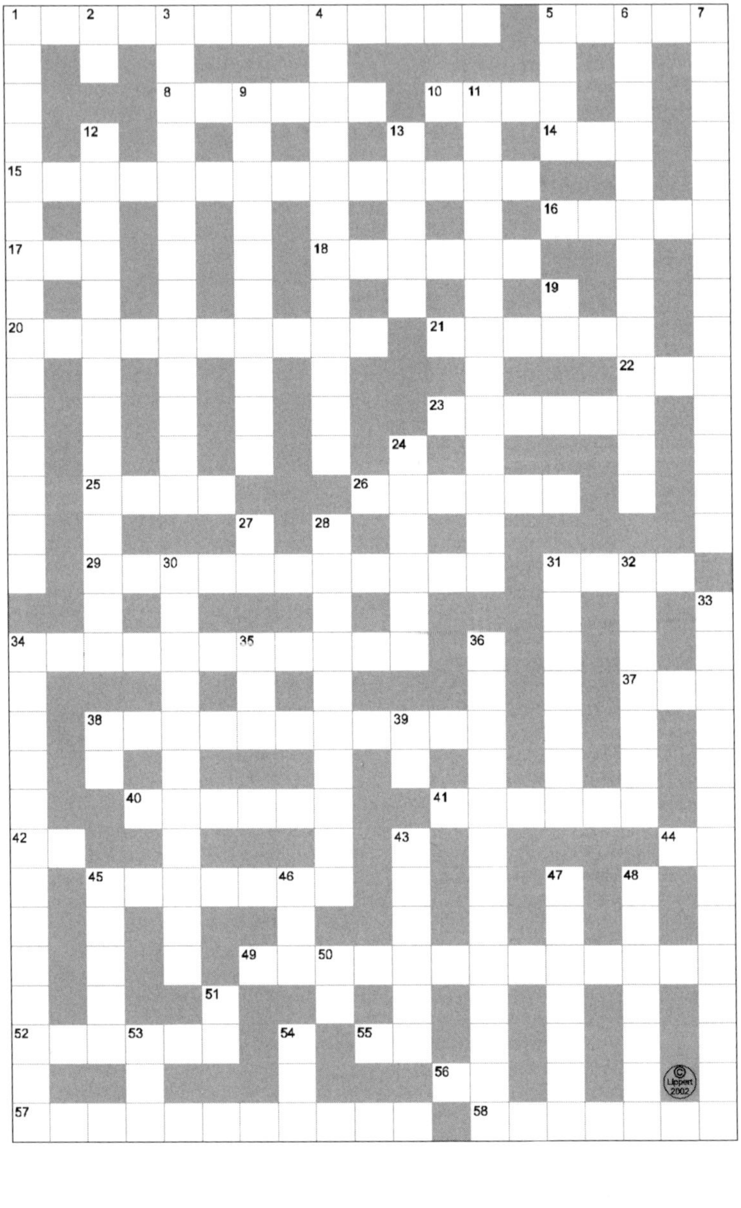

*Waagerecht:*
1 Kugelbakterien, die in Kettenform wachsen
5 Hauptschlagader
8 Riss
10 Wortstamm atmen, hauchen, blasen
14 Vorsilbe drei
15 innerhalb der Leber
16 Knochen betreffend
17 Wortstamm Alter
18 Eizelle
20 Magenschmerz
21 Mageneingang
22 Vorsorgebehandlung
23 Wortstamm Kette
25 Knochen (Mehrzahl)
26 Rückfluss
29 verminderte Zahl von Samenzellen
31 Vorsilbe nach, hinter
34 Durchtrennen des Brustfells
37 Wortstamm Haar
38 Bauchfellüberzug der Gebärmutter
40 Wortstamm Mund, Mundschleimhaut
41 Wortstamm Takt, Rhythmus
42 Wortstamm Ohr
44 Abkürzung Arteriae (Schlagadern)
45 Halsschlagader (Kurzbezeichnung)
49 sich als Bodensatz ablagern
52 auf das Rückenmark bezogen
55 Abkürzung Computertomogramm oder Computertomographie
56 Vorsilbe zwei, beide
57 verminderter Spannungszustand
58 Krampf

*Senkrecht:*
1 (Röntgen-)Darstellung des Eileiters
2 Vorsilbe wieder, erneut, zurück
3 Entzündung der Gelenkumgebung
4 den Eisprung betreffend
5 Wortstamm Hauptschlagader
6 Speichenbruch
7 ohne Eisprung
9 operative Lösung von Verwachsungen des Brustfells
11 Verdickung der Finger und Zehen
12 Rückbildung der Gebärmutter, z.B. im Alter
13 Geschwulst aus Fettgewebszellen
19 Endung ähnlich wie
24 Wortteil Haut
27 Knochen oder Mund
28 Hautentzündung
30 neben der Harnröhre
31 Wortstamm Vorsteherdrüse
32 Krankheitszeichen
33 Entzündung von Schamgegend und Scheide
34 eiweißverdauend
35 Wortstamm Schneiden
36 Lymphknotenentzündung
38 Wortstamm Eiter
39 Abkürzung intravenös
43 Wortstamm Haut
45 Wortstamm Herz
46 Wortstamm Krummdarm
47 Frau, die ein Kind geboren hat
48 Hodensack
50 Einheitenzeichen Deziliter
51 Einheitenzeichen Milliliter
53 Vorsilbe neu
54 Vorsilbe gestört, übel-, miss-

## 20.50

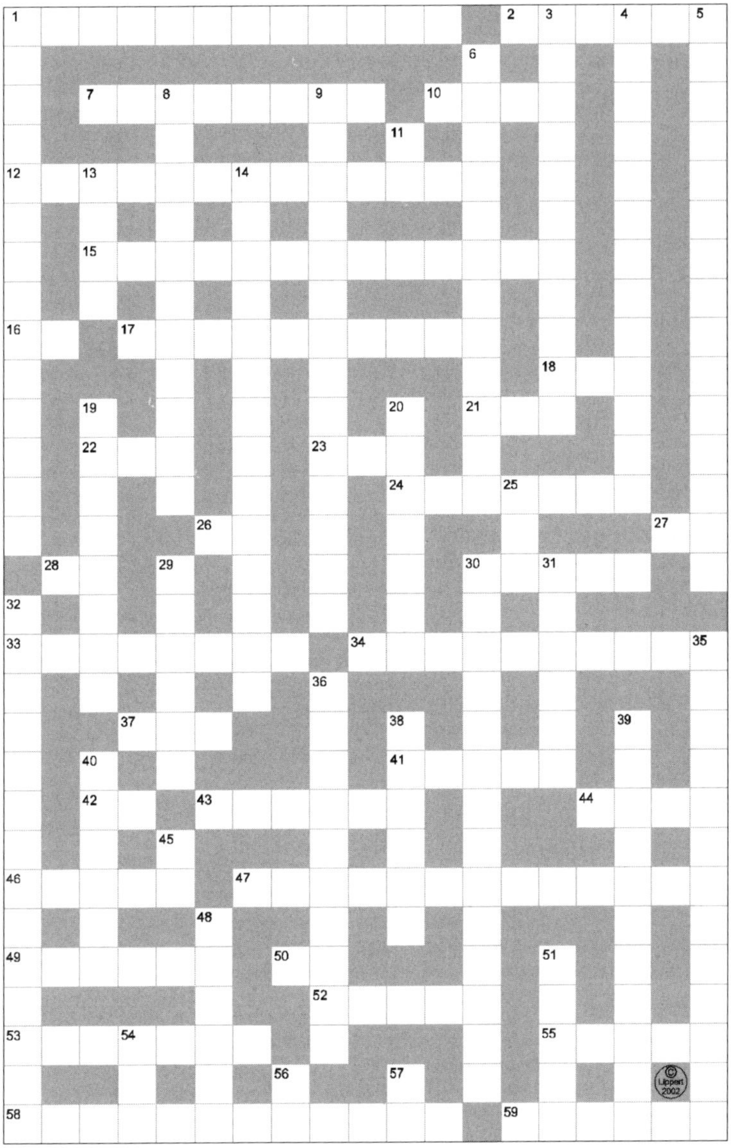


*Waagerecht:*
1 Blut(zellen) auflösend
2 Wortstamm bösartig
7 Sehnenfixierung
10 Wortstamm Nacht
12 Gewebeprobeentnahme aus dem Mastdarm
15 Herzmuskelriss
16 Endung Geschwulst
17 Lehre von den Krankheiten
18 Wortstamm Sehen
21 Vorsilbe allein, einzeln, einzig
22 Vorsilbe auf, darauf, oberhalb
23 Wortstamm Körperenden
24 Keimfreiheit
26 Wortstamm Ohr
27 Vorsilbe zwei, beide
28 Knochen oder Mund
30 akute Verschlimmerung einer chronischen Krankheit
33 Einnässen (Bettnässen)
34 die Harnorgane betreffend
37 Vorsilbe unter, unterhalb, unvollständig
41 Jungfernhäutchen
42 Wortstamm Eiter
43 Vorsilbe gleichartig
44 Bindeform Kälte..., Frost..., Eis...
46 Wortstamm Wärme
47 Falschgelenk
49 Wortteil treten, eilen, springen
50 Abkürzung Computertomogramm oder Computertomographie
52 Wortstamm beengen, einengen
53 Ausweitung der Lichtung eines Organs
55 tödlich, zum Tode führend
58 Entzündung der Herzinnenhaut
59 Engstellung der Pupillen

*Senkrecht:*
1 verstärkter Monatsfluss (verstärkte Regelblutung)
3 Bewegung nach vorn
4 Stehenbleiben auf kindlicher Entwicklungsstufe
5 Nierensteinleiden
6 Überwärmung des Körpers
8 Nervenleiden
9 Erkrankung der Wirbelsäule
11 Einheitenzeichen Millisekunde
13 tiefe Bewusstlosigkeit
14 Kurzfingrigkeit
19 Gelenkring
20 Knochenbruch
25 Wortstamm Öffnung
29 Gebärmutter
30 Gebärmutterhalskrebs
31 Wortstamm Leiste, Leistengegend
32 Bildung weißer Blutzellen
35 Wasserkopf
36 Grimmdarm und Mastdarm betreffend
38 Wortstamm Knorpel
39 Knochenhautentzündung
40 Wortstamm Wurmfortsatz
45 Einheitenzeichen Nanometer
48 Netzhaut
51 Vorsilbe viel, mehr
54 Vorsilbe von – weg, ab, ausgehend von
56 Vorsilbe zu, bis zu, bei
57 Vorsilbe zwei, zweimal, beide, beidseitig

## Lösungen der Kreuzwortgitterrätsel 20.1 bis 20.9

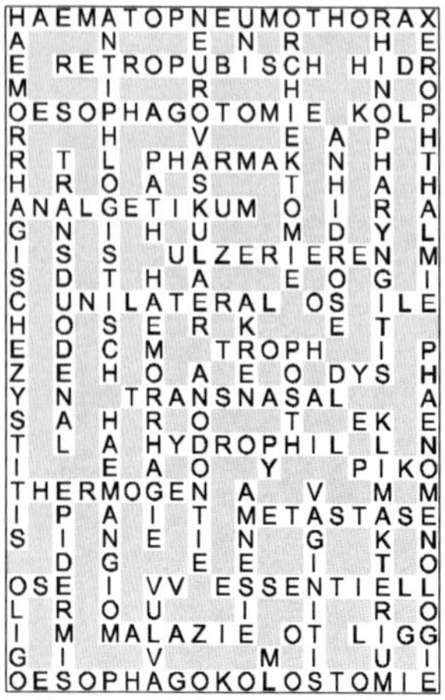

1

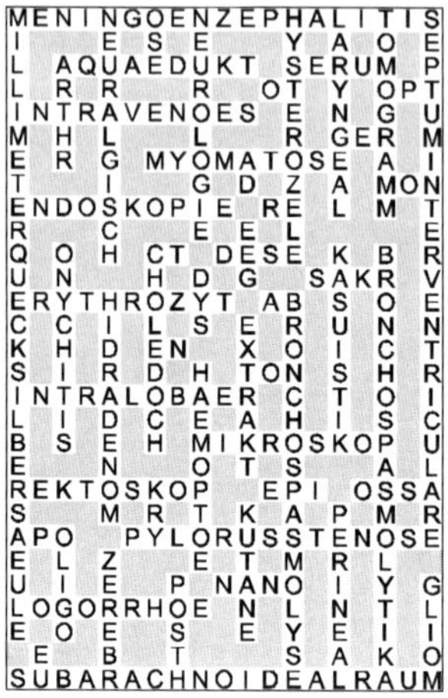

2

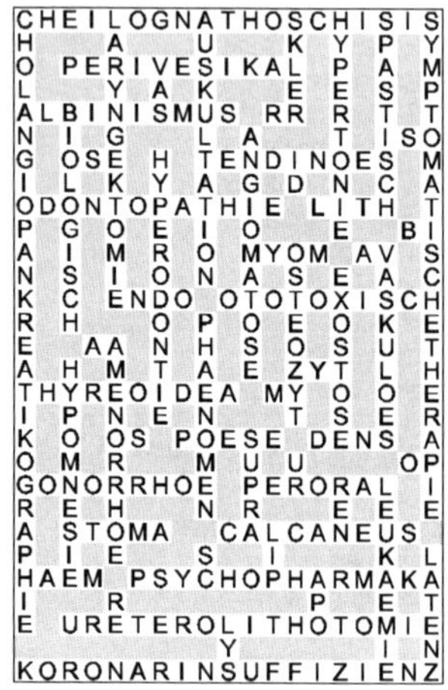

3

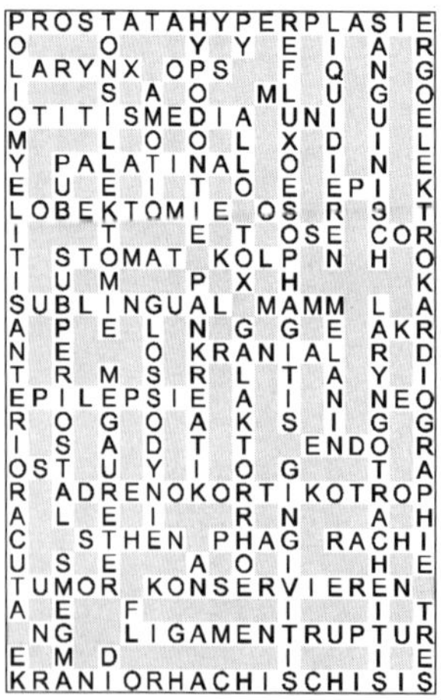

4

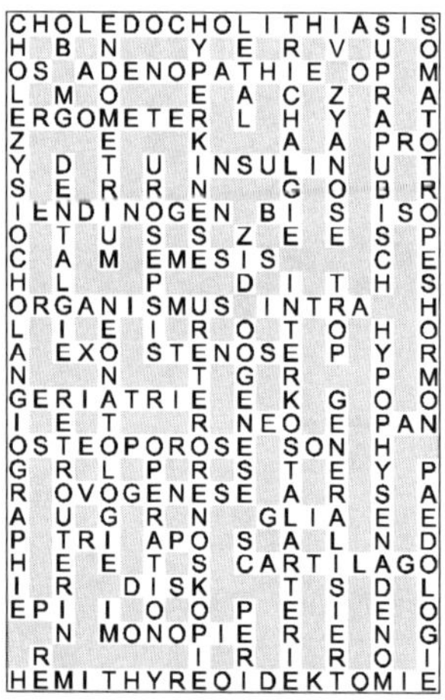

5

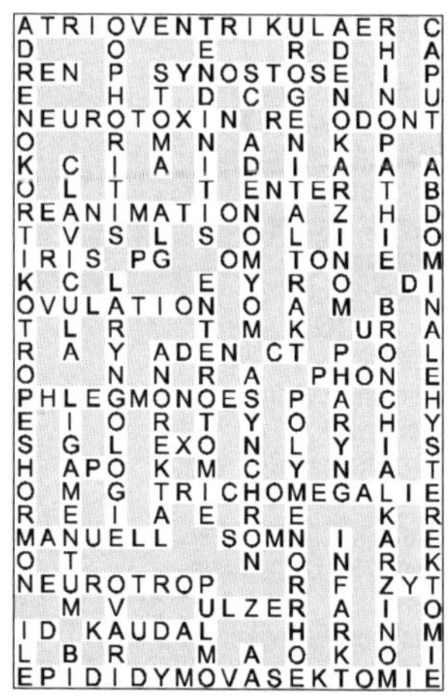

6

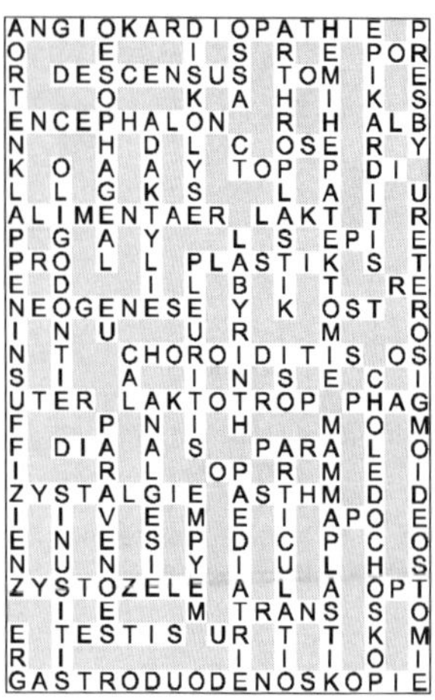

7

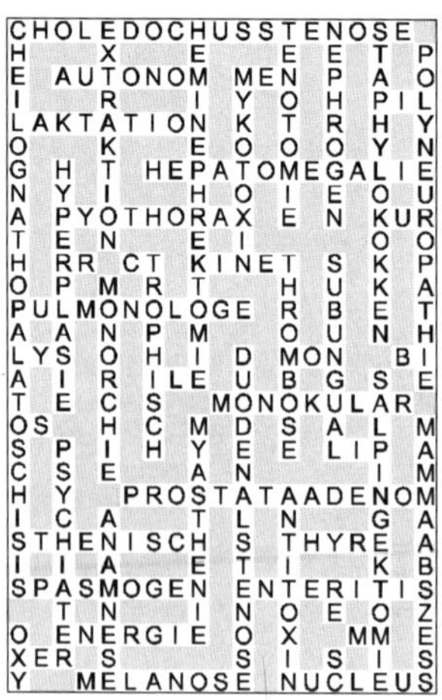

8

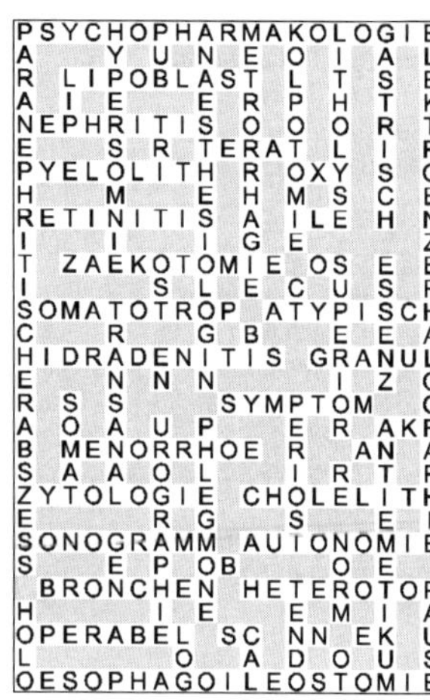

9

## Lösungen der Kreuzwortgitterrätsel 20.10 bis 20.18

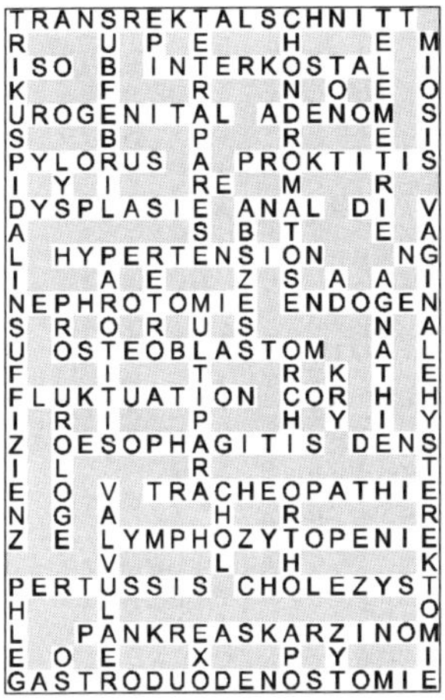
10

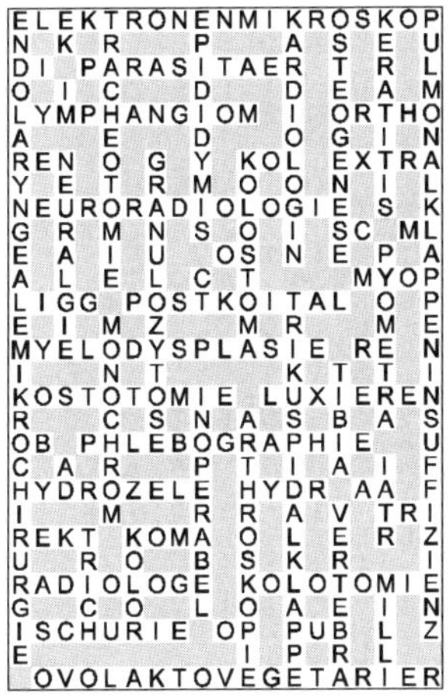
11

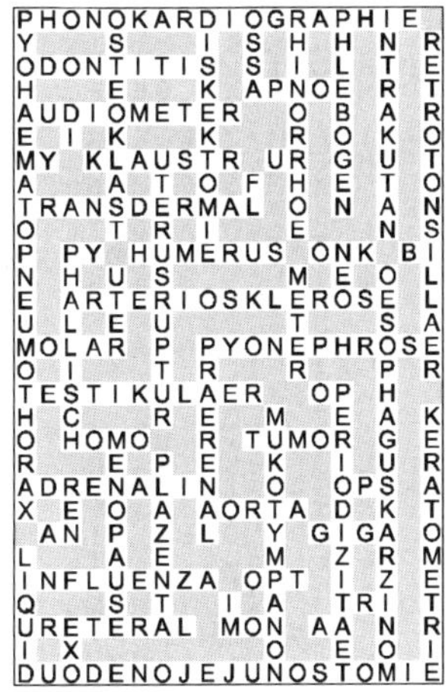
12

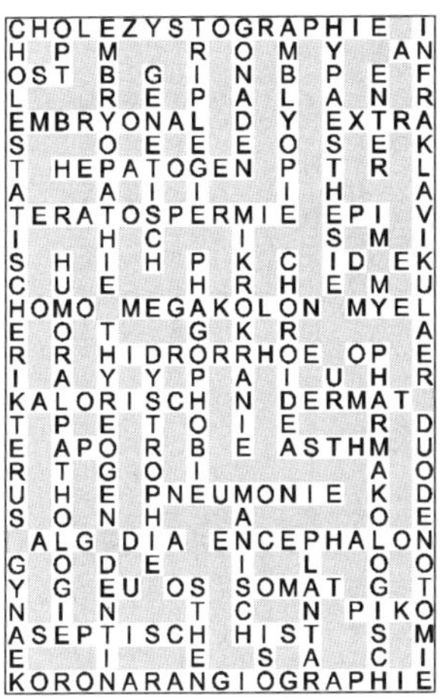
13

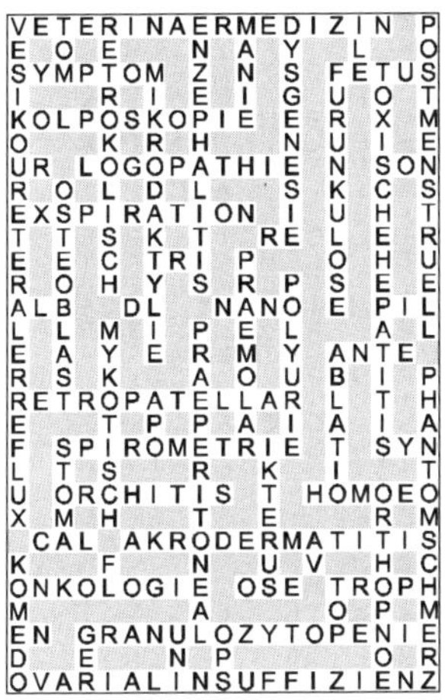
14

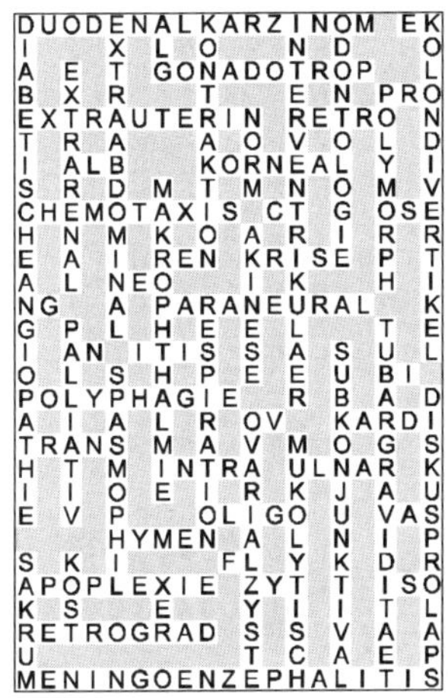
15

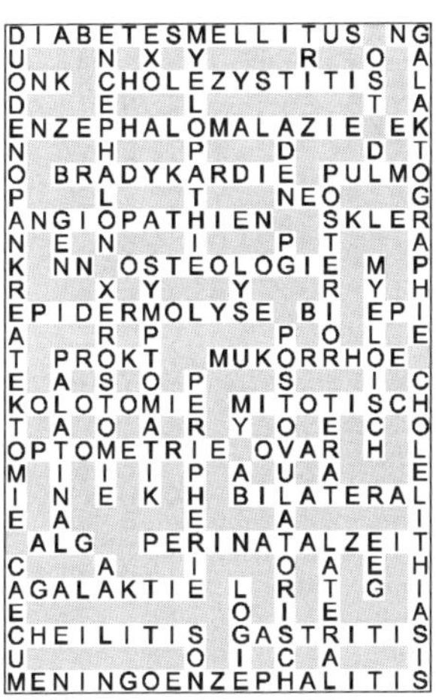
16

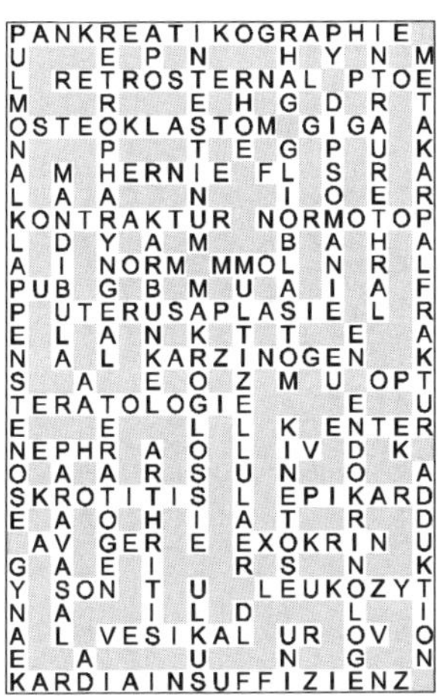
17

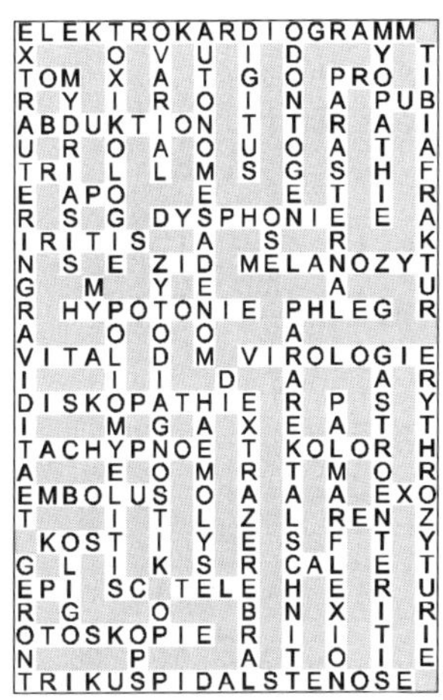
18

## Lösungen der Kreuzwortgitterrätsel 20.19 bis 20.27

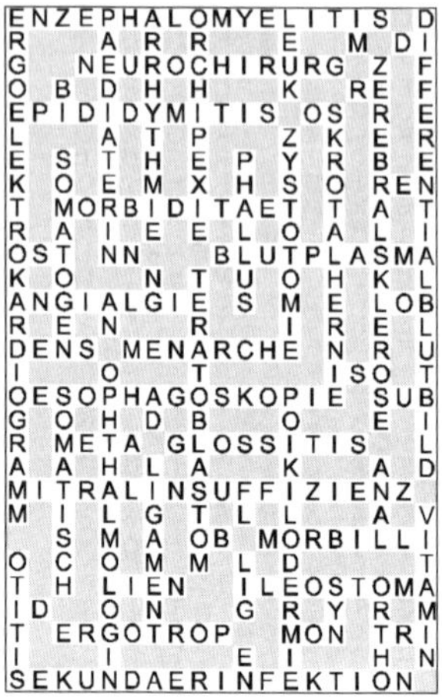

19

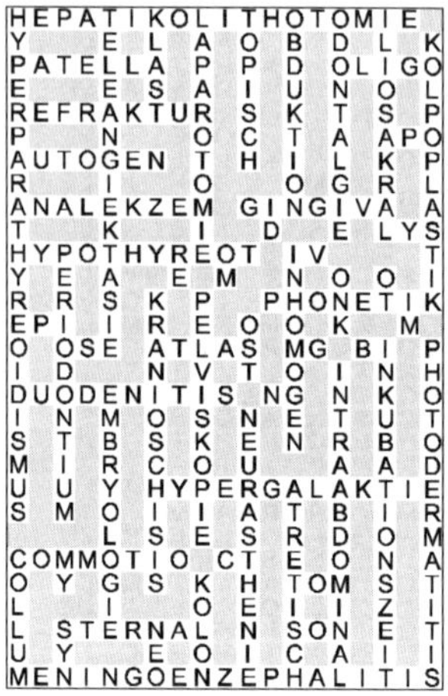

20

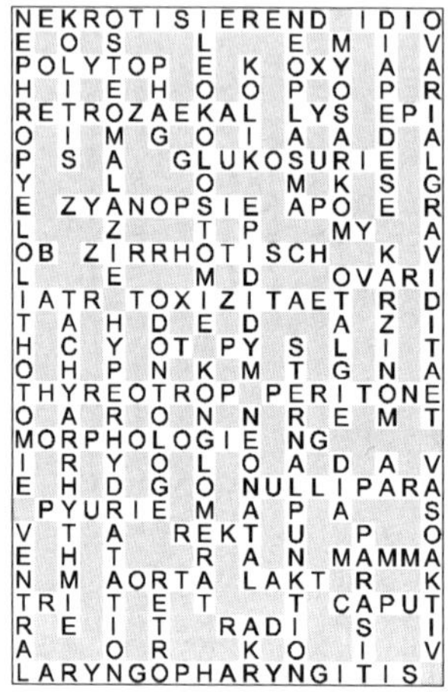

21

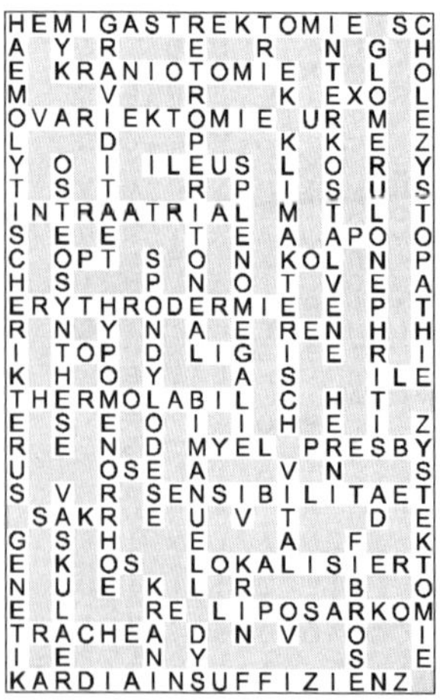

22

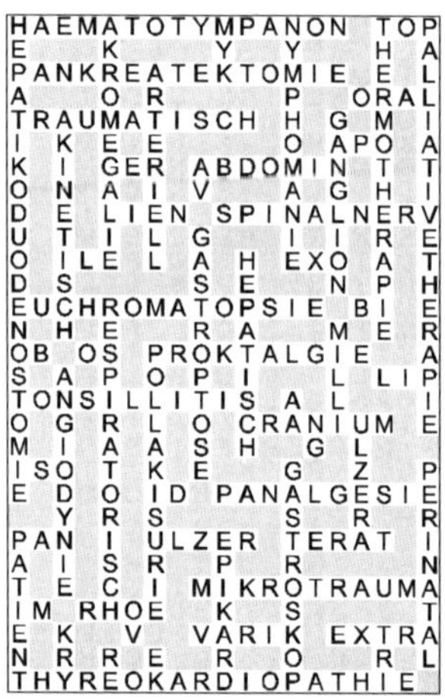

23

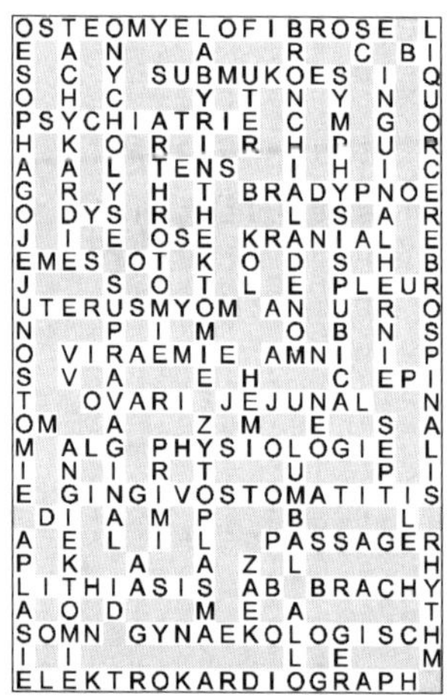

24

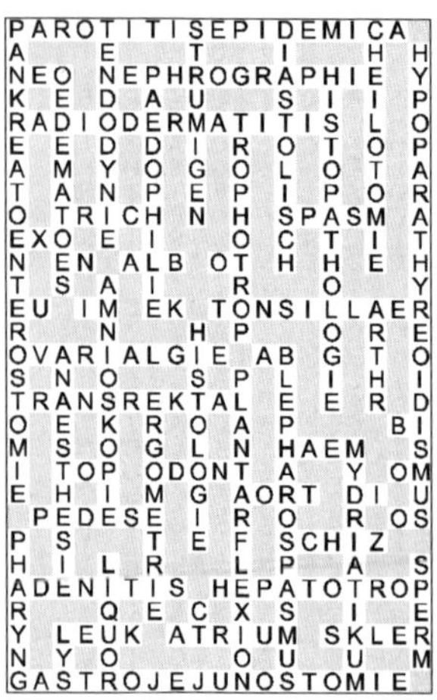

25

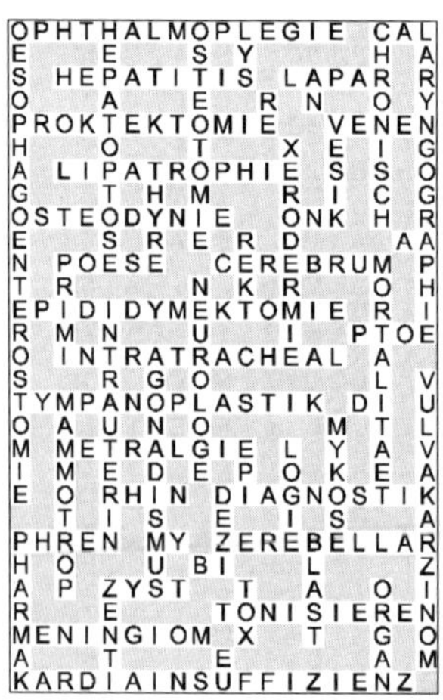

26

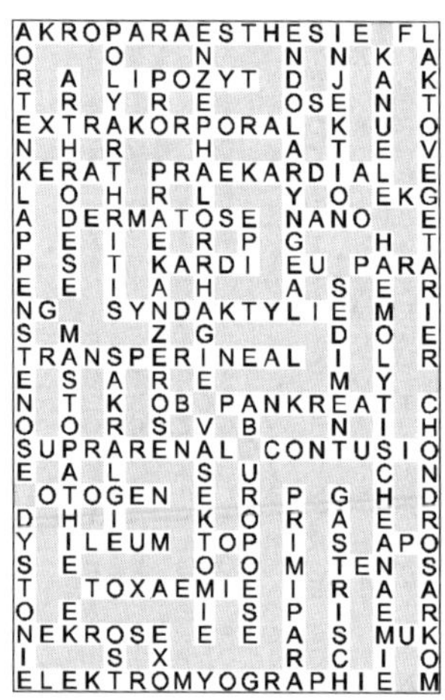

27

## Lösungen der Kreuzwortgitterrätsel 20.28 bis 20.36

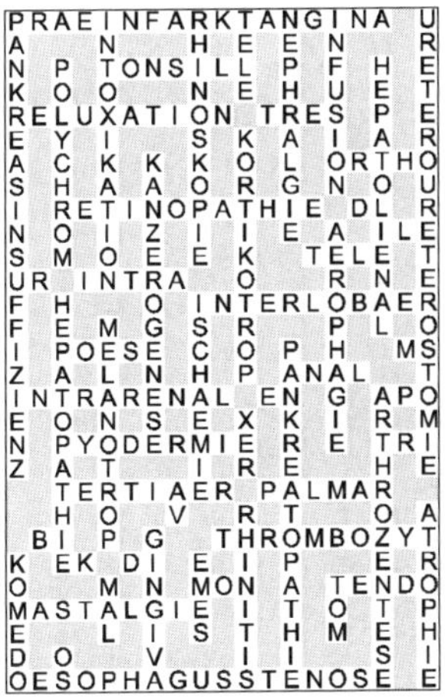

28

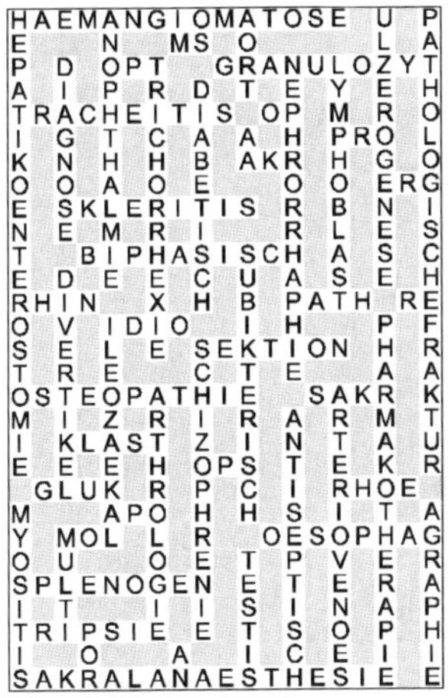

29

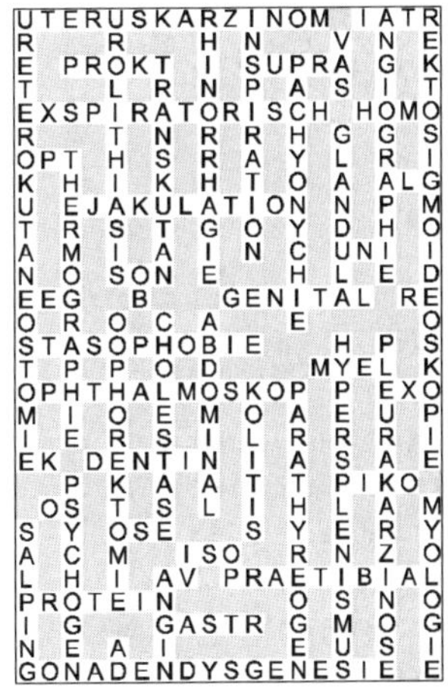

30

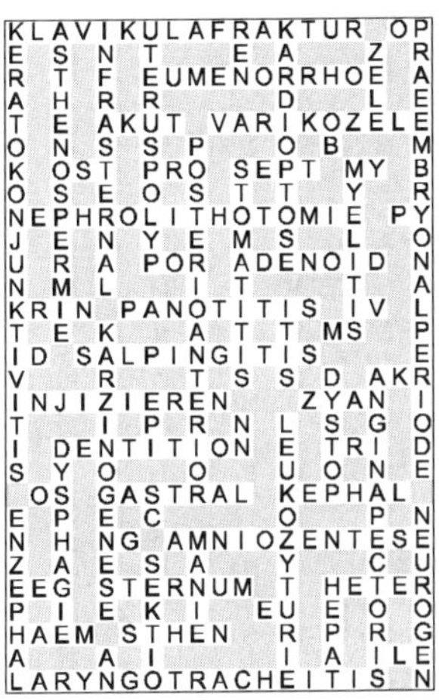

31

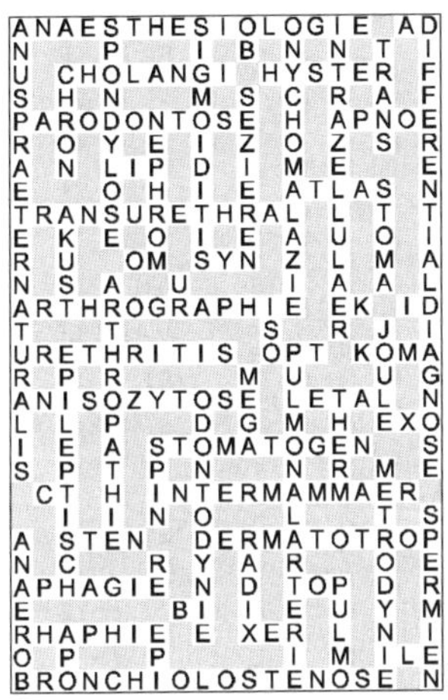

32

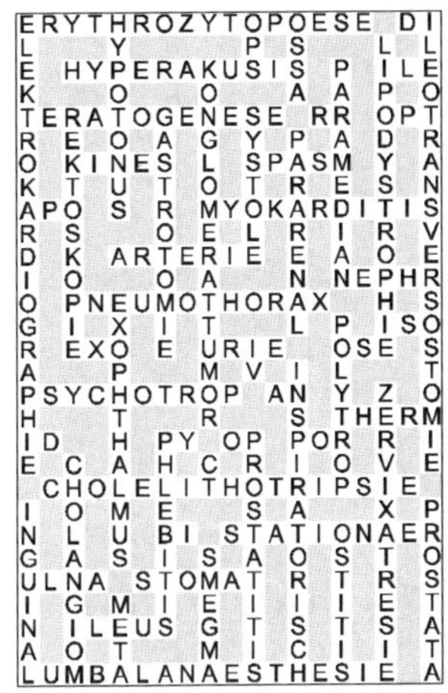

33

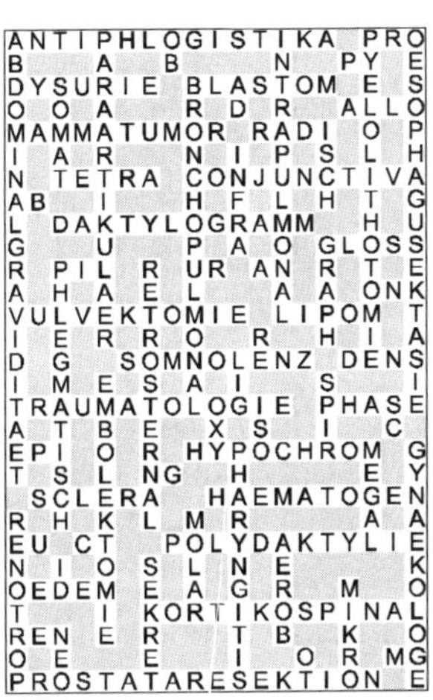

34

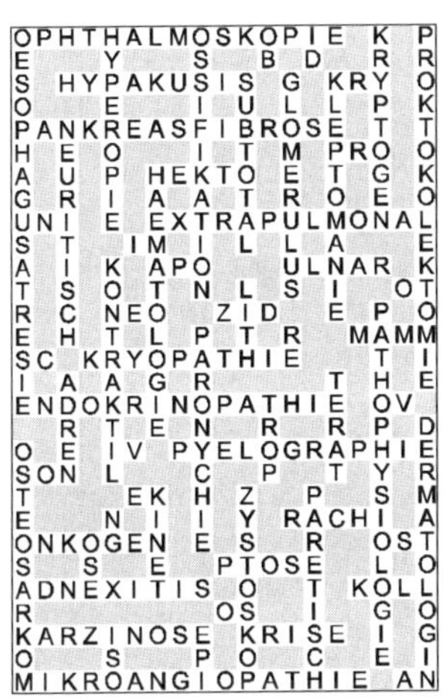

35

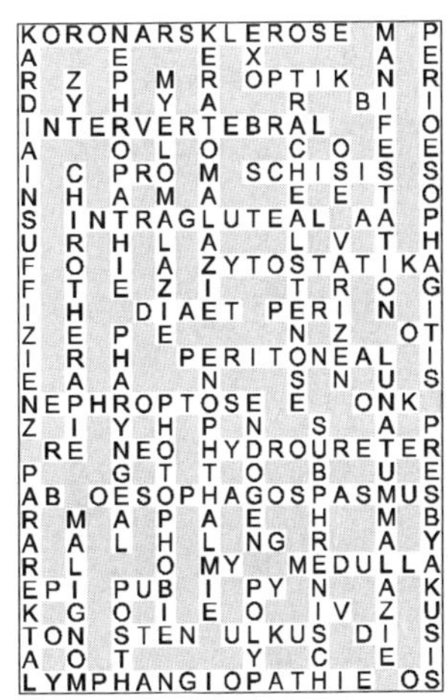

36

## Lösungen der Kreuzwortgitterrätsel 20.37 bis 20.45

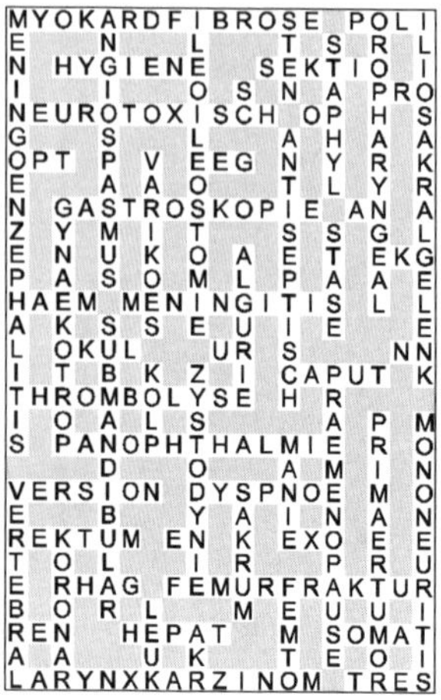
37

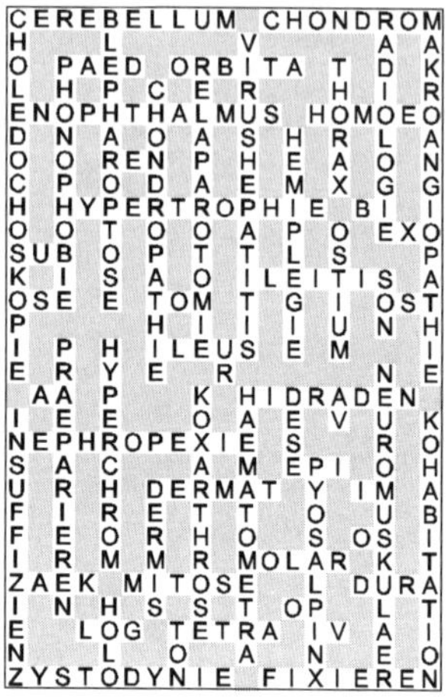
38

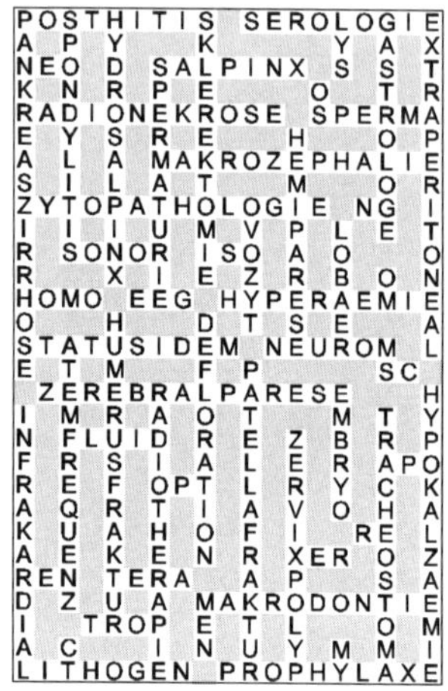
39

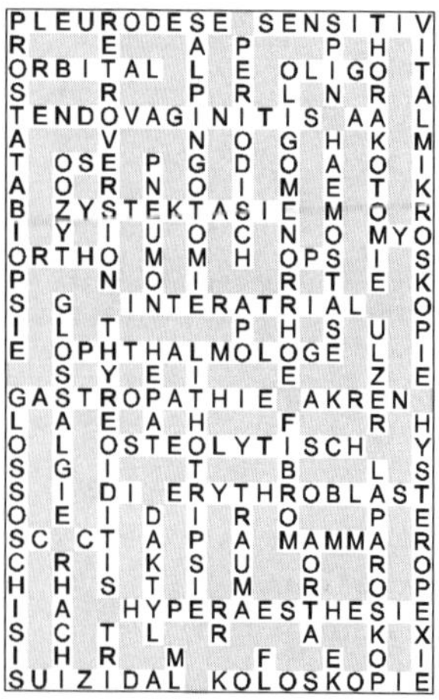
40

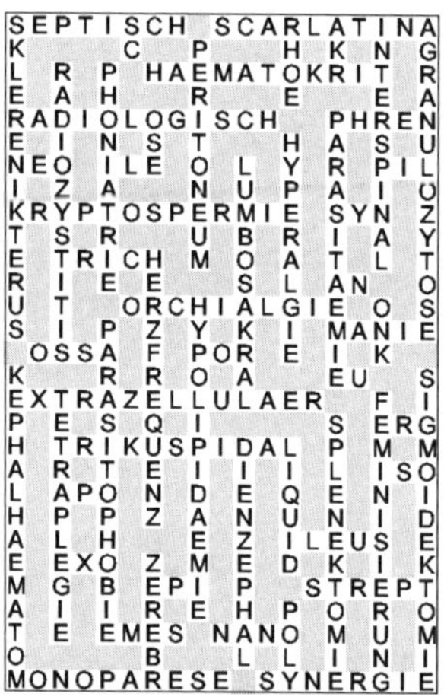
41

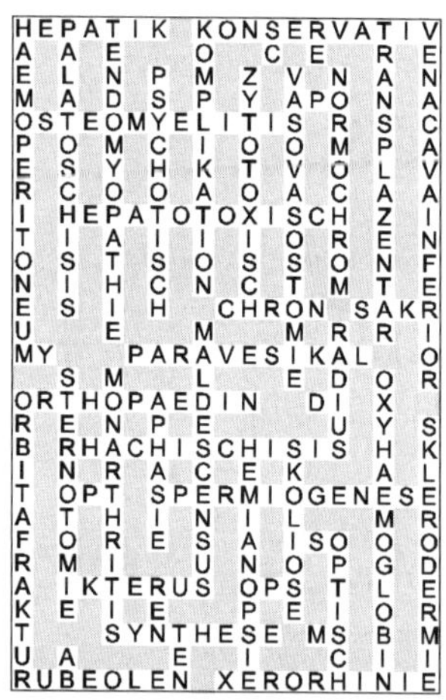
42

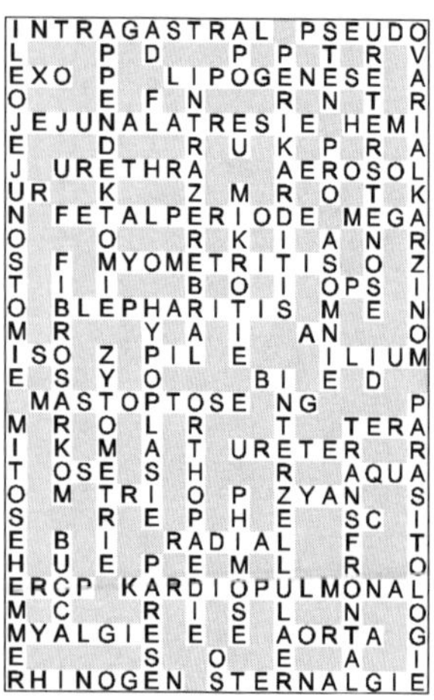
43

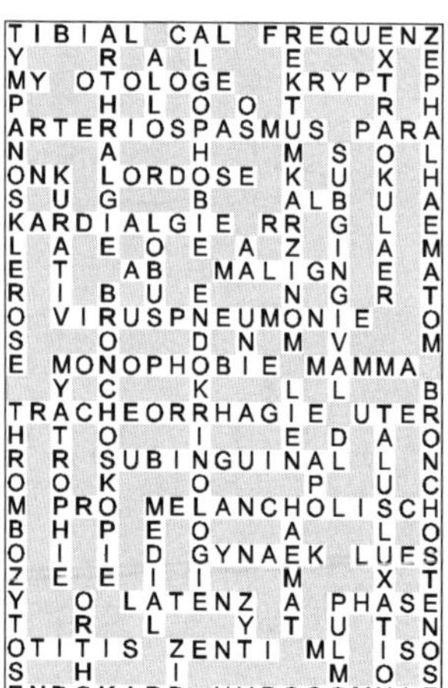
44

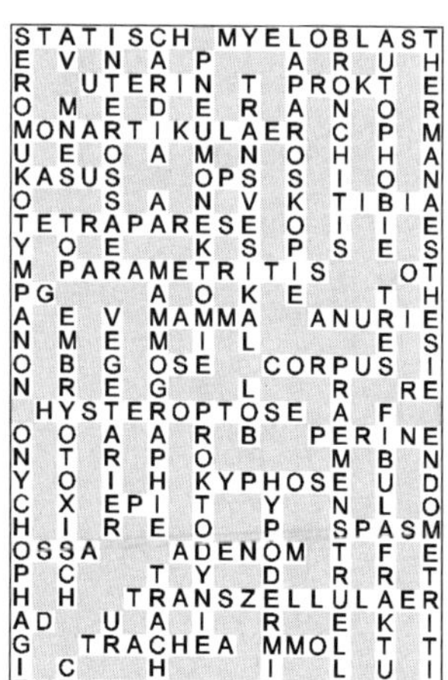
45

## Lösungen der Kreuzwortgitterrätsel 20.46 bis 20.50

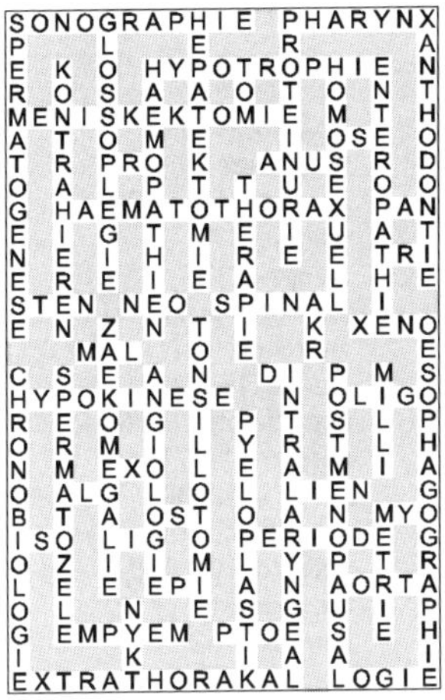
46

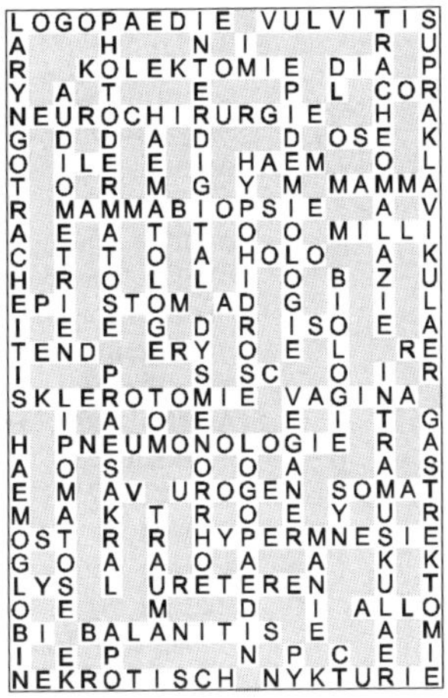
47

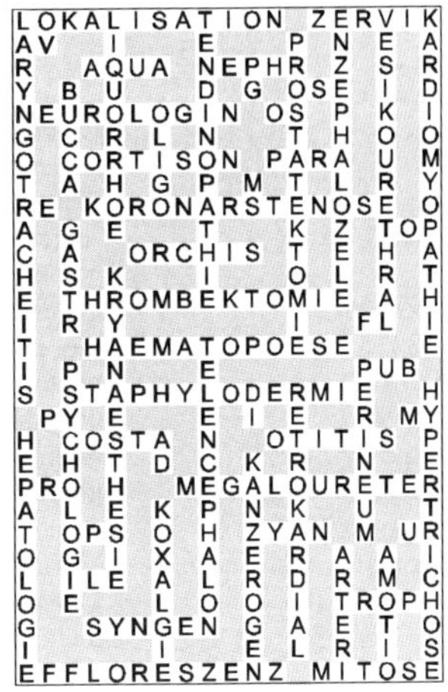
48

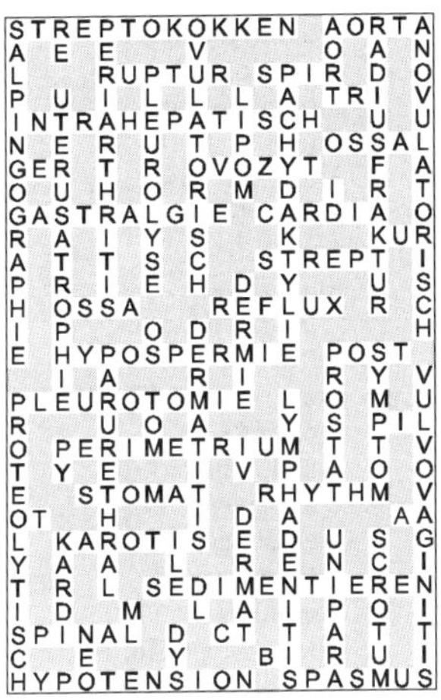
49

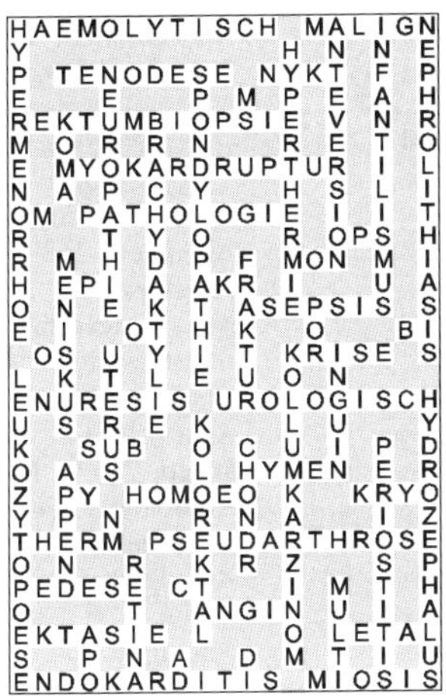
50

# Sachverzeichnis

## A

## B

## C

## H

## M

## N



## O

## P

## Q



## R

## T

## U

## X



## Z